U0018423

藥草師必備的居家調配聖經

包括草藥配方原理、製劑原則及 230 種藥草檔案

現代藥草調製指南

The
MODERN HERBAL
DISPENSATORY

A Medicine-Making Guide

Thomas Easley | Steven Horne

湯瑪斯·伊斯利 | 史蒂芬·霍恩

《現代藥草醫學》作者 | 美國藥草師協會前主席

駱香潔 譯

免責聲明

本書中包含有關醫療保健的建議和訊息是用於補充，而不是取代您的醫生或其他專業的健康建議。如果您知道或懷疑自己有健康問題，建議您在開始任何醫療計劃或治療之前，尋求您醫生的建議。

本書出版時已盡一切努力確保所含訊息的準確性。對因應用這些方法而可能發生的任何醫療結果，出版社和作者不承擔任何責任。

謝詞

獻給我的妻子泰莉（Terrie）。結婚三年完成了兩本書並不容易，如果沒有你，我肯定無法完成這項成就，或是任何成就。

——湯瑪斯

獻給猶他州的助產士，他們是我的第一堂草藥製作課老師，啟發我投身於草藥製作的美好世界。

——史蒂芬

　　湯瑪斯感謝妻子為這本書拍攝精美的照片。她的照片貫穿全書，使內容更加完整豐富。他也要感謝他的前實習生兼編輯艾絲特·麥克（Esther Mack），她的協助使湯瑪斯為本書貢獻的內容更加清楚明確，也更加容易理解。

　　史蒂芬感謝現代藥草醫學院（School of Modern Herbal Medicine）的工作人員給予的協助，包括大衛·霍恩（David Horne）、蓋瑞特·比泰瑞歐（Garret Pittario）與肯尼斯·荷普沃斯（Kenneth Hepworth），本書採用的部分資料有賴他們的彙整與編輯。

目次

藥草醫學簡介

　　藥草醫學是最古老的療癒技術之一。草藥是人類仰賴的醫療方式，現在是如此，未來亦不會改變。無論由哪個政黨執政，無論哪些事被視為合法、哪些事被視為非法，無論美國食品藥物管理局（FDA）再怎麼嚴格監管，都無法阻止人們踏出家門、利用大自然提供的免費藥物。藥草醫學之所以歷久不衰，是因為人類與植物處於共生關係。藥草師山姆・考夫曼（Same Coffman）說，我們的每一次呼吸，都是在與大自然口對口人工呼吸。植物的存在比人類更加悠久，它們汲取經驗、適應環境，還創造了一種美麗的語言將自己的心得傳遞給其他植物、動物和真菌。植物的語言就是它們製造的化合物，是一種生物化學語言。這套語言非常複雜，儘管人類已研究了上千種植物，但是對植物語言的理解僅止於皮毛，遑論其餘幾萬種遍布全球的藥用植物。

　　我們或許不了解植物在人體內的化學作用，但植物的食用與藥用歷史都留下了長期而詳盡的紀錄。隨著人類為了地球的永續發展愈來愈注重乾淨能源、在地種植的有機食品與自然保育，我們也必須用相同的永續標準來檢視當前的醫藥模式。我們的世界依賴高成本化學藥物、受制於唯利是圖的跨國藥廠，但正是這些機構製造了毒害世界的環境問題。

　　許多重大疾病的治療都必須借助現代醫療，並審慎使用藥物。這套醫療系統用來照護疾病很棒，卻無助於維持健康。醫療系統若是與整體健康（包括食品生產、生態健康、社會健康和情感健康）脫鉤，就好像在槍傷的傷口上貼一塊OK繃一樣無濟於事，只是遮掩令我們慢慢流血身亡的真

實原因。疾病照護的成本愈來愈高，加上欠缺獲得照護的機會，這對每個人都造成了影響，少數族群與弱勢團體更是首當其衝。疾病照護是美國人財務陷入困境的主因：每年有將近兩百萬人因為負擔不了醫療費用申請破產。

藥草用於醫療

藥用植物幾乎到處都有生長，採收或購買都很容易，費用跟現代藥物相比僅是九牛一毛。學習自製草藥就像學習烹飪一樣簡單。本書的目標是教導讀者利用藥草來幫助自己、家人和其他人。

掌握藥草知識需要付出努力。有些植物的俗名一模一樣，卻具有截然不同的醫療效果。不同的書籍用不同的名字指涉同一種植物的情況，亦時有所聞。想要正確辨識植物，記住植物的拉丁名（學名）是個好的起點，但辨識植物只是學習藥草知識第一步。

一株植物的各個部位，可以對人體發揮不同的作用。西洋蒲公英的根對消化有益，還可溫和促動第一階段的肝臟解毒。西洋蒲公英的葉子則是強效利尿劑，花可製成花精或酒，幫助追求卓越表現的人舒緩緊張與壓力，學會順其自然。

你使用藥草的方式，會影響藥草對身體發揮的作用。不同的成分會在不同的介質裡溶解。有些成分僅溶於酒精，有些只溶於水。西洋蓍草的花浸泡熱水（花茶）用來治療發燒很有效。浸泡熱水能萃取出西洋蓍草的芳香成分，促進血液循環與排汗；煎煮則是可以萃取出更多苦味質與澀味質。許多美洲原住民會煎煮整株西洋蓍草（花與葉），冷卻後飲用可改善消化不良。乾燥的西洋蓍草葉能對傷口發揮絕佳的止血效果，做成膠囊可暢通淋巴、刺激先天免疫作用，也有助於舒緩尿道發炎。西洋蓍草精油可

以消炎，但是西洋蓍草乾燥之後，大部分的精油會流失。敏感的人容易對別人的問題產生過強的同理心（許多藥草師都有這種人格特質），西洋蓍草花精對他們有幫助。

有些書籍說西洋蓍草可治療牙痛，這是納瓦荷族（Navajo, Diné）等美洲原住民的做法。不過，服用西洋蓍草膠囊或酊劑對牙痛沒用，咀嚼乾燥的成熟葉子也無效。對牙痛有用的部位是略帶紫色的嫩葉，其中含有外用鎮痛劑。咀嚼新鮮嫩葉可舒緩牙痛。如你所見，了解植物各部位的處理方法與用途，對藥草醫學的實際應用來說至關重要。

隨著大眾愈來愈依賴商業生產的草藥，正確製作與利用藥草的諸多資訊正在漸漸流失。傳統藥草師仍保有製作與利用藥草的知識。本書旨在呈現製作與利用藥草的各種方法，除了協助讀者選擇適當的藥草，也將教導讀者怎樣的製作方式能發揮你想要的效果。我們希望這本書能以嶄新而有創意的方式幫助讀者學會藥草的應用。

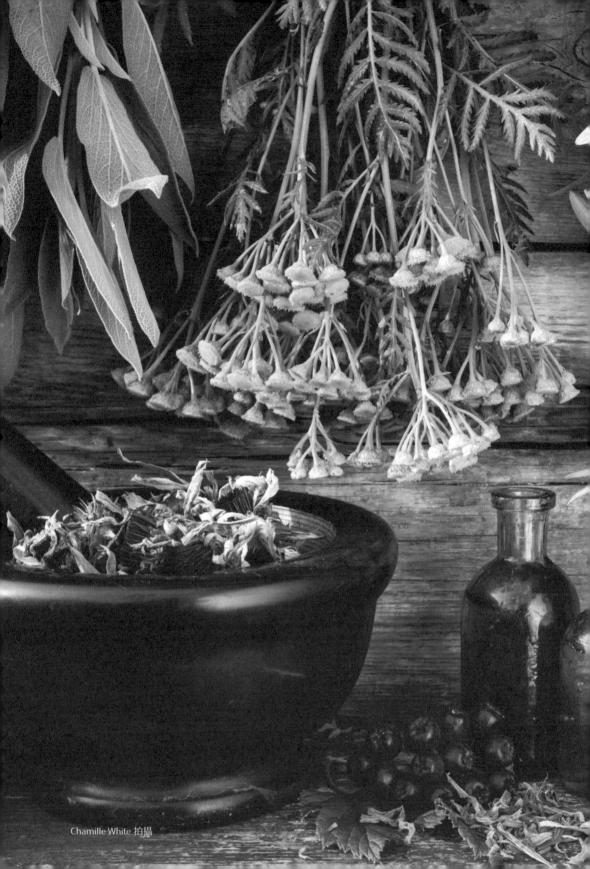

Chamille White 拍攝

Chapter 1

認識草藥

藥草醫學的基礎概念

　　這是一本討論如何製作草藥的書。如果你想做出有效的草藥，就必須熟悉幾個基礎概念。

藥草能量學

　　人類靠感覺就能知道使藥草發揮各種療效的主要成分。你的身體感受得到，也觀察得到這些基本成分的效果。這樣的觀察與感知，現代西方藥草師稱之為能量學（energetics）。

　　藥草可依據味道、成分與基本作用，劃分為好幾種能量屬性（energetic categories）。認識這些基本屬性就好比認識字母或音符：想要了解藥草醫學的語彙，必須先掌握這些基本屬性。如同音符的排列能創造出無窮無盡的樂章，藥草的能量特性互相搭配融合，也能創造出成千上萬的獨特藥方。

　　我們要介紹的十二種基本屬性有一些共同的基本特性。我們將用基礎能量詞彙加以說明，並將這些特性分為三組。

藥草如何影響能量的產生

- **排寒**（Warming），指的是藥草刺激或加速代謝，增加能量的產生與溫度，讓血液與能量流向蒼白、寒涼的組織。

- **解熱**（Cooling），指的是藥草鎮定或減緩代謝，降低能量的產生，同時冷卻或舒緩刺激與紅腫。

- **平性**（Neutral），指的是既非排寒亦非解熱的藥草。平性藥草不會對血液循環和細胞代謝發揮強烈作用。

藥草如何影響組織的密度

- **潤燥**（Moistening），指的是藥草增加組織的水分含量，潤滑並軟化乾燥、脆弱或僵硬的組織。

- **祛濕**（Drying），指的是藥草祛除組織裡的多餘液體，使組織變得堅韌密實，消除濕氣與水腫。

- **平衡**（Balancing），指的是藥草讓過濕或過燥的組織恢復正常，幫助組織內的液體與固體（礦物質）維持平衡。

藥草如何影響肌肉張力、體液流動與分泌

- **收縮**（Constricting），指的是藥草增加肌肉與其他組織的內部張力，使體液不再過度流動、過度分泌。此類藥草可收緊太過放鬆或軟弱的組織，以及流失或分泌體液（例如血液或黏液）的組織。

- **放鬆**（Relaxing），指的是藥草放鬆痙攣與抽搐的肌肉，釋放組織內部過多的張力。促進體液流動，改善分泌不足的情況。

- **滋補**（Nourishing），指的是藥草提供必需營養素，幫助組織療癒，改善組織的結構與功能。

藥草的十二種屬性

對能量詞彙有了基本的掌握之後，接下來要認識的是藥草的十二種屬性。請記住，一種藥草有可能同時具備多種屬性。

辛辣系藥草

辛辣系藥草（pungent herbs）味道辛辣，通常帶有濃烈的香氣。此類植物也是烹飪時的香料，例如辣椒（紅辣椒）、薑、芥末跟洋蔥。這些植物的刺激性風味來自樹脂、烷基醯胺類化合物、烯丙基硫化物或單萜精油。

味道刺激的藥草有排寒、祛濕的功效，可將血液與能量向上輸送至頭部，並由內而外輸送至皮膚與黏膜。所以此類藥草有助於疏通凝滯、促進排汗、刺激血液循環。此外，亦能刺激消化液分泌，增加食欲、排氣與腸道蠕動。

過度使用辛辣系藥草會消耗身體儲存的能量，造成體寒。有些人覺得吃辛辣系藥草會造成消化道不適。容易燥熱、紅腫、過敏的人，以及臉色容易泛紅的人忌用辛辣系藥草。

芳香系藥草

芳香系藥草（aromatic herbs）含有揮發油（也叫做精油）。揮發油暴露在熱與光下會蒸發。如同辛辣系藥草，芳香系藥草也常用來給食物調味。許多芳香系藥草屬於唇形科與繖形科，例如蒔蘿、胡椒薄荷與香蜂草。

芳香系藥草也可排寒、祛濕，只是效果比辛辣系藥草溫和。它們對神經系統影響顯著，可鎮靜，亦可刺激。許多精油具備抗菌特性，因此芳香系藥草有助於對抗感染。芳香系藥草泡成熱茶飲用，能促進排汗、刺激血液循環和排出腸道氣體。

芳香系藥草非常安全。不過，純精油幾乎只能外用。即使是外用，也必須充分稀釋。精油是高度濃縮的萃取液，比起整株藥草，精油更有可能引發不良反應。

苦味系藥草（非生物鹼）

苦味系藥草（simple〔nonalkaloidal〕bitters）含有過去藥草書籍中稱為苦味質（bitter principles）的成分。時至今日，我們知道這些化合物是二萜與各種醣苷。刺激性通便劑是苦味系藥草的一個子類別，有效成分是蒽醌苷。朝鮮薊葉、歐洲黃龍膽、野萵苣、羽衣甘藍和啤酒花，都屬於非生物鹼苦味系藥草。刺激性通便劑則包括美洲鼠李、掌葉大黃、歐鼠李、奶油胡桃樹皮與蘆薈葉（不包括蘆薈凝膠）。

大部分的非生物鹼苦味系藥草都有解熱、祛濕特性，但也有幾種芳香化合物能使此類藥草（例如當歸與薑黃）發揮排寒、祛濕的效果。

苦味系藥草會把能量往下輸送（至排泄器官）以及往內輸送（至消化器官）。非生物鹼苦味系藥草通常具備解毒功效。有些可以鎮靜或舒緩情緒，有些是鎮痛劑，有緩解疼痛之效。主要的用途之一是刺激胃酸、膽汁與胰酶的分泌，但只有嘗到苦味才能發揮作用，加了甜味劑的苦味系藥草和服用膠囊均無此功效。

長期服用解熱的苦味系藥草，可能會使消化系統變虛。排寒的苦味系、芳香系和辛辣系藥草都是傳統的消化系統補藥，可調節解熱的苦味系藥草的虛耗作用。纖瘦、虛弱、憔悴與乾燥的人，忌用苦味系藥草。

生物鹼苦味系藥草

生物鹼苦味系藥草（alkaloidal bitters）的苦味來自生物鹼。此類化合物的名字均以ine結尾，例如咖啡因（caffeine）、尼古丁（nicotine）和小

檗鹼（berberine，又稱黃連素）。咖啡與巧克力都屬於生物鹼苦味系藥草。含有生物鹼的藥草包括北美黃蓮、奧勒岡葡萄、花菱草等。

和非生物鹼苦味系藥草一樣，生物鹼苦味系藥草大多也有解熱、祛濕特性。許多此類藥草有解毒功效，亦用來刺激消化系統與肝臟。含有小檗鹼的生物鹼苦味系藥草，例如北美黃蓮和奧勒岡葡萄，可用來對抗感染。生物鹼對神經和內分泌系統的影響非常顯著，可模擬荷爾蒙與神經傳導物質，刺激或鎮靜特定的身體機能。

生物鹼苦味系藥草的使用禁忌與非生物鹼苦味系藥草大致相同，纖瘦、虛弱、憔悴與乾燥的人不宜服用。大量使用可能會導致身體乾燥、虛耗。使用此類藥草前，應注意每一種藥草的適應症與禁忌。

芳香苦味系藥草

芳香苦味系藥草（fragrant bitters）介於苦味系藥草與芳香系藥草之間。主要成分是倍半萜內酯與三萜。芳香系藥草包括土木香、黑胡桃殼、苦艾、菊蒿、土荊芥等。

芳香苦味系藥草有排寒、祛濕特性。少量使用可促進食慾和消化。許多芳香苦味系藥草可用來驅除寄生蟲。大部分芳香苦味系藥草孕期忌用，而且有許多並不適合長期使用。芳香苦味系藥草的使用禁忌，與另外兩種苦味系藥草大致相同。

刺激系藥草

刺激系藥草（acrid herbs）有一種苦澀、噁心、燒焦的味道，很像嘔吐出來的膽汁。此類藥草含有樹脂（如同辛辣系）與生物鹼（如同生物鹼苦味系）。最能代表這種味道的藥草是北美山梗菜和卡瓦胡椒，黑升麻、地湧金蓮與藍花馬鞭草也有這種味道，只是沒那麼強烈。

刺激系藥草通常能夠讓人放鬆,這意味著它們具有擴散性,能暢通血脈、淋巴與能量。它們也具備解熱和祛濕特性。主要的作用是抗痙攣,也就是可以緩解肌肉抽筋。刺激系藥草可緩解傳統醫學中所謂的風症。風症的症狀會交替出現,例如發燒與發冷、腹瀉與便祕。疼痛從身體的某個部位轉移到另一個部位,也是風症的症狀之一。服用大量刺激系藥草經常引發嘔吐;無論是高劑量還是長期服用,都可能對神經造成不良影響。

收斂系藥草

收斂系藥草(astringent herbs)含有單寧。單寧酸會給植物一種微苦的味道,吃在嘴裡會有乾乾的、微微皺縮的感覺。綠茶就有這種澀味。其他收斂系藥草包括白橡木樹皮、熊果、普通鼠尾草等。

收斂系藥草可幫組織收縮和祛濕。可收斂分泌過多的體液,收緊鬆弛的組織,消除腫脹,幫助凝血。被咬傷和螫傷時,敷在皮膚上可解毒。內服可減緩腸道蠕動(緩解不成形的水便),強化腸道黏膜。

收斂系藥草會抑制消化液的分泌,也可能干擾礦物質的吸收,所以最好在兩餐之間服用。大量服用會導致便祕,長期使用可能會刺激皮膚與黏膜。

酸味系藥草

許多漿果與水果之所以有酸味,是因為含有各種果酸(檸檬酸、蘋果酸與抗壞血酸)。也含有黃酮類化合物(flavonoids,或稱類黃酮),而類黃酮有抗氧化與退燒的效果。

酸味系草藥(sour herbs)解熱、滋補。有平衡功效,亦可輕微潤燥、祛濕。可用來舒緩組織發炎與不適,減少自由基損傷(據信自由基損傷會造成老化與退化性疾病),強健微血管與虛弱的組織。酸味系藥草對肝臟和眼睛有益,這兩種器官比其他器官使用更多抗氧化劑。酸味系藥草是安

全食物，沒有服用禁忌。

鹹味系藥草

植物的鹹味不同於食鹽，這是一種更細微的味道，有點像青草或綠葉。想想芹菜或波菜的味道。這些食物裡微妙的鹹味來自礦物鹽：鎂、鉀、鈉、鈣。鹹味系藥草（salty herbs）是綠色的，例如紫花苜蓿、毛蕊花與海藻。

鹹味系藥草有平衡與滋補功效。可濕潤乾燥的組織，亦可為潮濕的組織祛濕。它們營養豐富，提供有助於調節和療癒組織的礦物質。可暢通淋巴、促進淋巴液流動、稀釋黏液、軟化腫脹的淋巴結。許多鹹味系藥草是溫和的利尿劑，可強健腎臟功能。它們的作用通常較溫和，沒有服用禁忌。

甜味系藥草

甜味系藥草（sweet herbs）的甜味不同於砂糖或蜂蜜，更像是一塊黑巧克力的甜味。這種甜味來自多醣或皂苷。光果甘草和甜菊都是典型的甜味系藥草，花旗參、韓國參、黨參、黃耆等許多補藥，也都屬於甜味系藥草。

甜味系藥草大多是潤燥、平性的藥草，但有些偏排寒，有些偏解熱。可用來補益虛症，抵消虛耗，強健內分泌，補充能量。可抗衡組織的乾燥與老化，亦可刺激或平衡免疫功能，所以常用來保健免疫系統。

甜味系藥草大多藥性溫和，適合小劑量長期服用。大量服用可能會過度刺激身體，有些人像酗咖啡等興奮劑一樣濫用甜味系藥草，尤其是年輕人。做為藥方裡的一味成分，通常比單獨服用效果更佳。

黏膠系藥草

大部分書籍稱此類藥草為黏液系（mucilaginous）或舒緩系

（demulcent）藥草，但我們在此使用「黏膠系」（mucilant）。黏膠系藥草（mucilant herbs）無味或微甜，但最獨特的一點在於質地。潮濕的時候，質地會變得黏滑。這是因為含有親水的多醣或黏多醣，例如樹膠、黏液或果膠，也可能含有醣胺聚醣。

秋葵就是一種黏膠系藥草，其他的例子還包括蘆薈、北美滑榆和海帶。

黏膠系藥草有潤燥、解熱、滋補特性。可舒緩燥熱、發紅、乾燥、過敏的組織。內服黏膠系藥草可為糞便增添水溶性纖維。若與大量的水一起服用，就是纖維軟便劑。黏膠系藥草也有助於止瀉，它們為腸道好菌提供養分，促進腸道的整體健康。會吸收來自膽囊與肝臟的膽汁，幫助降低膽固醇和清除體內毒素。可保護黏膜，外敷可舒緩受到刺激或傷害的皮膚、幫助傷口癒合。

黏膠系藥草的吸收力很強，應與營養素和藥物分開服用。過量服用可能會減緩和冷卻胃腸功能，不過只要服用少量的芳香系或辛辣系藥草即可化解。黏膠系藥草必須與大量的水一起服用，才能充分發揮效用。

油脂系藥草

油脂系藥草（oily herbs）以種子為主，因為含有脂肪酸，所以帶有油脂的味道和質地。油脂系藥草包括亞麻籽、月見草籽、椰子等。

油脂系藥草有滋補、解熱特性，富含脂肪酸，可供身體用來產生能量，以及維持免疫、神經與內分泌作用。（琉璃苣油與月見草油都是常見的攝護腺保健食品。）油脂系藥草可滋潤乾燥的組織，增加組織彈性。有些是溫和的通便劑，可潤滑糞便，使其輕易排出。油脂系藥草沒有服用禁忌。

六種組織狀態

六種組織狀態（tissue state）模型，是臨床藥草師馬修·伍德（Matthew Wood）提出的觀念。這六種組織狀態，與本章開頭介紹的藥草基礎能量相輔相成。組織狀態失衡可能是系統性的問題，也可能是特定的組織或器官出了問題。要先了解組織狀態才能準確用藥、恢復組織平衡，效果會比拿病症對照藥草慢慢摸索要好得多。

組織狀態包含三種基本性質，各自有其相對的失衡狀態。第一種性質是代謝率，也就是組織產生能量的速度。組織可能會過度活躍（機能亢進），也可能不夠活躍（機能低下）。這兩種狀態對應熱（過度活躍）與寒（不夠活躍）。我們稱過度活躍的狀態為**過敏**（irritation），不夠活躍為**低敏**（depression）。

第二種性質是密度，指的是固體（礦物質）和液體（水與脂肪）的比例。液體比固體多，組織會處於**凝滯狀態**（stagnation），就像沼澤一樣。固體比液體多，組織會變得又硬又乾，處於**萎縮狀態**（atrophy）。

第三種性質是張力。這與組織的張弛鬆緊有關，尤其是肌肉。太緊張會處於**收縮狀態**（constriction），不夠緊張則會變成過度放鬆的**鬆弛狀態**（relaxation）。

過敏（熱）、低敏（寒）、凝滯（濕）、萎縮（燥）、收縮（張）與鬆弛（弛），這六種基本的失衡狀態可能單獨出現，也可能合併出現（例如過敏加上收縮，或是凝滯加上低敏）。先學會辨識基本的失衡狀態，才能慢慢學會判斷更複雜的綜合失衡狀態。

能量的產生

過敏與**低敏**都和新陳代謝以及能量的產生有關。過敏時，能量產生過

多；低敏時，能量產生不足。

　　過敏與氧化、發炎和發燒之間密切相關，所以在傳統藥草醫學中經常以「熱症」來形容過敏。過敏的組織紅紅的，摸起來很熱。過敏經常伴隨著劇烈的疼痛。舌頭發紅、脈搏快速、臉色紅潤（臉紅）、身體機能亢進，都是熱症或過敏的徵象。

　　來自化學、感染和代謝的刺激物，都有可能導致過敏。身體組織為了戰勝刺激物產生更多能量。過敏是細胞藉由發炎啟動的療癒機制。摧毀受損細胞，徵召免疫細胞與幹細胞到需要修復的區域，也是發炎反應的部分任務。急性發炎不是壞事，長期的慢性發炎才是問題。

　　解熱與潤燥的藥草可平衡過敏。酸味系藥草是舒緩過敏的主要藥物，黏膠系、油脂系、甜味系和某些苦味系藥草也能對過敏組織發揮冷卻效果。

　　低敏與過敏正好相反。低敏的組織摸起來很涼，看起來很蒼白，所以傳統藥草醫學經常用「寒症」來形容低敏。若病徵包括疼痛，通常會是鈍痛。其他病徵包括身體機能低下、臉色蒼白、舌頭無血色、脈搏過緩。

　　組織低敏不易治療，容易誤診為甲狀腺機能低下或貧血引發的寒症。若低敏組織發炎，也可能誤診為熱症。真正的組織低敏，會出現全身疲倦、舌頭蒼白或暗紫、脈搏過緩。

　　組織低敏可用排寒藥草來平衡。主要可用芳香系與刺激系藥草，但排寒的芳香苦味系藥草亦有幫助。

　　要注意病症的能量情況，使用適性的藥草。用排寒藥草治療熱症（過敏），或是用解熱藥草治療寒症（低敏），都無法讓身體恢復平衡。

礦物質與液體

　　凝滯與**萎縮**和身體裡的固體（礦物質）與液體（水與脂肪）平衡有關。凝滯是液體過多，礦物質不足，導致液體無法流動。萎縮是礦物質過多，

沒有足夠的液體溶解礦物質。

凝滯狀態是液體在組織裡累積，可能會表現為水腫、淋巴結腫大和體液流動緩慢。傳統藥草醫學經常稱凝滯為「濕症」。凝滯的組織摸起來可能柔軟如海綿，也可能堅硬腫脹。舌頭淡而濕潤，脈搏不暢或滑膩。

十九世紀中葉與二十世紀初的折衷醫師稱凝滯為**麻木**（torpor）。舒緩麻木的藥草可以改善體質（alterative）或清血（blood purifier）。改善體質指的是刺激免疫或促進血液和淋巴液流動，藉此改變細胞周圍的細胞外液。苦味系藥草可化解凝滯。芳香系、辛辣系與收斂系藥草有助於祛除凝滯的潮濕狀態。

組織變得又硬又脆時就會**萎縮**。缺乏有益的脂肪與水分，會使組織變得僵硬、缺乏彈性、容易斷裂。傳統藥草醫學稱這種狀態為「乾症」。許多老化疾病都與乾燥有關，例如骨刺、動脈斑塊、關節炎造成僵硬、肺氣腫造成肺部失去彈性等。與老化相關的皮膚乾枯發皺，以及骨質疏鬆導致骨骼脆弱，都是萎縮狀態的例子。通常舌頭會乾燥萎縮，脈象虛弱。

治療萎縮狀態的藥草有時也稱為補藥，可幫助虛弱或生病的人恢復活力。甜味系、黏膠系和油脂系藥草，都能幫助平衡萎縮狀態。

祛濕的藥草對萎縮無益，潤燥的藥草對凝滯無益。有些平性藥草可以調理萎縮和凝滯，平衡體內的固體和液體。我們說這些藥草有**平衡**功效。

組織張力

最後一種失衡狀態與肌肉的張力（也就是鬆緊程度）有關。肌肉控制體內的能量與液體流動。肌肉緊繃時，流動會趨緩或阻塞。肌肉過度放鬆或組織遭受損傷時，體液可能會從組織裡流失或滲出。收縮狀態的肌肉很緊繃；而當肌肉放鬆或組織受損滲出體液時，肌肉會處於鬆弛狀態。

收縮狀態通常是因為肌肉過度使用，產生疲勞。肌肉會在收縮時消耗

能量，放鬆時恢復能量。無論是過度使用還是營養不足，疲勞的肌肉都會痙攣。這會造成劇烈疼痛，並且阻礙行動。有些高血壓、緊張性頭痛、氣喘發作和結腸痙攣的病患，也會處於收縮狀態。

收縮狀態可能會偶爾鬆弛，導致體液大量奔流或分泌。典型的症狀包括交替出現的腹瀉與便祕、發燒與發冷，以及移行性疼痛。有些傳統醫療系統稱之為風症。

抗痙攣的藥草可緩解收縮的症狀，以刺激系藥草為主，但有些是芳香系的、放鬆的神經鎮定藥草。

鬆弛狀態的發生，是因為受傷或肌肉失去張力導致組織無法留住液體。腹瀉、腸漏症、黏液分泌過多、流血、尿失禁和過度流汗，都會造成鬆弛狀態。收斂系藥草可抗衡鬆弛。

馬修・伍德的著作《傳統西方藥草醫學》（*The Practice of Traditional Western Herbalism*，暫譯）與分為兩部的《大地藥草》（*The Earthwise Herbal*，暫譯）裡，有更多關於組織狀態的介紹。

得到你想要的療效

任何醫療方法都一樣，想要取得良好的療效都必須準確診斷或評估，然後選擇正確的療法，包括以正確的方式與有效的劑量施加治療。

第一步：正確評估

隨著整體健康（holistic health）愈來愈受到關注，應用藥草醫學的人也愈來愈多。這種應用方式與傳統的診斷系統很不一樣。西方醫學的診斷很有用，但往往以緩解症狀為重心，而不是處理真正的根源進而達到真正的療癒。

想用草藥緩解症狀的人，或許會對效果感到失望。草藥不是被分離出來的化合物，也不是靈丹妙藥，而且草藥通常不會像西藥那樣產生特定的生化反應去快速改變症狀。草藥就像食物一樣含有幾千種化合物，以極其複雜的方式與身體交互作用。確實有些草藥會在體內產生強烈作用，包括有毒的植物藥，但即使是這樣的草藥所發揮的作用，依然比現代醫療使用的單一化合物更加複雜。

　　好處是相對而言，草藥沒什麼副作用。壞處是草藥緩解症狀的表現不是很好，但其實仔細想想這不是壞事。藥草能恢復身體的平衡，前面討論基本屬性與生物學觀念時已解釋過。改變飲食和生活習慣來處理疾病根源，再搭配藥草輔助才是最好的作法。

　　這帶領我們看見更多好處。傳統醫學的評估方式，均著重以宏觀視角辨識失衡狀態的根源。傳統中醫、印度的阿育吠陀療法、原住民的傳統療法，甚至是西方的傳統藥草醫學都是如此。也就是說，這些診斷系統與藥草功能互相呼應。受過訓練的藥草師能夠理解這些觀念，幫助你找到對你的情況最有效的藥草療法。

　　藥草師（或受過訓練的自然療法治療師）的主要目標，是透過宏觀的視角檢視每個人的健康問題。藥草師通常會與每位客戶深談一個小時以上，了解他們的整體健康與病史，詳查他們的飲食、生活習慣、心理與情緒狀態。研判是哪些失衡狀態導致健康出了問題，是一個既複雜又耗時的過程，但這是取得良好療效的關鍵。

　　慢性疲勞沒有特別的藥草療法，因為導致疲勞的原因很多，例如壓力、情緒憂鬱、營養不足、粒線體功能異常等。同樣的原則適用於每一種複雜的健康問題，包括憂鬱、焦慮和自體免疫疾病。想要提供緩解症狀之外的協助，就必須確認根源。

許多人學習用藥草進行急救，也有人用藥草加快自限性疾病[1]的痊癒速度。如果你有嚴重的健康問題，我們建議你尋求專業藥草師的協助。若想尋找優秀的藥草師，可查詢美國藥草師公會（American Herbalists Guild, AHG）的專業會員，AHG的註冊會員均通過專業能力與品格的同儕審核，請上官網www.americanherbalistsguild.com了解相關資訊。Findanherbalist. com網站除了提供AHG藥草師名單，也能找到非AHG藥草師。Herbrally. com也是尋找藥草師的管道之一。

找一個你信任的藥草師。治療師與患者之間的關係，對治療過程來說非常重要。藥草師不用擔心龐大的營運開支，也不用擔心一個小時能接幾位客戶，他們會投入大量時間與每一位客戶培養感情。

我們不是建議你別去看醫師。我們與現代醫療攜手合作，而非仇視對立。雖然多數醫師受限於現代醫療制度，沒有足夠的時間探索健康問題的根源，但是他們擁有先進的診斷工具和其他設備。嚴重的健康問題，應該請合格醫師進行檢查。

第二步：選擇療法

有了正確的評估結果之後，接下來要選擇適當的療法。適當的療法不一定使用藥草。藥草彌補不了睡眠不足、脫水、充斥加工食品與精製食品的飲食習慣。缺鎂造成的焦慮，用藍花馬鞭草來治療並非良方。

盡量用最溫和的方法，達成你想要的效果。現代醫療著重於快速、強效的療法，雖可快速改變症狀，卻會對健康產生長期的負面影響。習慣了快速看見療效的人或許會選擇強烈的藥草，而不是溫和的藥草，或是以為既然少量藥草就有效果，不如多多益善。

---

1. self-limiting disease，意指疾病即使沒有接受任何治療，在發展到一定程度後會自動停止，並靠自身復原能力恢復健康，但服用藥物能夠加速痊癒。——譯者註

這不符合傳統藥草醫學的觀念。以古代的巴格達醫師為例，如果在溫和藥草有效的情況下使用強烈藥草，在食療有效的情況下使用溫和藥草，或是在建議患者改變生活習慣就有效的情況下使用食療，他們的執照會被吊銷。

找到正確的療法之後，還必須以正確的方式施加治療。許多藥草書籍並未提供劑型或使用方法的相關資訊。吞光果甘草膠囊對喉嚨痛毫無幫助。光果甘草必須覆蓋喉嚨才有用，所以得吃光果甘草粉、喝光果甘草茶，或是頻繁服用小劑量的光果甘草萃取液。

劑量在藥草師之間是一個頗具爭議的主題。有些藥草師使用滴劑，但傳統中醫師則是經常使用高劑量的藥草。有些人對低劑量藥草反應快速，有些人則需要很高的劑量才會出現效果。你得實驗一下，才能找到適合自己的劑量。關於藥方與劑量的資訊，請參考第十一章。

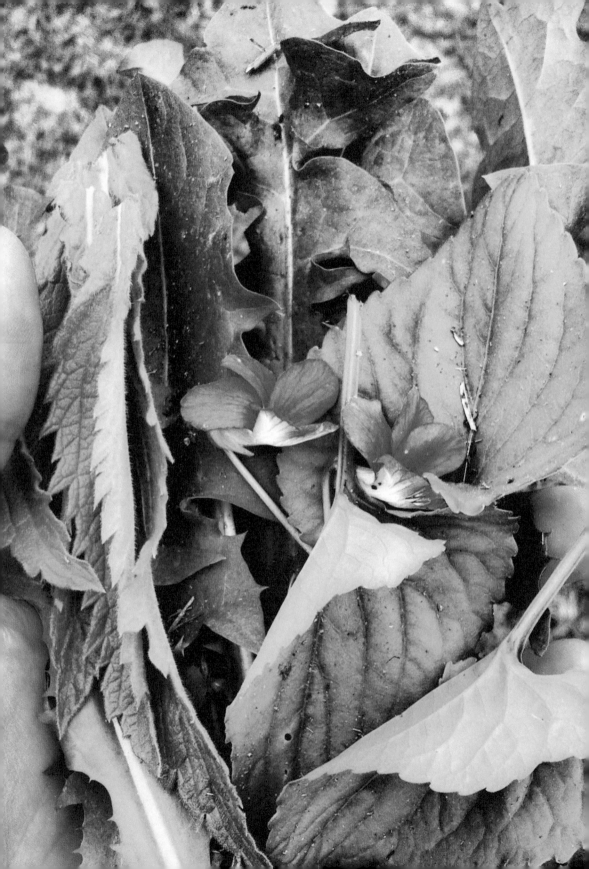

Chapter 2

製作草藥

草藥的製作與應用方式

　　無論你決定自己製作草藥，還是購買現成的草藥產品，認識草藥的製作與應用方式對你都有幫助。以下的每一種方法都有適合的藥草與情況，也都各有優缺點。在深入細節之前，讓我們先大致了解一下這個主題。

新鮮藥草

　　直接使用新鮮植物，是草藥最基本的應用方式。你可以摘採野生藥草，也可以在庭院裡自己栽種。有些藥草在超市裡也能買到新鮮的，例如大蒜、薑、羅勒與其他佐料香草。新鮮藥草的用法不同於新鮮蔬果。我們知道蔬果愈新鮮，營養價值通常也愈高。這個道理藥用植物也適用，但並非定律。通常植物材料愈是新鮮，藥效就愈強。

　　不過也有例外。有些藥草新鮮時藥效過度強烈，有些甚至帶有輕微毒性，在經過乾燥或陳放之後藥效會變得溫和一些。有通便效果的美洲鼠李就是個好例子。新鮮的美洲鼠李有強烈的催吐與導瀉作用，也就是說，新鮮的美洲鼠李樹皮會讓人嘔吐且伴隨嚴重腹瀉。美洲鼠李必須乾燥並陳放至少

一年來緩和藥效。不過，植物材料的大原則，仍是愈新鮮愈好。

　　問題是很少有一年四季都可採收的藥草。為了全年都能使用藥草，新鮮的植物材料不得不加工保存，例如乾燥或是萃取後存放在某種介質裡。

　　第三章會有更多關於新鮮藥草的應用方式。

　　乾燥是最古老也最簡單的藥草處理方式，便於儲存。乾燥可將植物成分大致保存下來，因此能留住植物大部分的藥性。乾燥後的藥草只要存放在密封容器裡就可以了，需遠離光照、高溫與濕氣，這些因素都會破壞植物材料。大部分的乾燥藥草都能維持至少一、兩年的藥效，有些時間更長。

　　大致而言，花、葉與脆弱的部位，會比樹皮和根部等堅硬的部位更快變質。芳香系藥草變質的程度最嚴重，因為精油會隨著時間蒸發消散，所以芳香系藥草最好一年之內使用。收斂系藥草的樹皮與根部可維持藥效長達十年以上。

　　乾燥藥草的應用方式很廣。下一節將說明乾燥藥草可以直接應用，也可以做成膠囊和錠劑。第三章的〈藥草的採收與乾燥〉將介紹乾燥的方式，以及乾燥藥草的應用。

乾燥藥草

　　販售散裝乾燥藥草的賣家很多，很容易就能買到，從幾盎司的小包裝到一磅（約450公克）以上的大包裝都有。乾燥藥草分為好幾種形態，視藥草而定，最常見的是粉末、剪切和過篩與整株藥草。「剪切和過篩」（Cut & Sifted，簡寫C/S）指的是藥草先剪切成小塊，再過篩維持大小均一。

　　如果你打算將藥草存放一段時間，我們建議你買剪切和過篩或整株藥草，不要買粉末。植物材料與空氣接觸的面積愈多，藥性消散得愈快。尤其是芳香系藥草，因為粉末裡的精油消散得更加快速。如果你需要將藥草

磨成粉，準備一台好用的研磨機即可。

　　乾燥藥草的用途非常廣。很多藥草粉都能混入食物裡，或是做成外用敷劑。藥草粉亦可做成膠囊和錠劑。乾燥藥草還能用來泡茶，或是製作各種藥草萃取液。

膠囊

　　膠囊是既簡單又方便的草藥劑型，所以很受歡迎。藥草粉裝入明膠膠囊殼裡，就成了容易吞服的草藥膠囊。無味是膠囊的一大優點，特別適合難吃、苦澀或刺激的藥草。服用膠囊也可攝取到完整的植物材料，包括植物纖維。

　　明膠膠囊殼大多是動物製品，吃素食和純素食的人可能會有疑慮，不過也買得到純植物的素食草藥膠囊。如果你願意多花點功夫，可以自己買膠囊殼與藥草粉填裝。

　　不過膠囊也有缺點。第一，膠囊不容易控制劑量，尤其是藥效較強的藥草。服用酒精酊劑時，可以用滴管控制劑量，但要控制吃四分之一或二分之一顆膠囊不容易。因此，北美山梗菜、黑升麻和其他強效或帶有輕微毒性的藥草，最好服用液態劑型會比較精確。相反地，若一次得吃幾茶匙藥草粉才能達到有效劑量（例如洋車前子殼與北美滑榆），就等於要吞下大量膠囊。

　　嘗不到藥草的味道、聞不到藥草的氣味，也會增加調整劑量的難度。味覺與嗅覺，是幫助我們調節食物攝取量的哨兵。精製食品用調味劑、糖、鹽和加工脂肪欺騙這些哨兵，但是感官仍可為你妥善調節純天然食物的攝取。天然食物吃到一定的量之後（例如蘋果或胡蘿蔔），你會突然覺得再也吃不下。身體會告訴你，它已經攝取夠多。

　　喝藥草茶或藥草萃取液也是一樣。即使味道不佳，你還是能夠承受一

定的攝取量，一旦攝取到足夠的量之後，身體會主動抗拒，使你無法繼續服用。味覺和嗅覺能幫你調節身體需要的劑量，服用膠囊做不到這一點。

膠囊（和錠劑）還有一個比較不為人知的缺點。藥草的初始效應（primary effect）是藉由感官和神經系統對身體發揮立即作用。舉例來說，味蕾察覺到辣椒之類的食物或藥草時，身體會幾乎立刻發熱。你的臉可能會發紅，額頭也會出汗。你或許還會注意到鼻竇分泌物變多，或是肺部想要清除黏液的感覺。

這些都不是來自消化、吸收和利用植物成分而產生的反應，而是感官輸入觸發的神經系統反應。如果辛辣系藥草你吞的是膠囊，就不會出現初始效應，你只會得到身體吸收植物成分之後的二次效應（secondary effect），在服用藥草後的十五分鐘至數小時內出現。

藥草的某些益處幾乎完全仰賴初始效應，例如苦味會刺激胃酸等消化液的分泌。正因如此，若想服用歐洲黃龍膽等苦味系藥草來改善消化功能，你必須在進食前十五至二十分鐘服用液態的藥草。吃歐洲黃龍膽膠囊無法得到相同的效果。

同樣地，若要促進排汗，西洋蓍草之類的發汗藥草泡成熱飲或是萃取液兌大量溫水服用，效果最好。西洋蓍草膠囊無法發揮一樣的效果。

初始效應是許多草藥以液態服用效果更加快速的原因之一。另一個原因是身體分解膠囊、乾燥藥粉吸收水分，和身體吸收植物成分都需要時間。液態草藥可以立即吸收。

服用膠囊若想保留藥草的初始效應，可嘗試一種作法：打開幾顆膠囊，將裡面的藥草粉倒進放膠囊的藥罐裡，然後蓋上蓋子，往幾個不同方向慢慢旋轉藥罐，讓膠囊沾上藥草粉。這樣吃膠囊的時候也能嘗到一點藥草粉的味道，觸發舌頭上的味覺受體，獲得初始效應的好處，如此既能吸收到大部分的藥草，又不會嘗到太多藥草的苦味。

錠劑

常見的錠劑以營養補充劑為主，藥草比較少見，但其實有些藥草也會做成錠劑。錠劑是許多專利中藥偏好的劑型。作法是將藥草粉與具有黏著性的物質混合，再以搓揉或按壓的方式做成錠劑。

中國人製作丸形錠劑的方式，是將藥草粉倒進旋轉的滾筒裡，接著慢慢倒入糖漿使藥草粉凝結在一起，滾動成小小的「藥丸」。最後再將藥丸依照大小篩分再烘乾。美國的作法是將藥草粉混合之後，壓製成橢圓形的錠劑。

壓製的錠劑通常會裹上塗層，目的是防潮與保存。塗層通常是透明的植物膠。

膠囊與錠劑的優點和缺點大同小異。吃錠劑同樣可避開苦味，但是劑量較難控制。錠劑有可能比膠囊更難消化，不過這取決於黏著劑與塗層的種類。確實有些人在服用錠劑之後將錠劑大致完好地排泄出去，沒有消化。此外，成分表不一定會標明填充劑、黏著劑與塗層的成分。

液態草藥（萃取）

植物一經採收，某些成分就會開始分解。由於人體缺乏分解植物細胞壁需要的纖維素酶，所以就算咀嚼你剛採收的植物，也不一定能攝取得到完整的藥性。正因如此，我們通常會借助某些方式將藥草萃取成液體，傳統作法是加水浸泡（藥草茶）或煎煮。

用來萃取藥草的液體叫做溶液或溶劑（menstruum）。Menstruum 是古老的煉金術詞彙，意指能夠溶解固體的物質。我們在這本書裡提到的溶液或溶劑，包括水、糖漿（糖水）、酒精、甘油、醋和油。生產標準化萃取液的工業製程，也會使用丙酮等化學溶劑。

每一種溶劑都有特別適合與不適合萃取的成分。水不適合萃取樹脂，卻很適合萃取碳水化合物。酒精適合萃取許多藥用成分，但是萃取黏液的效果很差。大多數的成分都不適合僅用甘油本身（不加熱也不加水）萃取，但揮發油是例外。

接下來會介紹幾種使用溶劑的草藥製作方式，都是後面將會討論到的。關於溶劑與溶解度的資訊請參考第五章，各種藥草的萃取方式請參考第六章。

水溶劑

水是最古老的藥草萃取介質，也依然是製作液態草藥最單純也最容易的方法。用水萃取藥草有兩種基本作法：浸泡法與煎煮法。

浸泡就是藥草泡水製成藥草茶（又叫tisane，源自法語）。常見作法是直接將滾水淋在藥草上，浸泡一段時間再過濾即可。也可以冷泡，直接將藥草泡在冷水裡，就像冷泡茶一樣。通常使用浸泡法的是植物較脆弱的部位，例如花和葉。浸泡法主要用於芳香系藥草和味道宜人的藥草。

煎煮不同於浸泡，是將藥草泡在水裡文火滾煮。先將水加熱至沸騰，加入藥草之後轉小火，滾煮一段時間。煎煮可將植物中不易釋出的成分萃取出來，能比浸泡萃取出更多的礦物質、單寧與苦味質。

浸泡法與煎煮法成本低廉，作法簡單。大部分的藥草用這兩種方式服用，也都有效果。藥草茶與藥草湯可以在冰箱裡存放好幾天，視需要飲用。直接啜飲能嘗到藥草的味道，讓身體的感官幫你調節適當劑量。

味道噁心的藥草不適合浸泡與煎煮，而且有些成分不溶於水，因此這兩種方法並非所有藥草都適用，但它們是最基本的藥草萃取法。

糖漿溶劑

　　糖漿是以水為基礎的萃取方式，作法與煎煮相同，只是除了水之外也添加了甜味劑，通常是粗糖或蜂蜜。水與甜味劑的比例是1：1，例如水與糖各半，或是水與蜂蜜各半。糖漿是掩蓋苦味的好方法，通常用來治療感冒與咳嗽。糖漿還有滋補與潤燥特性，是治療喉嚨痛、咳嗽與消化不良的絕佳劑型。

　　蜂蜜本身亦有療效，對糖漿的藥用價值有加分效果。不過，一歲以下的嬰兒不宜食用蜂蜜。

　　糖漿是非常適合兒童與老人的劑型，但是對糖尿病患者和不宜攝取糖分的人來說，含糖量高是個問題。糖漿的保存期限很短。冷藏可保存一個月左右，加入酒精可延長保存期限。

酒精溶劑（酊劑）

　　酒精非常適合用來萃取藥草，酒精萃取液（又稱酊劑）是專業藥草師最愛用的劑型。大部分的藥草成分都能用酒精萃取、製成酊劑，而且新鮮植物與乾燥植物都適合。酒精萃取的酊劑是保存期限最長的藥草萃取液，在大部分的情況下可保存好幾年也不會失去藥效。

　　藥效較強或可能有毒的植物製成酊劑再適合不過，因為可用滴管控制劑量。服用液態草藥，也能讓感官藉由味道調節劑量。酊劑能將藥草成分快速送進血液，是藥效最快的劑型。酊劑也是非常適合外用的草藥。

　　酒精萃取有幾個缺點。高劑量的酒精對身體來說是一種毒素。不過，一份酊劑裡的酒精含量很低。假設一劑是一毫升，平均酒精濃度五十％，這表示一劑僅含〇‧五毫升酒精。一杯市售柳橙汁可能就含有一‧五毫升的天然酒精。我們平常就會從食物裡接觸到少量酒精，所以肝臟有辦法解毒酒精，把酒精變成糖。此外，我們建議不要讓兩歲以下的孩子服用酒精

酊劑。我們曾在急症或緊急的情況下讓幼兒服用酒精酊劑，但最好的作法是先去除部分酒精。你可以將一盎司（約三十毫升）的水煮沸，關火之後再加入酒精酊劑。靜置五分鐘，藉由高溫蒸發掉約十五％的酒精。若是加水滾煮，需要將近四小時才能把酒精蒸發殆盡。加入熱水，或是單純加水稀釋，都能使酊劑變得較適合孩童服用。

對許多藥草來說，酊劑是最佳劑型。不過，有些宗教信仰禁止飲酒，孩童、正在戒除酒癮的人、肝臟有問題的人，也不建議服用酊劑。

酒精不能萃取出所有的植物成分，有些藥草更適合用其他溶劑萃取。

甘油溶劑（甘油劑）

與酒精相比，以甘油（glycerites）做為萃取介質相對少見，但是選擇使用甘油的人愈來愈多。甘油是一種半透明、無毒、帶甜味的液體，來自植物或動物的脂肪。脂肪是由脂肪酸與甘油組成，人體消化食物時會把脂肪分解成這兩種物質。也就是說，我們每次攝取脂肪，身體都會處理到甘油。

以甘油取代酒精來萃取藥草有優點，也有缺點。甘油的一大優點是無毒，孩童、有酒癮和無法攝取酒精的人也能服用。缺點是甘油劑的藥效通常不如酊劑，所以需要服用較大的劑量。

甘油的另一個優點是甜，所以可掩蓋許多藥草的苦味。就此而言，甘油有點類似糖漿。但是甘油和糖漿不一樣，多數人攝取甘油後血糖不會升高。甘油不是糖，兩者代謝的途徑不同，因此不會使正常人的血糖升高。不過有研究指出，糖尿病患者服用甘油時仍需謹慎。

酒精的保存效果優於甘油，價格也比較低。但是甘油的保存期限不算短。就我們製作甘油劑的豐富經驗來說，製作良好的甘油劑至少能保存三年。我們曾做過保存了十年以上仍有藥效的甘油劑。

與酒精相比，甘油有一項缺點，那就是製作過程必須加熱。如果不加熱，甘油會是一種糟糕的溶劑。用甘油萃取新鮮植物會比較難，植物成分被高溫或乾燥破壞之後無法有效萃取。

甘油本身也有療效，可以殺死真菌和細菌。甘油劑還有舒緩與潤膚效果，當身體組織需要鎮靜與濕潤的時候，甘油劑非常適合。甘油無法萃取樹脂和油，因此含樹脂的藥草與油脂系藥草請用酒精萃取。大部分的黏膠系藥草都很難（或是不可能）做成甘油劑，也無法用酒精萃取。

醋或酸溶劑

醋不是廣泛使用的萃取介質，但是有它能發揮效果的用法。用醋製作的藥草萃取液，通常稱為藥草醋或酸酊劑，浸泡佐料香草或是做成沙拉醬是最常見的用法，不過有些藥用植物也會做成酸酊劑。

藥草醋的藥效通常不如酒精酊劑或甘油劑，因為對許多藥草成分來說，醋不是很好的溶劑。藥草醋的保存期限也比較短，而且有些人非常不喜歡醋萃取液的味道。但是對喜歡醋味的人來說，醋是很棒的萃取介質。

有兩種用途非常適合醋，一種是從含有鈣與鹼性礦物質的藥草裡萃取礦物質，另一種是萃取芳香系與辛辣系藥草，例如火焰蘋果醋（Fire Cider）[2]。

油脂溶劑

有些藥草能用油或脂肪萃取，例如橄欖油、椰子油或豬油。油脂萃取用於製作外用敷劑，藥草油也可以做為藥膏的原料。

大多數的藥草成分並不適合以油脂為溶劑，因此有些藥膏配方是以水

---

2. 將蘋果醋、洋蔥、大蒜、辣根等材料浸泡數週後飲用，有些食譜也包括柑橘、薑與辣椒，是一種酸辣飲品。——譯者註

或酒精萃取藥草之後，再加入油脂。但是油脂能有效萃取某些植物，例如聖約翰草與毛蕊花的花朵。

藥草油的鎮靜、軟化與滋潤效果都很好，非常適合處理輕微的皮膚問題，例如擦傷、燙傷、紅疹與乾燥。不過，新的割傷或傷口不宜使用，因為油脂會卡住傷口裡的細菌，助長感染擴散。

專業製法

除了前面介紹的基本製作方式之外，你也應該知道幾種比較專業的草藥製作方式。這些方式大多屬於工業應用，一般人無法在家裡自製。儘管如此，知道這些製作方式與用途對你有好處。

液體膠囊

這是一種有趣的新技術，將藥草萃取液裝入軟膠囊裡。這種劑型結合了膠囊與萃取液的好處。液體膠囊效果很好，但是價格高於膠囊和萃取液。目前只有少數幾種藥草做成液態膠囊產品，這種劑型無法在家製作。

標準化萃取

優質的藥草產品向來是標準化生產，也就是有穩定一致的製造方式。標準化指的是依照標準的製程製作。《美國藥典》（*United States Pharmacopoeia,* USP）裡收錄的藥草產品，過去是遵循USP的標準製造。時至今日，藥局裡的某些成藥上仍可看到這樣的標籤。

那時候標準化意味著原料以適當的方式採收，正確的植物部位也經過驗證。原料符合特定的品管標準，每一次萃取都使用相同比例的藥草原料與溶劑。製作酊劑或加工的時間，也是標準化的固定長度。

現在「標準化」的定義大不相同。現代標準化始於一九九二年的德國，他們要求製造商將產品標準化，確保特定成分能夠發揮應有的功效。這種形式的標準化源自傳統科學觀：藥草的功效來自特定化合物，通常被稱為「活性成分」。

許多人認為標準化運動是藥草醫學的一大進步，但其實最抗拒標準化的人是臨床藥草師。處理藥草經驗最豐富的他們常常發現，標準化萃取物的效果比不上整株藥草。事實上，標準化與傳統藥草智慧大相逕庭，因為傳統藥草智慧認為整株藥草的效果超越獨立的部位。

整株植物含有數千種化合物，以極其複雜的方式同時發揮作用。多數藥草師相信這些化合物發揮的綜合效應，往往要比植物裡的一種或幾種化合物更加強大。相形之下，標準化萃取利用各種溶劑去分離或至少濃縮特定的「活性」化合物，捨棄了可能發揮綜效的其他化合物。

因此，標準化萃取物更像是現代西藥，而不是完整的藥草產品。當然，這並不代表它們沒有用，只是它們不應該被視同為真正的藥草。我們不能期待植物裡的一種或幾種化合物，能夠發揮藥草原本的完整效果。

舉例來說，薑黃素就是萃取自薑黃的單一化合物。另一個例子是小檗鹼，這種抗菌化合物存在於北美黃蓮與奧勒岡葡萄等植物中。此類萃取物與藥草之間的關係，如同維生素和礦物質補充劑與食物之間的關係。兩者不能畫上等號。

但標準化萃取物有其存在的價值。有些植物藥必須以這種方式使用，才能確保安全性與劑量。例如，關於銀杏益處的研究，全部都是使用標準化萃取物進行的。銀杏葉從未用於傳統藥草醫學，也不具有標準化萃取物的功效。

標準化也能用來減少植物藥的毒性，因為這些植物藥裡可能有我們不需要的化合物。此外，標準化可使強效的植物化合物劑量更加精確，例如

從泡泡果（paw paw）萃取出乙醯生合成物（acetogenins）做為抗癌藥物。

標準化萃取的藥草產品有幾個問題值得消費者注意。首先，標準化提高了藥草產品的價格，但效果卻不一定更好。

其次，對於哪些化合物應該標準化萃取目前尚無共識，沒有製成產品的化合物說不定也有療效。例如，有一種不含薑黃素的薑黃萃取物被發現仍有消炎特性，證明薑黃裡不是只有薑黃素能用來消炎。

此外，現在的標準並非由《美國藥典》這樣的客觀第三方制定，也不是奠基於執業藥草師的臨床經驗。現在的標準是由藥廠與保健食品製造商制定，通常反映的是成分的相關研究，而不是整株植物的研究結果。

化學溶劑也是個問題。我們用化學溶劑萃取和濃縮特定活性成分，犧牲了其他成分。藥草產品中仍含有這些成分嗎？

總而言之，標準化萃取為特定的植物成分提供一個標準濃度，創造一種更具體、更像藥物的作用。雖然這對劑量的調節與一致性有幫助，但這樣的產品已不算是藥草。就像一顆柳橙與一顆維他命C完全無法相提並論，一株藥草也和一瓶標準化萃取物截然不同。植物裡原有的成分綜效不復存在，在許多情況下，這意味著藥草產品的功效很可能不如比較便宜的整株藥草植物。

精油

精油又叫揮發油，是藥草裡揮發成分的濃縮萃取液。精油是植物蒸發出來的化合物，賦予植物獨特的香氣。我們將在第十章詳述芳香療法，這裡僅做簡單的介紹。

如同標準化萃取，精油和萃取精油的藥草不能畫上等號。精油是藥草裡某一種成分的濃縮物，並未包含這株植物裡的其他成分。再次強調，理解這一點十分重要，因為很多人以為精油也能發揮整株藥草的療效。

精油是高度濃縮物質，這表示它們不如整株植物來得安全。精油可能會刺激敏感的皮膚或黏膜。許多精油有毒，絕對不能內服，就算是一般公認安全（Generally recognized as safe, GRAS）[3]的精油，若大量攝取仍有毒性（以精油來說，一滴就算是高劑量）。

就像植物的味道一樣，精油的香氣也會藉由神經系統對身體功能產生非常直接而立即的影響。這意味著你通常不需要攝取精油，也能受益於精油的好處。使用精油最安全的方式是嗅聞，或是稀釋後外用。這種高濃度物質的保存期限相當長，通常具有殺菌和療癒效果，對於情感治療與情緒改變也非常有效。有愈來愈多人使用精油，這證明了精油確有益處，也證明精油的行銷策略很成功。自製精油需要專門設備，基本設備的成本從五百美元起跳。有些人覺得蒸餾精油的過程很有趣，值得花錢購入設備。有些市售精油可能使用化學溶劑萃取，或是摻入化學溶劑，因此購買優質精油，以及學習如何安全使用精油都非常重要。

選擇最適合的劑型

表一為十二種屬性的藥草適合怎樣的劑型，提供一般性的建議。當然，每一種藥草都是獨一無二的，若想知道個別藥草最適合哪些劑型，請參考第十三章。

---

3. 美國食品藥物管理局（FDA）對特定食品添加劑安全性給予的一種檢驗標記，要通過GRAS認證必須符合多項條件，但最重要的是已被充分證明安全和有效。——編註

表一　建議劑型

藥草屬性	新鮮藥草	乾燥藥草	膠囊／錠劑	浸泡／煎煮	酒精酊劑	甘油劑
芳香系	優	普通	普通	普通	佳	優
辛辣系	優	佳	普通－佳	普通	優	優－佳
芳香苦味系	佳	佳	劣	佳	優	劣－佳
刺激系	劣	普通	劣－普通	佳	優	佳
苦味系（非生物鹼）	優	佳	劣	佳	優	劣－佳
生物鹼苦味系	普通－劣	佳	普通－佳	佳	佳	佳
收斂系	優	佳	佳	優	劣－普通	優
鹹味系	優	佳	佳	普通／優	劣－普通	劣－佳
甜味系（補藥）	佳	佳	劣－佳	佳	優	優
黏膠系	優	優	佳	佳	劣	劣
酸味系	優	佳	佳	佳	佳	優
油脂系	優	優	劣－普通	劣	劣－普通	普通

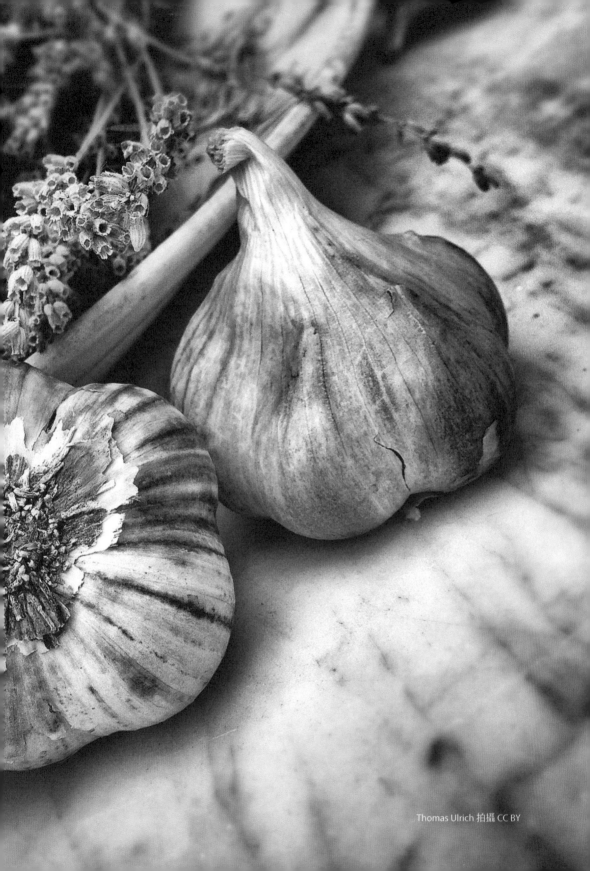

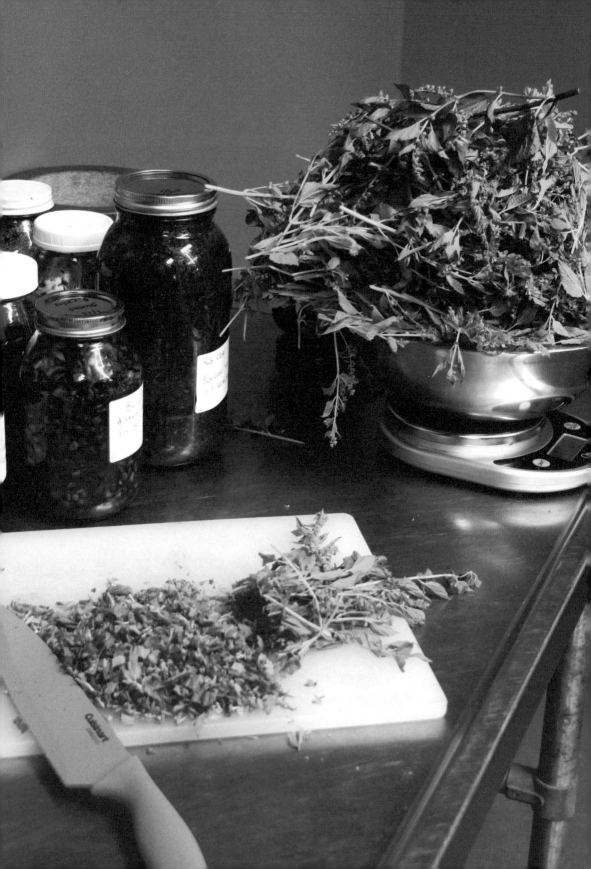

新鮮藥草

採收、乾燥與應用

　　大自然慷慨地提供藥物，幫助你解決健康問題、保持健康。你不需要到野外去尋找這些具有療效的植物，常見的草坪與庭院裡的雜草，大多具有藥用價值。苗圃也有賣不少藥用植物，你可以買來種在院子裡，或是當成室內盆栽。有些新鮮的藥草植物，甚至連你家附近的超市也買得到。

　　自製草藥的原料不一定非要自己動手採收，只是這樣會比較有趣，也比較有成就感。這會加深你與大自然的連結，使你將大自然視為夥伴，自然界的各種生物都願意與你分享它們的天賦特質。

　　這本書不是園藝指南，也不是植物圖鑑，但我們希望讀者能熟悉一些基礎園藝知識，這對自己動手栽種藥用植物有幫助。我們先介紹如何種植，接著討論採收野生藥草，最後以新鮮藥草的幾種應用方式結尾。

種植藥草

　　廚房庭院裡種植幾株藥用植物，從古至今都很常見。容易種植的藥草不少，尤其是可用於調味的香草植物。如果你

家空間有限，可使用花器或小型容器來種。

　　調味用的植物大部分的苗圃都有賣，有些植物雖然以花卉或蔬菜的名稱販售，其實也具有藥效。你可以先找找羅勒、芫荽、蒔蘿、茴香、大蒜、牛至、巴西利、迷迭香、普通鼠尾草、百里香。薄荷（例如綠薄荷或胡椒薄荷）通常都很好種，如果沒有好好控制會像雜草一樣蔓生。你也可以試試異國品種，例如檸檬薄荷、蘋果薄荷、巧克力薄荷、薑薄荷。

　　西洋蓍草、玫瑰、金盞花、洋甘菊之類的藥用花卉，都很容易在庭院裡栽種。琉璃苣、美國薄荷、貓薄荷與歐夏至草也都很好種。上網搜尋藥草植物與種子會有更多發現。如果你家空間充足，不妨買一本種植藥草的好書，為自己打造一座藥草庭園。

野生藥草

　　美國作家愛默生（Ralph Waldo Emerson）曾說，雜草是「優點尚未被發現」的植物。如果你家有個庭院，說不定早已生長了許多藥用植物；就算你家沒有，你家附近也很可能找得到。

　　走進野外學習辨認藥用植物之前，先熟悉一下生長在自家後院的藥用雜草。常見的藥用雜草包括牛蒡、西洋蒲公英、紅花苜蓿、大車前草、毛蕊花、野萵苣等。

　　在你動手摘取野生藥草之前，必須先確認你已正確辨識植物。有些植物很容易混淆，尤其是繖形科植物。植物應該用拉丁文的學名來辨識，而不是俗名，因為不同的植物經常使用相同的俗名。

　　意外食用有毒植物致死的情況極少發生（但你大概會非常不舒服）。如果沒有絕對的把握，就不要摘取。在你家附近的書店尋找介紹當地植物的書籍，大部分的植物圖鑑不會提供採收與利用植物的資訊，而大部分的

藥草書籍對如何辨識植物著墨不多。因此，介紹植物與田野工作的書最好都要看。確認新植物的身分時，手邊最好兩種書籍都備著。

　　如果你想採收庭園雜草與自種盆栽之外的藥草，可以跟著有經驗的藥草師一起去野外辨識藥草，或是參加田野植物學課程。學習識別你家附近的有毒植物，這樣你就不會搞混了。

採收藥草的道德守則

　　藥用植物的過度採收，導致某些植物變得稀少或瀕臨滅絕。請參考聯合植物保護者組織（United Plant Savers）提供的瀕危、過度採收與棲地縮減的植物清單（www.unitedplantsavers.org），不要摘取名單上的植物。

　　就算你想採收的藥草不是瀕危或高風險植物，採收時也要遵守幾個簡單的原則，確保這些植物可以長久地活下去：只採收數量繁茂的植物，而且採收數量不可超過十％，一定要留下大量植物，讓它們有機會繁殖補充。

　　採收植物之前，最好先了解植物的繁殖習性。藉由地下莖繁殖的植物應採收地上部分，藉由種子繁殖的植物應分散採收，並且留下將會變成種子的花朵。盡可能只採收容易重新生長的花、葉和種子，把樹皮和根留下來，因為少了它們植物可能會死。採收樹皮需考慮樹木的需求，最好是從最近剛砍下或修剪下來的樹枝採收樹皮。

　　採收根與球莖時，將根或地下莖的冠部種回土裡，並且將洞填平，不要留下坑洞。在山丘上採收植物時，保留山丘頂上的植物，這有助於下坡的植物重新生長。

　　有很多原住民傳統都說，採收植物之前應先徵求植物的同意，並且留下供品做為交換。在植物旁邊靜坐冥想至少十五分鐘，然後才動手採收。想一想你打算如何利用這些植物材料，請植物同意你將它摘下。

　　原住民通常會在一個區域或植物「部落」裡，找到看起來「最年長」

的植物，然後向這株「祖父」植物獻上玉米粉或菸草做為供品，請求它同意他們採收部分植物。

即使你選擇不用這些傳統作法採收植物，也要懷抱崇敬、感恩的心情。尊重這些有生命的植物，感激它們獻出生命或部分身軀來幫助你和他人療癒。

藥草的採收與乾燥

確認你採收的植物沒有噴灑過化學物質，也不是生長在暴露於汽車廢氣中的熱鬧街道旁。未經地主許可，不能摘取生長在他人土地上的植物。如果你在公有土地上採收植物，一定要事先確認相關法規（在美國的國家公園摘採植物是違法行為）。

一次只採收一種植物，以免混淆。植物的獨立部位（例如葉子）很容易搞混，一回到家就要仔細地分類標註。

採收之前必須先想好使用方式。只摘取你打算用來製藥的部位，而且只摘取你需要的數量。盡量不要在潮濕的地方採收植物，你的腳印可能會破壞土壤，阻撓植物生長。若要去濕地區域採收植物，等天氣好的時候再去。離開時，把你採收過植物的地方整理得比你抵達時更好。

盡快完成藥草的乾燥或萃取。如果無法立即處理，先將植物放置於陰涼處。

採收的時機

如同蔬果，藥草植物的成熟與功效也有季節與時間之分，我們要在它們最成熟、有效成分濃度最高的時候採收。

以下是幾個大原則，詳細資訊可參考其他藥草書籍。樹皮通常在春天

的早晨採收，因為這是樹液往上輸送的時間，樹皮活性最為旺盛。這也是採收嫩枝、嫩芽與樹葉的好時間。

花朵通常在白天採收，也就是當植物的陽能量（外向能量）最強的時候。最好是剛綻放不久的花。（夜晚綻放的花，應在傍晚即將綻放時摘取。）精油在清晨時分沿著花莖往上流動，集中於花朵，然後隨著日出慢慢消散。

秋天植物枯萎死去，原本儲存的能量與養分回到根部。因此，秋天適合採收植物的根，傍晚採收的根通常功效最強，因為這時植物正在把能量往下輸送。

採收正確的植物部位

許多植物不同部位有不同用途，你必須知道你想摘取的是哪些部位。有時植物的某個部位可安全服用，但其他部位卻有毒。

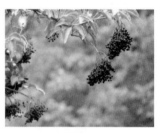

Nicole Conner 拍攝

西洋接骨木花與西洋接骨木漿果都有抗病毒的效果。西洋接骨木花外用能治療皮膚不適，內服有溫和的降溫作用，能舒緩發燒與發炎。西洋接骨木漿果是富含鉀的食物，可加入北美滑榆稀粥裡治療身體虛弱、營養不良的症狀。西洋接骨木漿果是可用來加強心血管的滋補藥草，而且有溫和的疏通阻塞作用。西洋接骨木葉是收斂系藥草，主要用於外敷，帶有輕微毒性，只適合有經驗的治療師使用。

服用錯誤的植物部位可能會導致中毒反應，輕則胃部不適，重則昏迷或甚至死亡。番茄的果實與馬鈴薯的塊莖都可食用且營養豐富，但是它們的葉子和莖都有毒。有些植物恰好相反：葉子可食用，但果實或種子有毒。

具體的採收方式

以下是針對各種植物部位更詳細的採收說明。再次提醒，這些只是大原則。每一種藥草都有自己的特性。隨著你愈來愈了解每一種植物，你將會知道採收各種植物的最佳時間。

花朵

採收花朵的方式因植物而異，因為每一種植物開花的季節不盡相同。有時你需要使用的部位是花苞，若是如此，請在開花前採收。最好的時間是完全盛開、功效達到顛峰的時候，並且在花朵開始變化（枯萎、消瘦或乾掉）之前採收。盛開過後不久，花朵的邊緣會開始枯萎、漸漸變軟，鮮豔的色澤開始消退。

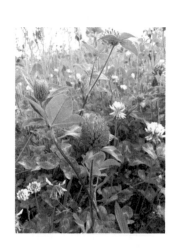

採收花朵的最佳時間是上午十點到接近中午，這時露水已收乾。小心地剪下或摘下花朵。若花莖是木質的，例如薰衣草，建議使用園藝剪將花莖連同花朵一起剪下。若花莖很粗很厚，在花朵乾枯前摘下花朵。將新鮮花朵散置於開放的容器內，以免花朵凝結發霉。洗去明顯的汙垢、泥土與昆蟲後，把花朵放在鋪了紙張的盤子或報紙上蔭乾。蔭乾花朵的地方應維持通風良好，避免日曬與高溫；懸掛於天花板的紙袋是不錯的蔭乾容器。花朵完成乾燥之後（可用手指捏碎），將完整的花朵存放在深色密封容器裡。

若你要使用的植物部位是整株開花植物，採收時要連葉子與花莖一起摘取。用繩子把花莖成束綁起來，倒掛蔭乾，避免日曬與高溫。

葉子與地上部分

最適合採收葉子的時節是初夏與仲夏，此時葉綠素、芳香成分與藥用

成分都處於顛峰期。晨露蒸發之後採收。隨著氣溫上升，光合作用開始進行，精油會聚集在葉子裡，然後在正午的高溫中蒸發。要在精油被高溫逼出、卻又尚未在高溫中蒸發之前採收葉子。

在葉子鮮嫩且正要長新葉的時候採收，可能是即將長出花苞之前，或是播種後的初秋開始長出新葉的時候。溫柔對待每一片葉子，小心不要弄傷或壓壞。挑選沒有撕裂、變色、感染蟲害的完整葉子。

尼古拉斯・卡爾佩珀（Nicholas Culpeper）的著作《英格蘭醫生與藥草大全》（*Culpeper's English Physician and Complete Herbal*，暫譯）指出，「種子繁殖的藥草開花之後，葉子不如開花之前來得好」。植物開花後會改變生存的優先順序，將能量用於繁殖。這個時期的葉子可能會變苦，而且帶有澀味。要在開花前還是開花後採收葉子，取決於你想要尋找哪些成分。

酸模、拳參、亨利藜、歐白芷與萵苣屬等葉子富含水分的植物，最好採收嫩葉。富含水分的藥草通常不會乾燥處理，應該與熟食一起冷凍，或是保存在油脂或醋裡。

大片的葉子採收後可分開乾燥，例如牛蒡與毛蕊花的葉子；小片的葉子最好是連著莖一起保存，例如薄荷葉。落葉植物的葉子要在開花前採收，常綠植物（如迷迭香）的葉子全年皆可採收。如果你要完整使用植物的地上部分，可在植物上有花與種穗的時候採收。溫柔對待每一片葉子，小心不要弄傷或壓壞。挑選沒有撕裂、變色、感染蟲害的完整葉子。

葉子有幾種乾燥方式。可將八到十二根葉柄綁成一小束（數量取決於葉柄粗細）然後倒掛蔭乾。當葉子摸起來脆脆的，但是還不到一碰就碎的程度時，把葉片從葉柄上搓下來，放在紙上繼續乾燥，若不需要葉柄可直接丟棄。也可將葉片鋪在篩子上，或是鬆散地放在小紙

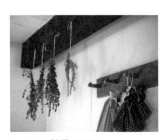

Unsplash 拍攝 / CC BY

袋裡懸掛蔭乾。避免日曬。乾燥後，存放在密封容器裡。

種子

種子應於晚秋採收，在天氣變得潮濕或開始降雪之前。採收種子時，植物應完全死透乾枯。有些種子應在尚未成熟時採收，例如罌粟與燕麥，因為此時某些藥用生物鹼的濃度最高。（注意：使用未成熟的罌粟種子是違法行為。）

最適合採收種子的時間是上午十點左右。選擇溫暖乾燥的天氣，採收完全成熟但尚未從植物上掉落的種子。這樣的種子應該是棕色、褐色或黑色，一點青綠色也沒有，而且應該是堅硬的，豆莢像紙張一樣乾燥。

採收種穗時，保留長度約十五至二十五公分的莖。將種穗倒掛在鋪了紙的盤子上方或是放在紙袋裡蔭乾，避免日曬。通常兩週內種子就會變乾。不同的種子分開存放，記得標註種類與日期。

根與塊莖

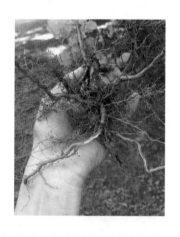

大部分的根應於晚秋採收，此時植物的地上部分已枯萎，而土壤尚未堅硬到難以挖掘。秋季時，植物液體和能量會往下送至根或塊莖。不過也有例外，比如說西洋蒲公英的根適合春季採收，才不會太苦和太柴。

一年生的植物可在年底採收根部，此時它們的生命週期走入尾聲。多年生植物的根至少等到第二或第三年再採收，這時已具備活性成分。由於樹液隨著太陽升降，所以清晨或傍晚是根部最佳採收時間，這時植物的精華大多集中於根部。

在多數情況下應將植物的根徹底洗淨，去除泥土和汙垢。可用舊牙刷

把根鬚刷乾淨。大部分的根都是可以刷洗的，例如辣根與康復力，而細微的根可直接摘除。有些植物的根應保留細微的根鬚，例如纈草，因為珍貴的成分存在於表皮細胞裡。處理時可用乾燥的牙刷輕輕刷掉土壤，或是輕柔地沖洗乾淨。

乾燥以後的根可能會硬到很難切塊，或甚至無法切斷，所以粗根最好在新鮮的時候就切成小段。將切好的根鋪在篩子上，或是鋪在墊了紙張的盤子上，放在溫暖的地方蔭乾，避免日曬。有些植物的根含水量較高，例如西洋蒲公英和牛蒡，需要高於正常的溫度來殺死小蟲卵；最好的作法是將新鮮的根切成小段，放入乾果機以華氏150度（約攝氏65.5度）烘乾，或是放進烤箱裡調至最低溫烘乾，烤箱的門不要關上。有些根乾燥後會吸收空氣裡的水分而變軟，這樣的根請丟掉。

樹液與樹脂

採收樹脂的最佳時節是秋天，這時樹液正往下輸送。樹液會在春季往上輸送，因此適合春季採收。採收樹脂與樹液時，都要在樹皮上製造一道深深的切口，然後等待樹脂或樹液流出來。採收樹液可在樹皮上鑽一個孔，在樹幹上綁一個杯子或桶子接樹液。有

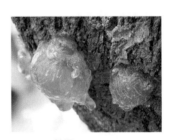

Kanechka 拍攝 / CC BY

時得準備大一點的桶子才行，以樺樹為例，在某些時節一個晚上就能收集到大量樹液。（鑽孔）採收樹脂與樹液之後，用軟木塞將孔塞住，防止昆蟲入侵。

有乳汁的植物，例如野萵苣和花菱草（加州罌粟），可以直接將乳汁擠出來，用容器盛裝。有些乳汁具有腐蝕性（例如白屈菜和無花果），擠乳汁時請帶手套。採收蘆薈時，沿著葉片中央劃開，剝去邊緣，再用刀背

刮下蘆薈凝膠。

果實

只採收已完全成熟的果實。從夏季到晚秋都可採收，確切時間隨植物種類而有不同。果實成熟的指標之一，是能否從植物上輕鬆摘下。應該是幾乎一碰就能掉落，不需要用力把它從莖上扯下來。

漿果等其他果實應在即將成熟之前採收，這時果實還不是太軟，容易蔭乾。將果實鋪在有蓋的篩子上蔭乾。經常翻動，讓果肉均勻乾燥，將發霉的果實丟掉。藥用果實很適合用乾果機來去除水分。

樹皮

樹的內皮與外皮都應在晚秋、冬季或早春採收。這段時期樹皮功效最強，而且應該不會有蟲害，不過各地情況不同。為了盡量減少對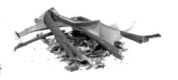
樹木造成傷害，等到秋季樹液流回根部時再採收樹皮。隨著春季到來，植物裡的樹液會再次往上走，治癒之前的損傷（包括被剝掉的樹皮），大部分的植物只有在這段期間可以不受環境因素影響好好療傷。

我們在樹上刻名字的時候，都是刻在外皮上。堅硬的外皮底下有一層內皮，附著在樹上。採收樹皮時，選擇嫩枝或樹幹。先找找有沒有最近剛砍下的樹，如果沒有再找活樹。採收活樹的樹皮時，最好是鋸下樹枝來剝樹皮。天氣潮濕時，樹皮很容易剝除。剝取樹皮時要小心不要破壞樹幹，讓樹暴露在昆蟲入侵的危險之中。如果你需要的樹皮量不多，從樹枝縱向剝下條狀的樹皮即可；如果沿著樹幹橫向取樹皮，你會害樹死去。刷掉樹皮上的苔癬或昆蟲，將樹皮切成小塊（一至二平方英寸），鋪在盤子上蔭乾。

有時小樹枝可取代樹皮。果樹修剪下來的樹枝也是很棒的藥草，例如

桃樹和蘋果樹。

球莖

等到植物的地上部分枯萎之後再採收球莖。大蒜球莖要快速採收，葉子枯萎後，它們會在土裡往下沉，變得很難找。大蒜與洋蔥都是典型的藥用球莖。

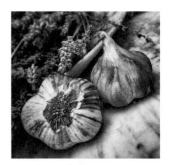

Thomas Ulrich 拍攝 / CC BY

新鮮植物的應用

新鮮植物有好幾種應用方式。可以直接咀嚼食用，也可以用來煮湯、燉菜或加入其他菜色裡。你也可以用水（浸泡與煎煮）、酒精、甘油或醋萃取新鮮藥草。以下是新鮮藥草的幾種具體應用方式。

外用敷劑

新鮮藥草搗碎後直接敷在燙傷、蚊蟲叮咬、螫傷、割傷和其他小傷口上。你也可以將植物稍微咀嚼一下，用牙齒磨碎並且混合唾液，就能做成新鮮的藥草敷劑。（口水敷劑含有許多不健康的口腔細菌，不宜敷在開放性傷口上。）可製作敷劑的新鮮藥草舉例如下：

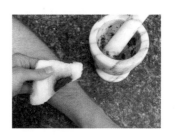

- 大車前草（螫傷、蚊蟲叮咬、蛇咬、燒燙傷、小傷口與擦傷；沾染到沙子、泥土、石子或其他髒東西的傷口）
- 鈴蘭（吸出碎片和膿血）

- 西洋蓍草（割傷、瘀青、組織損傷、蚊蟲叮咬）
- 紫菀（螫傷與蚊蟲叮咬、割傷、傷口感染）
- 水金鳳（Jewelweed，毒藤）

現做現用的藥泥與藥膏

　　新鮮藥草可做成藥泥與藥膏。搗碎的新鮮藥草加入一點蜂蜜或甘油，除了可以內服，也可以做為敷劑的基礎材料。將新鮮藥草搗碎後與奶油、酥油或其他油脂混合，就是立即可用的藥膏。

青汁

　　用果汁機或食物調理機製作青汁。將果汁（例如美味的鳳梨汁）倒入果汁機，加入新鮮藥草後充分攪拌，過濾後即可飲用。青汁做好之後應在幾分鐘之內喝完，這樣植物的營養與活性成分才能發揮完整功效。可用來製作青汁的植物包括西洋蒲公英葉、大車前草、巴西利、小麥草、大麥草等等。

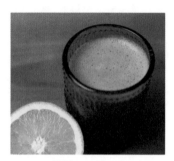

Natalie Gi 拍攝 / CC BY

藥草汁

　　藥草的常見材料包括巴西利、大蒜與洋蔥，還有檸檬與萊姆之類的水果。新鮮藥草汁的作法，是將藥草植物的纖維與液體分離。藥草汁也可以用食物調理機或果汁機製作。最古老的作法是用磨杵和碾槌，現在仍有許多愛好冒險的藥草師會這麼做。用棉布將搗碎的植物材料包起來擠壓，倒入尼龍篩或果凍濾袋（jelly bag）過濾。

　　製作藥草汁需要大量新鮮藥草：一桶十公升的新鮮藥草只能榨出一百

毫升藥草汁。

脫水藥草汁

藥草榨成藥草汁以後，可以進一步脫水製成粉末。脫水的過程需小心謹慎、維持潔淨，避免細菌汙染。脫水的速度要快，但是不宜使用高溫，否則營養素或藥性成分的效果會大打折扣。可把藥草汁倒入皮革托盤，用標準乾果機來脫水。若你不借助加溫的方式，可使用蠟紙或玻璃：在蠟紙上或玻璃容器裡倒入一層薄薄的藥草汁，蓋上一塊棉布防霉，也能防止蒼蠅與害蟲接觸藥草汁。擺放在溫暖的地方陰乾。藥草汁徹底乾燥後，刮下來搗成粉末放入容器存放。若擺放在陰涼乾燥的地方，這種脫水粉末可保存三至四個月。

生大蒜

大部分藥草乾燥後仍有良好功效，但有些藥草最好趁新鮮使用。大蒜就是這樣的藥草。蒜球隨處都買得到，生大蒜是很好的藥草，宜在家中常備。常見的大蒜產品包括大蒜膠囊與萃取油，但是生大蒜裡的殺菌成分大蒜素藥性消解得很快，所以用新鮮的最好。

新鮮大蒜有多種用途。例如耳朵感染與耳朵疼痛，切一片大蒜放進外耳、蓋住耳道。不要將大蒜塞入耳道內。若生大蒜讓皮膚感到刺痛，可在大蒜上先塗一層橄欖油再使用。

牙齒腫脹化膿時，切一片大蒜塗上橄欖油，放在牙齒旁邊有助於消炎。但這只是暫時緩解疼痛與發炎，你仍須看牙醫。生大蒜可對抗腸道與肺部感染，但是對全身性的感染功效甚微。服用方式是將大蒜切碎，與一湯匙蜂蜜一起服用。第十二章的〈大蒜檸檬藥方〉與〈火焰蘋果醋〉，兩者都使用了生大蒜。

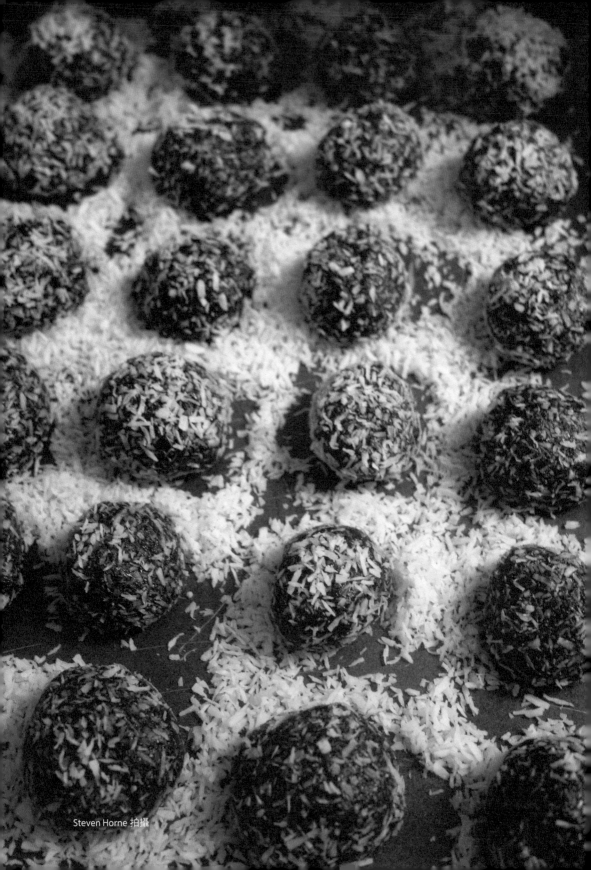
Steven Horne 拍攝

Chapter 4

乾燥藥草
散裝藥草、膠囊與錠劑

　　乾燥是儲存與應用藥草最古老的方法之一，自己在家也能輕鬆製作。大部分的藥草乾燥後仍保有一定的藥效，但有些會在乾燥後失去效力，有些則是反而增強了效力。乾燥藥草經常磨成粉末。研磨的過程中，植物材料接觸空氣會導致更多成分流失。也就是說，藥草磨成粉末失去藥效的速度，會比剪切和過篩的藥草更快。藥草粉可製成膠囊或錠劑，藥草粉與乾燥的散裝藥草都可製作萃取液與各種外用藥。

購買乾燥藥草

　　購買散裝藥草須仰賴賣家確認藥草的種類與採收方式是否正確，因此選擇賣家一定要謹慎。

　　最好購買有機種植或野生的藥草。有機種植的藥草沒使用化學農藥、除草劑與肥料。野生藥草在野外採收，除非位置靠近公路或農田，否則不會含有化學農藥、除草劑與化肥。

　　使用人工種植的藥草有助於保育，因為這樣不會導致野生藥草被採收殆盡。不過，在自然棲地生長的藥草，效果或許超越人工種植藥草。植物的許多藥用成分是為了回應環境

壓力而產生，因此野生藥草的藥用成分濃度可能高於人工種植藥草。

乾燥藥草包括整株藥草、切片、剪切／過篩與粉末。前面提過，植物材料接觸光照和空氣的面積愈多，劣化的速度就愈快。因此應保持完整或剪切和篩過的狀態，直到使用之前再進行加工。大部分的剪切和篩過的藥草（除了非常堅硬的根和樹皮）都可用小型咖啡研磨機磨成粉末，你也可以使用食物調理機，細節請參考第五章。

品質控管

購買藥草時，有幾個與品質控管有關的重點。不是愈便宜愈好。即使到了現在，藥草產品摻假的情況依然存在。有些產品的植物品種名實不符，有些則是摻了沒有藥用價值的部位。一定要向使用正確物種與植物部位的公司購買藥草產品。

務必確認藥草是在正確的時節採收。藥草功效也會隨著生長的地點而有不同。

藥草以環境永續的方式採收也很重要。有些公司向危害藥用植物的採收人購買藥草，我們應避免購買這些公司的產品。

植物材料的乾淨與否也很重要。泥土與昆蟲殘骸有沒有清乾淨？是否沒有農藥與除草劑、重金屬及其他化學汙染物？對於來自重度汙染國家的藥草（例如中國），這一點尤其需要注意。請記住，有機藥草並不代表不含有泥土或昆蟲殘骸。

基於這幾個原因，我們建議你只向信譽良好的製造商購買藥草產品。〈附錄二〉有我們建議的藥草商家名單。

乾燥藥草的應用

散裝乾燥藥草的應用方式非常多元。可萃取（見第五章），也可製作成外用藥（見第八章）。可製成膠囊、錠劑，或是奶油堅果球。以下是幾種適合散裝乾燥藥草的劑型。

膠囊

藥草膠囊剛問世的時候，藥草業收穫了巨大利益。膠囊很方便食用，是現今美國最流行的草藥服用方式。雖然膠囊發揮藥效的速度與強度都不如傳統藥草茶與酊劑，但若要大量服用味道難以下嚥的藥草，食用膠囊非常輕鬆。

許多膠囊殼的原料是動物副產品（明膠），或許不適合嚴格的素食者，不過現在有愈來愈多產品使用純植物膠囊殼。大部分生產草藥膠囊的公司會用硬脂酸鎂之類的東西來潤滑機器。對多數人來說，微量的硬脂酸鎂不會造成任何問題，但是消化道敏感的人應避免攝取。有幾家生產商不使用硬脂酸鎂，例如 Pure Encapsulations 與 Thorne。

家用膠囊填充機大概三十美元就買得到，也可以手工填充。若要手工填充膠囊，你需要準備一個茶杯碟或淺碟、膠囊殼與藥草粉。將藥草粉倒在碟子上，打開膠囊，把藥草粉塞進兩半膠囊裡，再將兩半膠囊合而為一。做好的膠囊裝入深色玻璃罐或容器裡，擺放在蔭涼的地方。

膠囊有尺寸之分，可盛裝不同容量的藥草粉，使用填充機比手工更有效率。手工填充00號膠囊，每顆膠囊裡會有二〇〇至二五〇毫克藥草粉，若以機器填充，每顆00號膠囊通常會有四十五毫克藥草粉。

錠劑

膠囊流行之前，許多市售草藥都是錠劑形式，現在依然買得到。錠劑的好處與膠囊相同，缺點是比較難消化。有些錠劑會用黏合劑把藥草黏著在一起，這些材料不一定會出現在成分表上。

錠劑裡除了藥草粉之外，還會混入填充劑、黏著劑、流動助劑與崩散劑。填充劑能讓每顆錠劑維持相同大小。黏著劑將錠劑的原料固定在一起。有黏性的植物成分有時也會用來製作黏著劑，例如北美滑榆和阿拉伯膠。添加流動助劑是為了幫助藥草在製程中順暢流動。硬脂酸鎂之類的化合物，是常見的流動助劑。多數人攝取硬脂酸鎂不會有問題，但有些人似乎對硬脂酸鎂特別敏感。

崩散劑會在錠劑進入消化系統後幫助錠劑溶解。崩散劑常見的材料包括玉米澱粉與馬鈴薯澱粉。纖維素化合物可使錠劑在進入消化道大約十五分鐘後溶解崩散。有些崩散機制利用的是胃部的酸鹼值，因此需要足夠的胃酸來溶解錠劑。

基於錠劑的形狀、氣味和味道，通常外面會包裹一層透明的植物膠、一層顏色分類的染劑或是一層糖衣。

錠劑需用高速機器製造，無法在家自製，不過你可以自己混合並搓揉藥草粉（見第八章），製作小顆的藥丸。將藥丸靜置於平坦的表面上蔭乾數日，讓藥丸稍微變硬一些。藥草丸可像錠劑一樣吞嚥服用。藥草丸完全乾燥之後，可在密封容器裡保存幾個星期。

散裝藥草的外敷應用

藥草外用時，位置要盡可能靠近患部。比如說，腳趾有問題，就將康復力敷在腳趾上。這個簡單的觀念，是治療許多症狀的基礎觀念。與其服

藥草奶油堅果球

藥草奶油堅果球的推手是藥草師蘿絲瑪莉‧葛萊斯塔（Rosemary Gladstar），用這種方法製作滋補與營養的草藥很好玩。攝取到的劑量比幾顆膠囊或錠劑更多，而且很好吃，孩子們都喜歡。

16 盎司（1 品脫）杏仁奶油、花生奶油或其他堅果奶油
1.5 杯楓糖漿或蜂蜜
6-8 盎司藥草粉
0.5 杯可可粉
堅果碎片、葡萄乾或椰絲（可省略）

將材料混合之後搓揉成球狀，然後在椰絲或可可粉上滾一滾，降低黏性。

馬卡（祕魯人參）、黃耆、南非醉茄、人參、刺五加、光果甘草、銀杏、歐山楂、靈芝、香菇、黨參等，具有滋補和調理功效的藥草，都很適合製作藥草奶油堅果球。你也可以用香料藥草來調味，例如小豆蔻和薑。

上網搜尋「蘿絲瑪莉‧葛萊斯塔的活力球」（Rosemary Gladstar's Zoom Balls）會有更多相關資訊，你也可以閱讀她的著作《美國藥草教母的天然草藥全書》（*Rosemary Gladstar's Herbal Recipes for Vibrant Health*）。

用藥草之後，等待藥草在全身上下發揮效果，不如直接處理患部會更加有效。如果藥草沒有發揮作用，除了使用不當之外，選錯藥草也是常見原因。

直接對患部組織使用藥草的方法有好幾種，敷劑、膏藥、栓劑等更多應用方式請見第八章。

黏膠系藥草的應用

高度黏稠的藥草最好是使用散裝形態。無論用哪一種方式萃取,效果都不好。它們含有稱為黏液的水溶性纖維,無法用酒精、醋或油脂萃取。黏液溶於水,但也會吸收水分,把水變成滑溜、黏糊又難吃的東西。雖然有少數幾種能製成茶飲、糖漿與甘油劑,但效果都不如散裝藥草要來得好。

有三種常見藥草屬於黏膠系:北美滑榆、藥蜀葵和洋車前子殼。北美滑榆被聯合植物保護者聯盟列為高風險植物,藥蜀葵完全可以取代北美滑榆,而且價格低廉。服用散裝藥蜀葵製成的藥草粉是攝取藥蜀葵最好的方式,因為有效劑量大約是滿滿一茶匙以上,吃膠囊很難攝取足夠劑量。藥蜀葵味道很淡、帶點甜味,不難入口。

藥蜀葵不易與水溶合,最簡單的方法是用果汁機與果汁混合。例如將滿滿一茶匙的藥蜀葵粉與一杯蘋果汁或柳橙汁打在一起。打好之後立即飲用,否則黏液會吸收水分,把果汁變得黏稠。但如果你想為發炎的食道覆蓋一層黏液,可等到果汁變成膠狀再喝。

藥蜀葵也可以與蘋果醬或燕麥粥等熱穀片拌在一起食用。

洋車前子殼是一種通便劑,同樣最適合使用散裝藥草形式。有效劑量從四分之一茶匙到滿滿兩茶匙不等,因此不可能服用膠囊。洋車前子殼也不適合萃取,因為它的黏液不溶於酒精、醋、油脂和甘油。洋車前子會快速吸水變成黏稠膠狀,模樣不是太好看。

服用洋車前子最好的方法,是跟一杯水或果汁攪拌在一起(蘋果汁最佳)。攪拌至藥草在液體裡懸浮,然後趁凝結之前喝掉。若你想服用洋車前子,可先從少量(四分之一至二分之一茶匙)開始嘗試,然後慢慢增加到每天一至二茶匙。洋車前子也能與其他藥草混合服用。請參考第十二章〈溫和纖維軟便藥方〉的製作方法。

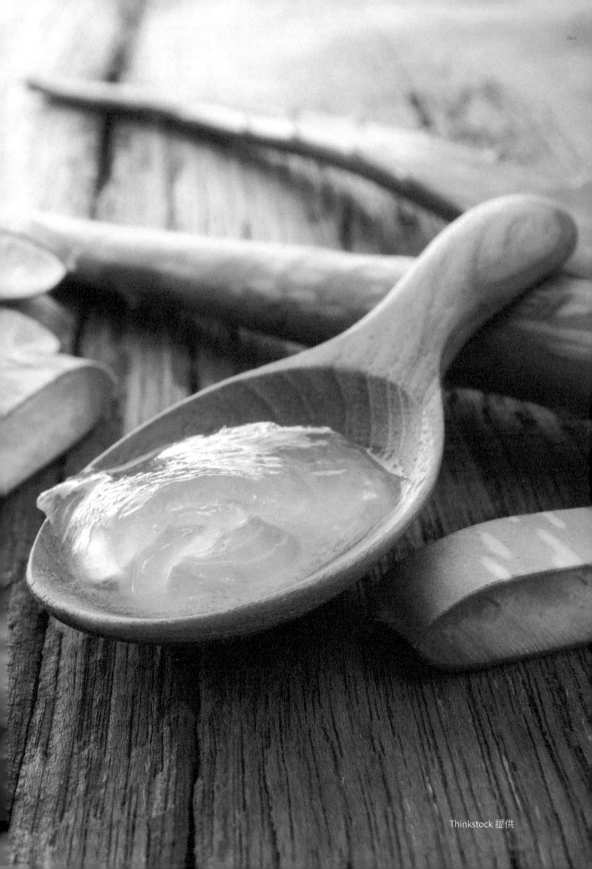

Thinkstock 提供

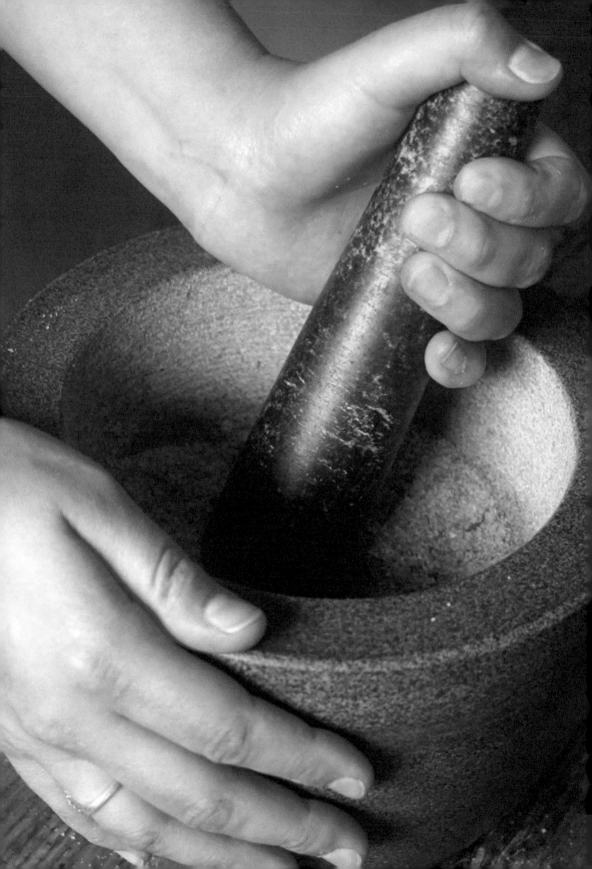

Chapter 5

萃取藥草

術語、器材、溶劑與計算方法

本章將介紹萃取藥草的基本術語、器材、如何選擇溶劑，以及如何決定萃取比例。

萃取術語

藥草醫學有一套自己的語言。這套語言描述我們的技術，如同使用術語的許多專業領域，這套語言反映出對藥草醫學悠久歷史的懷念與欣賞。我們使用的許多藥草醫學術語可追溯到古代，它們是豐富傳統的一部分，教導我們如何將生的植物材料變成有效的藥草。以下是幾個你應該知道的重要術語。

揀選（garbling），指的是去除新鮮植物的莖、生病的部位與昆蟲。這有助於提升藥草的品質。建議一邊揀選，一邊播放你喜歡的音樂，這會使你進入神奇的禪定狀態，你會覺得世界更加美好。

溶劑或溶液，溶劑（menstruum）是古老的煉金術語，意

指能夠溶解固體或是能使固體懸浮於其中的物質。現代科學術語叫做溶液（solvent）。許多藥草師所說的溶劑單指酒精，但嚴格說來萃取藥草使用的任何液體都是溶劑，包括水、酒精、甘油、醋和糖漿。溶劑的測量單位是容量／體積（volume），包括公制單位（公升、毫升）、盎司與其他美制標準（杯、品脫、夸脫），你要使用哪一種單位都可以。選定單位之後就不要隨便更動。

原料渣（marc），是萃取過程中使用的固體物質（植物材料）。原料渣與溶劑混合之後，即可進行萃取。萃取後的植物材料叫做殘渣（exhausted marc）。原料渣以重量計算。同樣地，你要用公制或美制單位都行，重點是原料渣與溶劑要使用相同的標準進行測量。

溶解度（solubility），是溶劑將各種植物成分萃取出來溶解為液態的能力。有許多因素會影響溶解度，包括極性（電荷）、酸鹼值、溫度、植物裡的其他成分或化合物等。溶解度很難判定，但藥草師除了有前人累積的經驗可參考，也可借助科學來判定哪些植物適合使用哪些溶劑。本章稍後將有更詳細的討論。

浸漬（maceration），是製作酊劑的方法。浸漬藥草指的是將原料渣泡在溶劑裡一段時間，時間的長短隨作法而有不同。浸漬可使原料渣裡的成分釋放到溶劑裡。

浸漬容器（maceration container），浸漬使用的容器是防漏容器，通常是玻璃材質，但有時也使用不鏽鋼容器。自製草藥的人經常使用寬口玻璃罐，有各式各樣的容量（半品脫、一品脫、一夸脫，甚至有半加侖的），

而且價格相對便宜。使用玻璃罐時，罐口先鋪一張烘焙紙再鎖緊蓋子，避免萃取液與金屬蓋產生化學作用。有很多溶劑會腐蝕金屬，對萃取液造成負面影響。

搖晃（succussion）是shaking的古字。搖晃浸漬萃取液能確保原料渣與溶劑充分接觸。浸漬乾燥藥草時，搖晃是必要步驟。搖晃可揚起沉澱在底部的顆粒，使它們繼續與溶劑接觸。浸漬新鮮藥草通常不需要搖晃。浸漬新鮮藥草使用的高濃度酒精會讓植物細胞脫水，將植物裡所有的成分抽吸到溶劑裡。

換瓶（decanting），是將溶劑從原本的容器倒入另一個容器，通常會用一塊布或一張紙過濾，不激起容器底部的沉澱物。

沉澱（precipitation），指的是溶劑裡的固態顆粒出現在酊劑或萃取液裡。通常是因為酊劑沒有充分過濾，或是萃取液接觸到光照或劇烈的溫度變化。大部分的酊劑放久了都會出現沉澱物，但是以正確方法製作的酊劑和萃取液，應該會在好幾年後才出現沉澱物。若是輕微的沉澱，只要用乾淨的容器為酊劑換瓶即可。如果沉澱物很多，顏色或味道也已改變，應直接丟掉酊劑，重新製作。

萃取器材

萃取藥草有一些必備器材，以下是我們的建議：

玻璃罐。 你需要很多玻璃罐——如果你決定自製草藥。多準備幾種對

你會有幫助。對大部分自製草藥的人來說，容量半品脫、一品脫與一夸脫的玻璃罐就已足夠。如果你是藥草師，可以買半加侖的玻璃罐。醃泡菜用的一加侖玻璃罐很適合用來裝大量酊劑。一加侖的寬口玻璃罐已不再生產，但偶爾能在eBay上找到。

橡膠刮刀。準備多種尺寸，刮刀能幫你把玻璃罐裡的藥草刮乾淨。

研缽與碾槌。研缽與碾槌看似古老，但依然是製藥利器。小型的大理石研缽組既適合當飾品，也能用來研磨少量樹脂，例如沒藥。大一點的可研磨小批的濃縮藥草茶。（研缽與碾槌也適合研磨少量的全株香料，煮飯很方便。）如果你必須徒手研磨植物的根與樹皮，邊緣較高的圓筒型研缽與碾槌最好用。

用研缽與碾槌將一磅牛蒡磨成粉末，是每位藥草師一輩子至少得體驗過一次的事。好吧，也許不用到一磅這麼多，但是學會使用研缽與碾槌將少量的藥草磨成粉末，確實是親手製藥的重要過程。

咖啡磨豆機。對在家親手製藥的藥草師來說，磨豆機是一大利器。可以買全新的，也可以去二手店買比較便宜。使用磨豆機必須小心，但是再怎麼小心，磨豆機的壽命都不會太長。話雖如此，買磨豆機總比動輒幾千美元的商用藥草研磨機來得划算。

果汁機／食物調理機。不加水的果汁機，研磨效果比磨豆機更好。品牌Vitamix大概在一九九五年就已推出變速果汁機，雖然外觀每隔幾年就會改款，但是馬達沒有換。不加水直接用刀片攪打，就能把最硬的植物根打碎。使用金屬容器的舊款Vitamix 3600雖然可以打碎堅硬的根，但研磨

效果不如原本就有乾式攪打的型號。3600非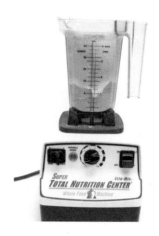
常適合製作新鮮藥草的萃取液。如有必要，
可以把植物材料和酒精一起放進Vitamix果汁
機裡，攪打一個小時就成了效果堪用的酊劑。
（持續攪動可加速浸漬，馬達會升溫，所以會
做出熱熱的酒精萃取液。）Vitamix的新型號使
用聚碳酸酯容器，容易被堅硬的藥草刮傷。
如果同一台機器既要研磨藥草又要處理食材，
建議各自準備一個專屬容器。

新型與舊型eBay上都找得到，價格在六十到一百五十美元之間。
Vitamix 360曾出過沒有壺嘴的金屬容器，但現在已經買不到。每次用完
都要拆卸並輕洗果汁壺嘴，避免藥草交叉感染。

濾網與濾紙。各種尺寸的濾網和濾紙，對草藥製作來說都是必要器
材。Winco公司有一種八英寸的不鏽鋼濾網，在亞馬遜網站售價二十三美
元。酊劑先用細孔濾網過濾一次，再用一、兩張未漂白的咖啡濾紙過濾一
次。不要用底部以黏膠接合的扇形濾紙，因為黏膠可能會被高濃度酒精溶
化。將咖啡濾紙或實驗用濾紙放入漏斗形濾網內過濾酊劑。

你也可以用油漆過濾袋，大部分五金行都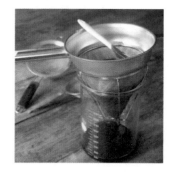
有賣。用棉布茶包也可以。這兩種過濾方式
都必須將過濾袋或茶包掛在玻璃罐口，玻璃
罐的瓶口密封圈可以把過濾袋緊緊固定住。
超細的黃金咖啡濾網也很不錯，可重複使用，
而且比棉布濾袋耐用。剪切和過篩藥草的萃
取液，可用幾層未漂白的乳酪紗布、有機棉

布或法蘭絨布過濾。含樹脂的藥草切勿用不鏽鋼或黃金濾網過濾。濾過乳香樹脂的金屬濾網極難洗乾淨。

攪拌盆。你需要一組多種尺寸、專門用來製藥的攪拌盆，不鏽鋼或玻璃的都可以。我們偏好有壺嘴設計的不鏽鋼攪拌盆，如有必要，用塑膠盆也可以。

藥草榨汁機。藥草醫學的新手或是自己製藥的人，不一定需要藥草榨汁機。但如果你製作草藥的時間夠長，你會漸漸厭倦手動榨藥草汁，因為既費時又欠缺效率，還會殘留很多活性成分在原料渣裡。

馬鈴薯壓泥器是不錯的入門選擇，價格比大部分的藥草榨汁機便宜。一次壓榨的分量不要太多，否則你會累到想罵人。我們兩個使用的馬鈴薯壓泥器都是 Norpro 469 Deluxe Cast Aluminum Jumbo Potato Ricer，只壞過一次，而且是用了好幾年之後才壞。以三十美元的價格來說相當划算。

如果你每次要壓榨的分量大於一夸脫，而且預算夠多，可以買一台好用的液壓或電動榨汁機。最好用的藥草榨汁機是 Enterprise 公司一八九〇年代生產的一款灌香腸機、葡萄酒榨汁機兼蘋果汁榨汁機。它比大部分的市售藥草榨汁機好用，而且造型非常酷。Enterprise 後來改名為 Chop-Rite，舊型產品的零件仍有生產，eBay 上的售價介於一百五十與三百美元之間，私人出清舊物與跳蚤市場或許會便宜許多。

如果你會焊接，可以用不到兩百美元的價格，將一噸重的液壓球軸承榨汁機改造成藥草榨汁機。這能為你省下很多錢，因為市面上的液壓藥草榨汁機要價數千美元。大型液壓榨汁機不適合壓榨少於五加侖的原料渣，因為很沒效率。

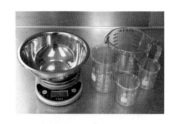

　　秤。你買的秤除了盎司與磅之外，還要能夠測量公克。對一般的藥草師來說，在大賣場花二十美元買的廚房秤就足夠準確了。若要測量得更精準，可以買有一個大秤盤的三梁秤，或是賣一枚一百公克重的測試砝碼來確認秤是否平衡。

　　數位溫度計。數位溫度計能管控油脂萃取液的溫度，也能在蒸發甘油萃取液裡的酒精時管控溫度。如果你預算夠多，可購買紅外線溫度計。否則，數位糖漿溫度計也很好用。

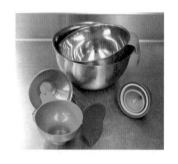

　　量杯。以重量體積比來萃取藥草時，量杯很有用。若需要精準測量，有刻度的量筒非常好用。玻璃量筒放在架子上很好看，不過等到你打破一個要價四十美元的派熱克斯玻璃量筒（Pyrex）之後，就會改買幾個便宜的塑膠量筒（溶劑僅會與塑膠量筒短暫接觸）。上亞馬遜網站或是去一趟實驗器材行，花不到三十五美元就能買到一組七件、容量從十毫升到一千毫升的塑膠量筒。

　　漏斗。用漏斗將萃取液和粉末倒入容器很方便，請準備多種大小。製作罐頭用的小漏斗很好用，大漏斗可以去汽車材料行或廚房用品店找找。

　　乾果機。以製作草藥來說，乾果機不是必備器材，但是有一台也不錯。乾果機能快速烘乾少量藥草，也可將藥草萃取液脫水製成濃縮藥草茶與濃

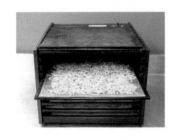縮萃取液。如果你想做亞麻籽餅乾、果汁軟糖、羽衣甘藍脆片或肉乾之類的脫水食物，買一台乾果機很讚。

像照片中的臥式乾果機就是很實用的製藥工具，但其實便宜的立式乾果機也很好用，有總比沒有好。（加熱器搭配風扇的烘乾效率比較差。）

選擇溶劑與萃取方式

從古至今，尤其是自一六○○年代以來，藥草師、煉金術士與醫師不斷嘗試各種萃取藥草的方法。約翰·尤里·洛伊德（John Uri Lloyd, 1849-1936）是萃取技術的偉大先驅之一，他在那個時代被公認為最優秀的藥劑師，能製作品質超越以往的藥草萃取液。洛伊德對每種植物的處理方法都不盡相同，在同一種植物他會使用多達八種溶劑來萃取他心目中的植物精華。

每一種溶劑各有特別擅長與不擅長萃取的成分。水不適合萃取樹脂，卻很適合萃取碳水化合物；酒精適合萃取許多藥用成分，卻不適合萃取黏液；大多數成分都不適合用甘油萃取（不加熱也不加水），除了揮發油之外。油脂與脂肪也是萃取藥草的溶劑，但通常僅限外用藥。蒸氣與二氧化碳可用來萃取精油。

無論是商業生產還是居家自製，萃取藥草通常使用的是混合溶劑（水、酒精、甘油、醋）。標準化萃取可能會用化學溶劑來濃縮特定的植物成分，但是居家自製草藥不一定非要這麼做。

有些分子帶有極性，例如水分子。就像磁鐵分為南北極一樣，分子也分為正電區和負電區。也就是說，極性分子可附著在帶正電和帶負電的元

素上。水的極性很高，所以幾乎是萬用溶劑。而非極性分子偏於電中性，做為溶劑的效果較差。

水與甘油都是極性分子，但水的極性高於甘油。酒精也是極性溶劑，水裡加入少許酒精可用來萃取極性成分。酒精濃度愈高，愈適合萃取非極性成分。脂肪和油都是非極性溶劑。

最適合用水、甘油或低濃度酒精萃取的成分，包括碳水化合物（糖與澱粉）、黏液與樹脂、大部分的醣苷，以及水溶性維生素。有些生物鹼可用極性溶劑萃取。油和高濃度酒精較適合萃取精油、萜類、類胡蘿蔔素、脂溶性維生素、脂質、樹脂與大部分的生物鹼。

第十三章列出多種單方草藥，以及製作方法。次頁表二為各種主要屬性的藥草適合哪些萃取介質，提供了基礎方向。每種藥草的主要成分放在括號裡。

萃取比例

萃取任何藥草都必須考慮一個重點，那就是液體與藥草原料的比例。這個比例取決於你希望成品的藥效有多強。常用的標準化藥效公式是藥草重量與溶劑體積的比例。前面的數字是藥草，後面的數字是溶劑（例如1：5）。

一定要用重量來計算，而不是體積，因為各種溶劑的重量不一樣。以水為例，水的重量與體積密切相關。一液體盎司的水重量約為一盎司。十六液體盎司的水（等於一品脫或兩杯）重量約為一磅（十六盎司）。公制單位也一樣。一公升的水重量一公斤，一百公升的水重量約一百公斤。水的確切重量，會受到溫度和其他因素影響，但是對自製草藥來說，這些差異並不重要。

表二 藥草基本屬性與適用溶劑

藥草	溶劑				
	水	酒精	甘油	醋	油脂
芳香系（精油）	普通	佳	優	佳	優
辛辣系（生物鹼）	普通	優	優	佳	優
辛辣系或富含樹脂（樹脂）	劣	優	普通－佳	劣	優
芳香苦味系 （倍半萜內酯和三萜）	佳	優	劣－普通	劣	劣
（非生物鹼）苦味系 （二萜、醣苷）	佳	優	普通－佳	劣	劣
生物鹼苦味系（生物鹼）	佳	佳	普通－佳	佳	劣
刺激系（樹脂、生物鹼）	佳	優	佳	普通	劣
收斂系（單寧）	佳	普通	優	普通	普通
鹹味系（礦物質）	優	劣	普通	劣－普通	劣
甜味系或滋補系 （多醣、皂苷、醣苷）	優	佳	佳	劣	劣
鎮痛藥草（黏液與樹膠）	佳	劣	普通	劣	普通
酸味系（有機酸）	佳	佳	優	普通	劣
油脂系（油脂）	劣	普通	普通	劣	優

　　如次頁表三所示，酒精的重量體積比跟水一樣，但是與其他萃取介質都不同，例如醋、甘油和油脂。同樣地，這些差異沒有巨大到不能用體積來計算溶劑。

表三　各種溶劑的重量

溶劑	每加侖重量	每夸脫重量	每品脫重量
水	8 磅（128 fl oz 或 16 杯）	2 磅（32 fl oz 或 4 杯）	1 磅（16 fl oz 或 2 杯）
酒精	8 磅（128 fl oz）	2 磅（32 fl oz）	1 磅（16 fl oz）
醋	8.4 磅	2.1 磅	1.05 磅
甘油	10.5 磅	2.51 磅	1.25 磅
橄欖油	7.6 磅	1.9 磅	0.95 磅

表四　萃取比例 1：8 重量體積比

藥草原料	溶劑
1 盎司	8 盎司（1 杯）
1 磅	8 磅（1 加侖）
100 公斤	800 公升
1 公斤	8 公升

大部分自製草藥的萃取比例介於 1：2 到 1：10 之間。表四是 1：8 的藥草與溶劑萃取比例。

藥草的密度是影響萃取液藥效的部分原因。若是自製草藥，樹皮或根之類較重的原料通常會用 1：4 或 1：5 的萃取比例。浸漬重量較輕的新鮮植物材料時，例如蒔蘿或洋甘菊花，常見的比例是 1：8 或甚至 1：10，除非你能在玻璃罐裡塞進更多植物材料。

次頁表五列示幾種標準萃取比例。

萃取比例會影響劑量的判斷。例如 1：2 的萃取液，藥效是 1：8 的四

表五　標準萃取比例

比例	每夸脫溶劑加入幾盎司藥草	藥效
1：2	16	非常強
1：4	8	強
1：5	6.4	標準
1：6	5.2	弱
1：10	1.6	非常弱，通常用於有毒植物

倍，所以1：8萃取液的服用劑量必須是1：2的四倍才能達到相同藥效。第十一章將有更多關於劑量的討論。

　　這些萃取原則的基礎假設，是把植物材料裡所有的成分萃取出來，問題是植物的化學成分差異甚鉅。野生植物與生長環境充滿壓力的植物，化學活性都比人工種植的植物更強。同一株植物的成分，也可能在兩週內出現10,000%的變化。雖然我們贊成用重量體積比來決定藥效，但我們也建議你嘗嘗酊劑與萃取液的味道，比較一下它們與前一批草藥有何區別。你也可以拿它們跟市售萃取液或其他藥草師製作的萃取液比較一下。衡量每種藥草的味道、氣味、質地與外觀，來判斷藥效強度。

酒精溶劑

　　萃取每一種藥草適合的酒精濃度各不相同。標準酒度（proof）是酒精溶劑的酒精濃度單位，酒度是酒精濃度百分比的兩倍，例如八十度等於酒精濃度四十％，一六〇度等於酒精濃度八十％。

　　大多數的自製酊劑都使用低濃度的四十％酒精溶劑，跟白蘭地一樣。有些藥草需要用濃度較高的酒精溶劑來萃取。中等濃度的溶劑含酒精

六十％，高濃度則是八十％。

濃度最高的酒精溶劑通常是穀物酒精（Everclear是最常見的品牌），標準酒度一九〇，也就是酒精濃度九十五％。有機甘蔗或葡萄製作的酒精價格跟Everclear差不多，不妨一次大量購入（五十五加侖）。可以考慮找其他藥草師合購。與穀物酒精比起來，有機甘蔗或葡萄酒精味道更加滑順，對身體產生的反應也比較舒服。

濃度九十五％的酒精必須稀釋到適當的濃度才能用來萃取藥草，除非使用的是新鮮藥草。如果你想把濃度九十五％的酒精稀釋成四十％，先將四十份酒精倒入容器，然後加水加至九十五份。（你可以自己決定一份是多少，例如一液體盎司。）若要將濃度九十五％的酒精稀釋成六十％，先將六十份酒精倒入容器，然後加水加至九十五份。稀釋酒精的比例可參考表六、表七和表八。

我們已將製作草藥的技術性問題都說明完畢，終於要進入好玩的部分：自己動手萃取藥草。

表六　低濃度酒精（40%）

標準酒度	190（濃度 95%）	180（濃度 90%）	160（濃度 80%）
酒精	40 ml 或 fl oz	40 ml 或 fl oz	40 ml 或 fl oz
水	55 ml 或 fl oz	50 ml 或 fl oz	40 ml 或 fl oz
溶劑總體積	95 ml 或 fl oz	90 ml 或 fl oz	80 ml 或 fl oz

表七　中等濃度酒精（60%）

標準酒度	190（濃度 95%）	180（濃度 90%）	160（濃度 80%）
酒精	60 ml 或 fl oz	60 ml 或 fl oz	60 ml 或 fl oz
水	35 ml 或 fl oz	30 ml 或 fl oz	20 ml 或 fl oz
溶劑總體積	95 ml 或 fl oz	90 ml 或 fl oz	80 ml 或 fl oz

表八　高等濃度酒精（80%）

標準酒度	190（濃度 95%）	180（濃度 90%）	160（濃度 80%）
酒精	80 ml 或 fl oz	80 ml 或 fl oz	80 ml 或 fl oz
水	15 ml 或 fl oz	10 ml 或 fl oz	0
溶劑總體積	95 ml 或 fl oz	90 ml 或 fl oz	80 ml 或 fl oz

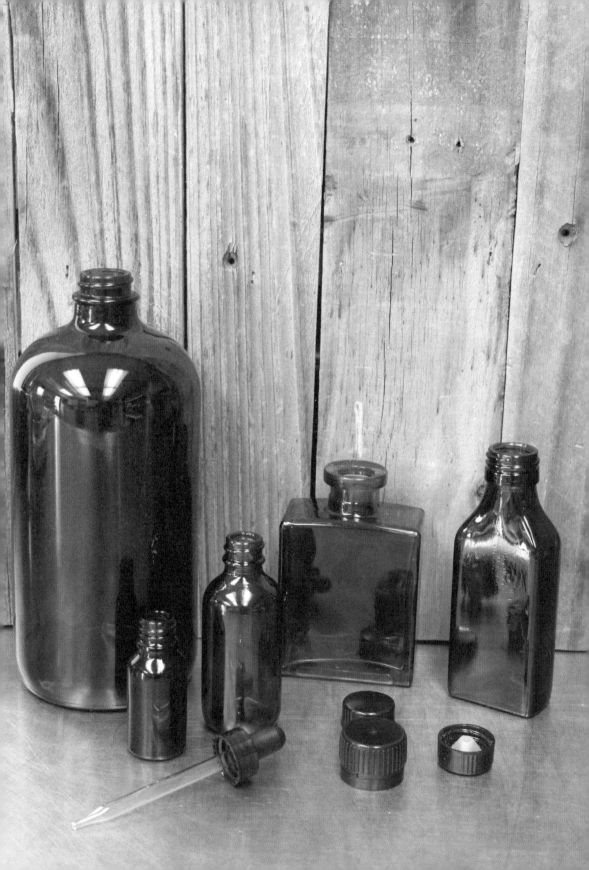

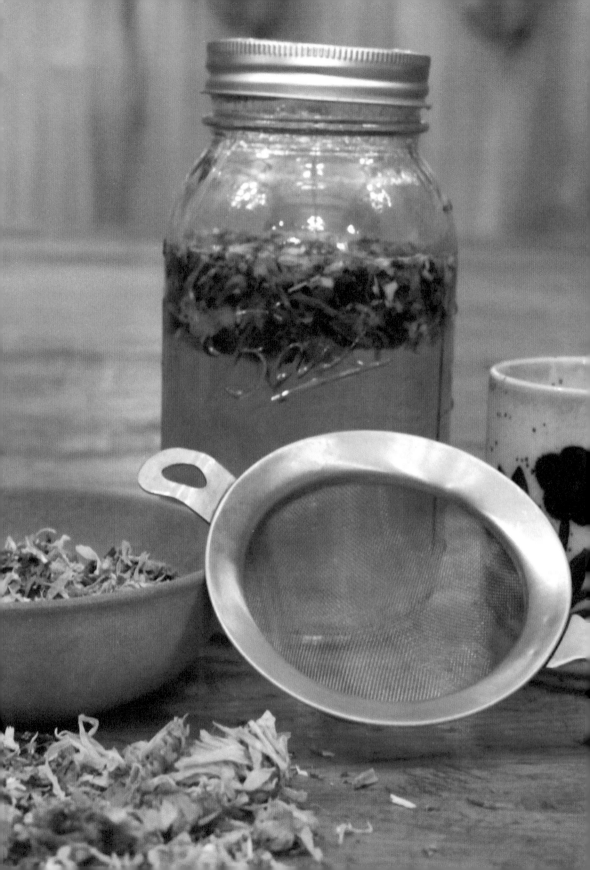

基本萃取法

用水、酒精、甘油和醋萃取藥草

自己動手萃取藥草非常有趣，也深具教育意義。你會在萃取藥草的過程中深入了解各種藥草，並且知道如何善用藥草。你將學習如何利用感官來了解藥草對身體發揮怎樣的作用，尤其是在製作過程中一邊做一邊品嘗（厲害的廚師做菜也是這樣）。

製作優質萃取液的關鍵，是使用優質的植物材料。雖然不是非用新鮮植物不可，但是用存放了五年的廉價進口乾燥藥草，肯定做不出優質萃取液。只向信譽良好的商家購買原料，或是找看看有沒有藥草師拿自己種植或自己在鄰近地區採收的藥草出來販售或交換。附錄二有優質藥草商家的名單，也列出提供各地區治療師交換與販售藥草的團體。

取得你需要的植物材料之後，你可以用各種溶劑與萃取方法將材料變成萃取液。

水溶劑

用水做為萃取溶劑，是最古老也最基本的草藥製作方法。

浸泡

藥草茶作法簡單，對藥草應用的初學者來說是不錯的入門課。新鮮藥草、乾燥藥草和藥草粉都可以用來熱泡與冷泡。有些人稱之為 tisane，在法語的意思就是「藥草茶」。藥草茶價格低廉、作法簡易而且確實有效，製作的時間也很短。

喝藥草茶很舒服，但若是藥草本身味道不佳就沒那麼好喝了。許多成分不會直接釋放到藥草茶裡，尤其是苦味質與澀味質，必須借助更強力的浸泡或煎煮。浸泡芳香系藥草時如果容器沒加蓋，成分會溢散。

浸泡藥草也可外用，用途包括沖洗、濕敷與泡腳。可以只浸泡一種藥草，也可以多種藥草一起浸泡。藥草茶熱泡與冷泡皆宜，可製成蒸氣吸入，可用來薰枕頭，也可以做成藥浴泡澡。

熱泡藥草茶

含有維生素與揮發油的葉子和花朵最適合浸泡熱水，這些成分很容易釋放到水裡。將滾燙的水（水煮滾之後關火，靜置三十秒）淋在藥草上，蓋上蓋子。可用玻璃罐、有蓋的鍋子或是茶壺，瓷器、玻璃或琺瑯瓷材質的茶壺都可以。盡量使用最純淨的水。讓藥草浸泡至少十五分鐘，實際時間取決於你想要的藥效（見後方說明），然後將藥草茶過濾後倒入茶杯裡。喝溫的、喝冷的都行，但若是治療感冒或咳嗽，一定要喝熱的。藥草茶可加蜂蜜或粗糖，也可加入檸檬馬鞭草或綠薄荷調味。最好是喝現泡的，如果冷藏存放，最多可保存三天。

碳酸鈣含量高的水（硬水）會阻礙活性成分的萃取。在水裡加點醋或檸檬汁，有助於萃取含生物鹼的苦味系藥草，例如含有小檗鹼與含有礦物質（例如鈣）的植物。

有些藥草比較占空間，必須塞滿浸泡的容器。藥草與水接觸的表面積

愈多，藥草茶的藥效就愈強，所以在泡茶之前不要害怕將藥草切碎，甚至磨成粉末也可以。

多數人泡茶只會浸泡幾分鐘。但是浸泡藥用植物，幾分鐘是不夠的。浸泡時間的長短取決於你想要的藥效強度。

溫和藥效：十五公克藥草浸泡一公升熱水，或是半盎司藥草浸泡一夸脫熱水。不同的植物部位浸泡的時間不一樣。葉子浸泡一小時，花朵浸泡三十分鐘，搗碎的種子浸泡十五分鐘，樹皮和根部浸泡四小時。

標準藥效：三十公克藥草浸泡一公升熱水，或是一盎司藥草浸泡一夸脫熱水，浸泡時間為三十至六十分鐘。徹底過濾，盡量把藥草裡的水完全擠出來，浸泡完即可飲用。一天之內喝完。若每天喝的分量不到一公升，可依照比例減量。例如十五公克藥草浸泡五百毫升熱水（半盎司浸泡一品脫熱水）。

這種藥草茶的濃度相當於一液體盎司含有一公克藥草，藥效比普通藥草茶更強。在多數情況下，有效劑量遠低於一杯，就算藥草茶味道不佳也無須太擔心。

強力藥效：比例與標準藥效相同，浸泡時間八小時。

冷泡藥草茶

冷泡最適合含有高揮發成分的藥草，或是成分會被高溫破壞的藥草。十五公克藥草浸泡一公升冷水（半盎司浸泡一夸特冷水），時間八到十二小時。過濾後即可飲用。每天現泡現喝。

煎煮

處理堅韌的藥用植物，例如樹皮、根、塊莖、種子、堅果或木質莖，必須藉由煎煮來萃取植物成分。如果你想萃取植物裡的礦物鹽，可煎煮綠

色的部位。煎煮藥草的方式與浸泡相同，差別是藥草要以小火滾煮，直到部分液體蒸發。揮發成分會在小火滾煮的過程中蒸發，因此芳香系藥草不適合煎煮。

如同藥草茶，你可以只煎煮一種藥草，也可以同時煎煮多種藥草。內服冷熱皆宜，也可以外用。每天現做現飲，喝不完的藥草湯冷藏存放，最多可保存三天。

標準藥效

三十公克藥草與一公升的水（一盎司草藥與一夸脫的水）放入鍋裡，蓋上蓋子，沸騰後轉小火滾煮十到二十分鐘。關火後繼續浸泡一小時。

強力藥效

三十公克藥草與一公升的水放入鍋裡，蓋上蓋子，沸騰後轉小火滾煮到水量減半。

南方煎煮法

三十公克藥草與兩公升的水（一盎司藥草與兩夸脫的水）放入鍋裡，沸騰後轉小火滾煮四小時，直到鍋裡的水剩下約五百毫升（約一品脫）。

這種作法能蒸發掉大部分的揮發油，萃取更多礦物鹽，發揮不同於標準藥草茶的療效。

糖漿（糖劑）

糖漿是用甜味劑保存的水溶劑萃取液，通常使用蜂蜜或粗糖。最常見的作法是水與甜味劑各一半，小火滾煮藥草，過濾後即可服用。

糖漿的保存期限比水溶劑萃取液更長，因為糖能保存活性成分。甜味掩蓋許多藥草令人不喜的味道，例如西洋蒲公英、白松樹皮、楊樹樹皮、

生大蒜等。無法或不願意忍受苦味或強烈味道的人，可試試藥草糖漿。

甜味劑

蜂蜜，是天然甜味劑，且已證實具有殺菌和防腐效果。蜂蜜是轉化酶從花蜜裡製造的糖的組合物，這種酶存在於蜜蜂體內。蜂蜜含有四十％果糖、三十一％葡萄糖、十八％水、九％其他糖類與二％的蔗糖。採蜜的花源不同，蜂蜜的味道也會隨之不同。蜂蜜含有促進正常代謝，以及消化葡萄糖和其他糖分子需要的維生素與酶。蜂蜜的甜度比砂糖高出五十％，也就是說，四分之三杯蜂蜜的甜度相當於一杯糖。不要讓一歲以下的幼兒服用蜂蜜糖漿。

楓糖漿，是天然甜味劑，作法是滾煮楓樹的樹液。主要成分是蔗糖，和粗糖一樣。楓糖漿含有大量的錳與少量但重要的鋅。純楓糖漿很貴，也是製作藥草糖漿的絕佳原料。

粗糖。糖漿也可以用天然的糖來製作，例如粗糖、黑糖或冷凍乾燥的甘蔗汁（全蔗糖，如品牌Sucanat）。這幾種糖甜度不如蜂蜜，也不具有蜂蜜的療效，但是它們能為糖漿增添風味，讓某些藥草變得更好吃。精製糖是純粹的碳水化合物，去除了所有營養成分，除非找不到粗糖、蜂蜜或楓糖漿，否則應避免使用精製糖。

製作糖漿

標準作法：甜味劑和水1：1攪拌混合之後，小火加熱。加入植物材料，分量與溶劑的比例為1：5，也就是藥草重量為溶劑的二十％。如要製作一品脫糖漿（十六液體盎司），將一杯水（八液體盎司）和一杯粗糖或蜂蜜（八液體盎司）混合在一起，然後加入約三·二盎司的藥草（十六盎司的二十％）。煮滾之後蓋上蓋子，轉小火滾煮二十至三十分鐘。濾掉藥草，糖漿裝瓶存放。

新鮮漿果糖漿

新鮮漿果（例如西洋接骨木果、山桑子、歐山楂果、玫瑰果）放入適量的水中加熱，使其軟化，然後把漿果和水放入果凍濾袋內擠壓出漿果汁，就像做果凍一樣。漿果汁與蜂蜜或粗糖1：1攪拌混合成糖漿，像果凍一樣裝瓶存放。

簡易作法：做一杯強效的藥草茶或藥草湯，與蜂蜜或粗糖以1：1的體積混合。

使用糖漿

糖漿對於緩解喉嚨痛、咳嗽與大部分的消化不適都很有效。因為糖分含量高，所以不適用於治療慢性疲勞、營養失衡與根深柢固的慢性疾病，例如糖尿病。腸道菌群嚴重失衡的人（因菌群失衡而導致脹氣、腹脹和消化不良）不宜服用糖漿，低血糖患者也應審慎使用。

糖漿的服用劑量相對較高（一至二湯匙）。糖漿可在冰箱裡存放一個月。糖漿出現異味或是表層出現黴菌即應丟棄。若要延長保存期限，可多加二十％的八十度酒精，例如白蘭地或蘭姆酒。含酒精的糖漿可冷藏或封罐保存一年以上。

第十二章提供了幾種糖漿配方。

酒精溶劑（酊劑）

以水萃取的藥草保存期限很短。若要延長液態草藥的保存期限，你需要具有防腐作用的溶劑。酒精萃取藥草已有數千年歷史。中國古代陶罐裡

的殘餘物曾做過化學分析，證實是一種用蜂蜜、歐山楂果和葡萄製作的發酵飲料，時間是西元前七千至五千六百年之間。差不多同一時期的中東人，已在釀造大麥啤酒與葡萄酒。人類喝酒精飲料的證據，可追溯至西元前三千年的埃及與西元前兩千年的美洲。針對古代美索布達米亞的研究發現，啤酒比麵包更早成為提供熱量的主食，也是冬季保存穀物的方式。巴比倫文獻和埃及文獻中，甚至有警告酒精攝取過度的不良作用。印度的阿育吠陀文獻則是描述了酒精的藥效，並警告酒精會引發疾病與中毒。

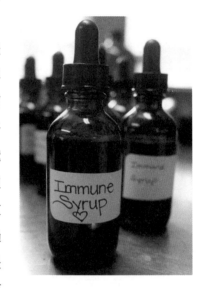

許多古老文獻都記載了酒精的藥效。《聖經》提到葡萄酒的藥用價值。天主教教會和早期的新教領袖都說，酒是上帝賜予的禮物，適量飲酒既是享受也有益健康。

中世紀歐洲大多數家庭都會自製淡啤酒。水加大麥滾煮之後再發酵的飲料，喝起來比普通的水安全許多。據說當時的人每天喝超過一加侖的淡啤酒，酒精含量約為一％。

扁鵲是生活於西元前五世紀的中國古代名醫，司馬遷的〈扁鵲傳〉裡也提到酒的藥用方式。我們不知道扁鵲製酒時有沒有加入藥草，也不知道他是否像傳統的中國飲食理論一樣，曾為不同種類的酒賦予不同的能量屬性。根據西元前四七五至二二一年完成的《黃帝內經》，藥酒是由藥草搭配水果一起發酵製成。直到十七世紀的清朝，酊劑與藥草浸泡的藥酒才變得普及。

藥草啤酒與其他酒類

　　過去世界各地用來釀造啤酒的苦味劑和香料都不一樣。每個家庭和地區都有各自偏好的藥草組合，除了提供風味之外，也有助於保存啤酒。藥草啤酒（Gruit）傳統上含有多種藥用植物，例如香楊梅、西洋蓍草、艾草、金錢薄荷與杉針。

　　西方世界至少從希波克拉底（Hippocrates）的時代，就開始使用浸泡過藥草的酒。十七世紀之前，藥酒在醫藥材料（materia medicas）中發揮了重要作用。我們認為，現代藥草醫學應該更加重視藥酒。第十三章介紹野生黑櫻桃的部分有提供藥酒配方。

蒸餾

　　蒸餾容器的存在可追溯至西元一世紀，但專家普遍認為這些容器是用於煉金術的蒸餾實驗，而不是用來蒸餾酒精或揮發油。至於酒精蒸餾是如何被發現的，至今尚存爭議。有證據顯示這項技術是中國人發明的，但也有證據顯示這項技術源自義大利或希臘。多數專家相信是阿拉伯人發明了酒精蒸餾。波斯煉金術士賈比爾‧伊本‧哈揚（Jābir ibn Ḥayyān）發明了單式蒸餾器（alembic），這是壺式蒸餾器（pot still）的前身；優秀的伊本‧西那醫學家（Ibn Sīnā，亦稱 Avicenna）想出冷凝管的設計改良蒸餾技術。德國哲學家大阿爾伯特（Albertus Magnus, 1193-1280）則是第一個清楚描述蒸餾烈酒生產過程的人。

　　蒸餾與蒸餾製造的濃縮酒精，在醫療上的應用發展緩慢。十三世紀西班牙煉金術士阿諾德（Arnold of Villanova）與拉蒙‧柳利（Raymond Lully）將生命之水（aqua vitae，也就是白蘭地）這種溶劑引進歐洲醫療界之前，藥草師一直以煎煮藥草和浸泡過藥草的釀造酒治療病患。十六世紀在帕拉塞爾蘇斯（Paracelsus）的推廣下，蒸餾酒精成為製作酊劑的溶劑。

這個年代的白蘭地酒精含量至多七十％。到了十九世紀初，伊尼斯・柯菲（Aeneas Coffey）發明了柱式蒸餾器（又稱塔式蒸餾器），可做出酒精含量九十四至九十六％的乙醇。

乾燥藥草酊劑（浸漬）

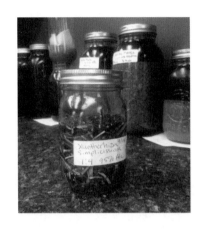

酊劑最常見的作法，是將藥草浸泡在酒精和水裡十四天以上。這個過程叫做浸漬。大部分的浸漬萃取都屬於低溫製程，也就是無須加熱。

使用乾燥藥草製作標準酊劑的重量體積比是1：5。一夸脫的玻璃罐約可裝入一五〇公克的植物材料和七五〇毫升的溶劑。酒精濃度的高低，取決於你想要萃取的植物與成分。大部分的乾燥藥草使用濃度四十至六十％的酒精最為適當。自製草藥最常使用的兩種酒精溶劑是濃度四十％的伏特加與白蘭地，以及濃度五十％的伏特加。別忘了，酒度數值是酒精濃度的兩倍，所以濃度四十％等於八十度。在許多情況下，買一九〇度、也就是濃度九十五％的酒精（例如Everclear）加水稀釋到你要的度數（見第五章），反而比較划算。

有些藥草需要濃度較高的酒精溶劑。樹脂與樹膠應該浸漬九十％的酒精，含有醣苷（如肥皂草、毛蕊花、光果甘草）與單寧（如北美金縷梅）的藥草適合二十五％的酒精。

在陰暗的地方進行浸漬。每天搖晃浸漬容器，時間至少兩週。將容器內的液體透過棉布倒出，用力擠壓原料渣，盡可能榨出最多萃取液。將完成的酊劑存放在琥珀色或其他深色容器中，以免因光照變質。

新鮮藥草酊劑（浸漬）

新鮮植物通常含水量很高，因此新鮮藥草製成的酊劑都是用九十五％的酒精。高濃度酒精可破壞植物的細胞壁，使植物裡的成分隨著酒精進入溶劑裡。製作新鮮藥草酊劑最簡單的方法，是直接將植物材料與酒精放入果汁機攪拌，或是將藥草徒手撕碎之後，跟酒精一起放入玻璃罐。浸漬至少十四天，然後過濾裝瓶。我們曾在櫃子深處發現幾罐浸漬超過五年的新鮮藥草，依然具有藥效。浸漬新鮮藥草的最短時間是十四天，超過十四天之後沒有上限，可以浸漬到你想起要過濾這罐酊劑為止。

如果你想用低濃度酒精製作新鮮藥草酊劑，你必須先算出植物材料的含水量。自製草藥可省略此步驟，但是販售用的草藥不可省略。

若要判斷一株植物含有多少水，先將一百公克的新鮮植物放進乾果機，脫水後秤一下乾燥植物的重量。脫水前後的重量差異就是含水比例。假設一株植物脫水後的重量是七十公克，就表示含水量為三十％。

酒精與其他溶劑混用

你可以將酒精與其他溶劑混合在一起，製作更好的萃取液。酒精酊劑裡加入十％的甘油，有助於萃取揮發油，而且有安定單寧的效用；酊劑的味道也會變得比較好，尤其是使用高濃度酒精。若植物的主要成分是生物鹼或礦物質，可加入五％的醋來提升萃取效果。在已經完成的酒精萃取液裡加入十％的粗糖或蜂蜜，就是好喝的口服藥。

甘油溶劑（甘油劑）

甘油是藥草界較少使用的溶劑。甘油的甜味能掩蓋苦味和其他令人討厭的味道。甘油又叫丙三醇，它不是糖。這意味著甘油不會影響健康人的

血糖，也不會造成黴菌感染。

　　甘油是天然的三酸甘油酯。脂肪與油脂的結構是三個脂肪酸附著於一個甘油分子（甘油酯）。身體將脂肪與油脂分解為脂肪酸和甘油之後，除了將其重組製造身體自己的脂肪，也會代謝脂肪酸與甘油以獲得熱量。甘油轉換成葡萄糖只會產生二氧化碳和水。

　　甘油有保濕功效，經常用於製作肥皂、乳液和乳霜。甘油也是防腐劑，可抑制細菌與真菌生長。甘油有甜味，具滋補功效而且無毒，所以最適合製作給兒童與不能攝取酒精的成年人服用的藥草萃取液。

　　甘油是極性溶劑，但極性低於水。萃取過程如果沒有加熱，甘油的萃取效果就不是太好，因此甘油萃取不適合怕高溫的藥草。

　　甘油黏黏的，使用起來不如酒精方便。若要使用甘油溶劑，請購買食物等級的純植物甘油。許多販售散裝藥草的公司也賣甘油，網路上也很容易買到。

甘油劑的製作方式

　　藥草甘油劑有好幾種作法，以下介紹其中四種：

傳統作法

　　愛德華・舒克（Edward Shook）是《高等草藥學》（*Advanced Treatise in Herbology*，暫譯）一書的作者，他是甘油劑的擁護者。他會先製作強效藥草湯或藥草茶，再加入等量的甘油防腐，製成五十％水與五十％甘油的甘油劑。就我們的經驗來說，這種甘油劑有十％會在頂部長出黴菌。若將甘油比例增加到六十％，可防止黴菌生長。你也可以在甘油劑裡加入二十％的八十度酒精，延長這種水與甘油1：1的甘油劑保存期限。

標準作法

另一種製作甘油劑的方法，是本章前面介紹過的糖漿標準作法。滾煮過程會蒸發部分的水，所以一開始的溶劑比例是甘油五十五％、水四十五％，藥草與溶劑的比例是1：5。小火滾煮二十至三十分鐘，然後過濾裝瓶。

密封滾煮

藥草放在鍋子裡滾煮時，就算蓋上鍋蓋也會有許多揮發油溢散。若要密封滾煮甘油劑，一開始的溶劑比例是甘油六十％、水四十％。藥草與溶劑放入玻璃罐，比例是標準的1：5。一品脫的玻璃罐放入三‧三三盎司藥草，一夸脫的玻璃罐放入六‧六六盎司藥草。若植物材料本身密度很高，可將重量分別調整為四盎司與八盎司。如果植物材料極輕，無法全部裝進玻璃罐，可裝入四分之三即可。

將甘油溶劑倒入已裝了植物材料的玻璃罐，頂部保留四分之一英寸（約〇‧六四公分）的空間。玻璃罐鎖上瓶蓋，放進鍋內滾煮或蒸煮。等到鍋裡的水沸騰時（或是蒸鍋開始冒出蒸氣）才開始計時。葉子與花朵至少滾煮十五分鐘，密度較高的植物材料（如樹皮和樹根）至少滾煮三十分鐘。待玻璃罐冷卻到能夠安全拿取時，濾掉殘渣，將萃取液裝瓶。若使用壓力鍋，將壓力設定為五磅，葉子與花朵加熱十分鐘，樹皮與樹根加熱十五分鐘。

新鮮藥草甘油劑

甘油會萃取出新鮮芳香系藥草裡的精油，例如胡椒薄荷與香蜂草。把新鮮的植物材料塞滿玻璃罐，頂部保留一英寸（二‧五四公分）的空間。將甘油溶劑倒入玻璃罐，溶劑的比例是甘油七十％、水三十％。鎖上瓶蓋並完全密封，防止精油溢散。將玻璃罐放入罐頭煮鍋或滾水裡滾煮十五分

鐘。等玻璃罐冷卻之後，打開瓶蓋濾掉殘渣。這種萃取液的香氣無與倫比。

市售甘油劑的注意事項

如果活性成分不是水溶性成分，也可使用酒精做為介質。有些市售甘油劑是以標準酒精酊劑為基底，用真空與小火加熱的方式蒸發掉酒精，然後再加入甘油製成強效甘油劑。這種製程會流失大部分的芳香成分。

甘油劑的應用

孩童、酒精成癮者、宗教信仰禁止飲酒的人與不喜歡酒精酊劑味道的人，都很適合服用甘油劑。

只要甘油含量超過五十％，並且存放在涼爽陰暗的地方，甘油劑不會變壞。用正確方法製作的甘油劑至少可保存三年。有些人選擇把甘油劑冷藏存放比較安心。

做為溶劑，甘油的效果沒有酒精那麼強。酊劑通常以「滴」計算，甘油劑則是以「茶匙」為單位。甘油的價格高於酒精，因此高劑量的甘油劑會比酒精酊劑更加昂貴。

醋溶劑

醋用來調味和保存食物的歷史已有五千年。醋能幫助消化油膩的食物與高蛋白食物，也能調味、裝飾和做成沙拉醬。最有營養的醋，瓶內仍含有醋母（益菌和酵素的混合體），看起來有點混濁。

藥草醋的製作方式

藥草醋使用蘋果醋或紅酒醋做為基底。如果是料理要用的醋，將現採

的藥草放進玻璃罐裡，不用放太多。倒入醋，鎖上耐酸的瓶蓋，或是在瓶口鋪一張烘焙紙再鎖上金屬蓋。將玻璃罐放在有陽光的窗戶旁，每天搖晃，時間持續兩週。嘗嘗看味道。如果味道不足，將藥草濾掉之後，放入新鮮藥草重複相同過程。完成之後，藥草可繼續留在玻璃罐裡，也可以用乳酪紗布濾掉殘渣、重新裝瓶。（可在醋罐裡放一小枝新鮮香草，既有標示作用也很美觀。）料理醋可淋在沙拉上，亦可用來醃漬食材、製作肉汁與醬汁。

新鮮漿果與花朵也能拿來做醋。以覆盆莓醋為例，五百公克覆盆莓浸泡一公升紅酒醋兩個星期，然後濾掉殘渣。漿果醋可以加進咳嗽藥裡，可以用來做漱口藥水舒緩喉嚨痛，苦味系藥草製作的祛痰劑很苦，也能用漿果醋來調味。若要製作花朵醋，浸漬前先將花莖與花瓣底部青色或白色的部分去除。康乃馨、苜蓿、西洋接骨木花、薰衣草[4]和香董菜，都是適合做花朵醋的材料。

藥用醋的材料是富含礦物質的藥草，例如問荊、燕麥稈、紫花苜蓿、異株蕁麻，甚至連蛋殼也可以。藥草與蛋殼裡的礦物質滲到醋裡，非常適合用來輔助強健骨骼的療程。

火焰蘋果醋是治療感冒與流感的傳統藥方，主要原料就是醋。作法請見第十二章。

藥草醋的應用

藥草醋能幫助骨骼生長，也適合當成沙拉醬與烹飪的調味料。藥草醋有助於調節腸道菌群，改善消化道功能。藥草醋的藥效通常沒有酒精酊劑或甘油劑那麼強，所以服用的劑量會比較高。但醋的成本很低，也是將藥

---

4. 可以吃的是狹葉薰衣草，外用的薰衣草則是另一種。——編註

草融入飲食的好方法。

　　有些酊劑會添加醋，目的是讓溶劑變酸。如果你使用硬水，或是想萃取出藥草裡的生物鹼，這種作法特別有效。

　　藥草油幾乎僅限外用，所以我們將在第八章〈外用草藥〉說明如何萃取藥草的脂肪與油脂。

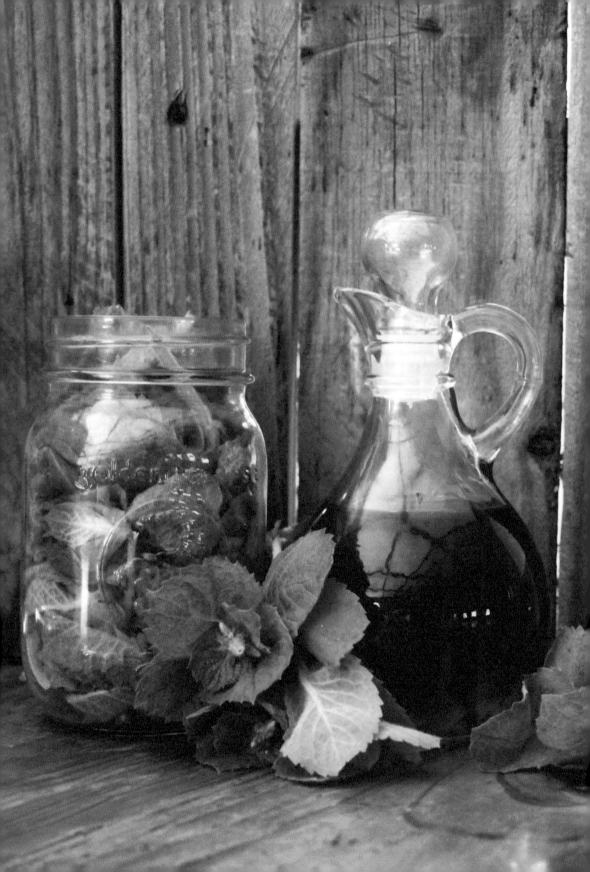

Chapter 7

進階萃取法

滲漉萃取、濃縮萃取和索氏萃取

　　第六章介紹的萃取法能製作出相當不錯的藥草萃取液。這一章介紹的萃取法藥效更強，包括滲漉萃取、濃縮萃取和索氏萃取。比起浸漬與藥草茶，這三種方法需要更多器材與配置，但是在技術上不會複雜到無法在家操作。

滲漉萃取

　　滲漉萃取的作法是讓溶劑（例如酒精）穿透植物材料。隨著溶劑穿透磨成粗粉的植物材料慢慢滴下，活性成分會被萃取出來，惰性成分會留在植物材料裡。滴漏式咖啡機是典型的滲漉萃取設備。咖啡機慢慢滴入熱水（溶劑）穿透咖啡粉，凝聚成咖啡。滲漉萃取的過程非常相似，只不過使用的溶劑是水和酒精。

　　滲漉萃取在十九世紀中期相當盛行，在古老的製藥典籍裡可看到製作方法。藥草師之所以認為滲漉萃取比一般的酊劑好用，有以下幾個原因：

■ 根據過往經驗，許多藥草的滲漉萃取液藥效更完整、更顯著。

- 滲漉萃取通常僅需兩天。浸漬至少得花兩週。
- 滲漉不需要壓榨或過濾萃取液。
- 在決定藥效強度方面，滲漉有較大的彈性。若你原本使用的滲漉比例是 1：3，現在臨時想要多做一點萃取液，只要增加溶劑把比例調高成 1：4 或 1：5 即可。

　　滲漉萃取也有缺點。這種方法不能用來萃取樹膠、樹脂或含有大量黏液的藥草，也無法用於新鮮植物材料。滲漉萃取的手動操作時間，也比浸漬或酊劑更長。

　　滲漉萃取法很難用文字描述。除了以下的步驟之外，你可以去我們網站觀看影片教學：modernherbalmedicine.com。

器材

　　滲漉萃取需要的器材如下：

　　滲漉筒。你可以用關鍵字「滲漉筒」（percolation cone）上網搜尋賣家，也可以自己動手製作：用玻璃刀將厚玻璃瓶（例如氣泡礦泉水的空瓶）的底部切除，旋蓋不要丟掉，可用來控制滲漉的滴速；也可以用葡萄酒瓶搭配矽膠瓶塞，用黃銅針閥（而不是瓶蓋）來控制滴速。

　　寬口玻璃罐（半加侖）。這個玻璃罐用來支撐滲漉筒和收集萃取液。

　　攪拌棒。你需要一根末端較寬的長型工具來攪拌滲漉筒裡的藥草粉。細長的木棍與花崗岩材質的大杵都很適合。

濾心。未漂白的咖啡濾紙或棉球，都可當成濾心。濾心放置在滲漉筒底部擋住筒裡的藥草粉，此外藥草粉頂部也要鋪一張咖啡濾紙。不要用底部以黏膠接合的扇形濾紙，因為酒精可能會溶化部分黏膠，導致黏膠流入萃取液。也可以把棉球塞進瓶頸裡，就成了最好用的濾心。

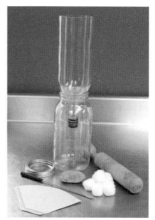

　　重物。你需要一個小型重物壓在頂層的咖啡濾紙上。彈珠非常適合。早期文獻裡使用的是洗過的沙子，但我們不建議使用沙子。最好使用乾淨且沒有孔隙的重物。

　　蓋子。你需要一個蓋子蓋住滲漉筒，防止蒸發與汙染。寬口玻璃罐的蓋子應可蓋住大部分的玻璃瓶，也可以套上塑膠袋再用橡皮筋固定。

　　準備好以上的器材之後，如上圖示將滲漉筒組裝起來，就可以開始滲漉萃取藥草了。

準備植物材料

　　滲漉萃取使用的藥草粉是粗粉，顆粒要均勻才能讓溶劑均勻滲流。如果你自己磨植物材料，請用每英寸三十目的篩子（三十號）將藥草粉篩過一次，維持顆粒均勻。

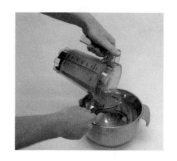

　　用乾燥藥草製作酊劑或萃取液時，最後有些溶劑會留在植物材料裡。如果在藥草粉沒有預先浸濕的情況下將一千毫升的溶劑倒入

滲漉筒，流出來的萃取液將不到九百毫升。這會使重量體積比大幅失衡。在開始滲漉萃取之前，你必須先用少量溶劑浸濕藥草粉。

有兩種方法能算出浸濕藥草粉需要多少溶劑。第一種方法是秤出植物材料的重量，乘以七十五％就是所需溶劑的體積。舉例來說，重量一百公克的植物材料要用七十五毫升的溶劑浸濕，重量一百盎司的植物材料要用七十五液體盎司的溶劑浸濕。

第二種方法比較精準。將藥草粉倒入測量液體的容器內確認體積，一次加入一些，每次都要均勻夯實。舉例來說，重量一百公克（或盎司）的植物材料體積可能是一百二十毫升（或液體盎司），以相同體積的溶劑來浸濕草藥，也就是一百二十毫升或液體盎司的溶劑。

將溶劑一次調製好，包括萃取與浸濕藥草粉需要的溶劑。如果你使用的萃取比例是1：5，一百盎司藥草的體積是一百二十盎司，這表示你需要的溶劑是五百液體盎司加上一百二十液體盎司。

將溶劑慢慢淋在植物材料上將其浸濕。充分浸濕的藥草粉應該會像濕沙一樣，用手指捏起一撮會黏在一起。你可以多淋一些溶劑，但若是淋得太多，藥草粉也必須跟著增加，打亂原本的計算比例。如果浸濕用的溶劑

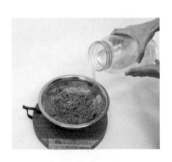

沒用完，就把剩下的溶劑加進滲漉用的溶劑裡。如果你算出要用一百二十液體盎司的溶劑浸濕草藥，但是只用了一百液體盎司，剩下的二十就倒進滲漉用的五百液體盎司裡。藥草粉充分浸濕後，放在密封容器裡靜置一到十二小時。

裝填滲漉筒

藥草粉充分吸收溶劑之後，接下來要將藥草粉填入滲漉筒，準備滲漉

萃取。

　　裝填滲漉筒需要練習。頭幾次，先用你手邊最便宜的藥草來練習。光果甘草根就很適合，價格便宜，容易裝填，而且常備著光果甘草根也很好用。

　　步驟一：在滲漉筒底部擺放濾心。很多人會用咖啡濾紙，自己裁剪成適合的形狀。你也可以將兩顆有機棉球塞進瓶頸裡，效果一樣好，而且比較簡單。棉球塞好之後，將瓶蓋鎖上但不要鎖緊，或是塞上瓶塞，再將針閥的閥門打開。

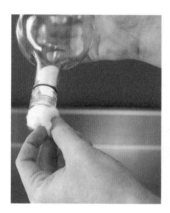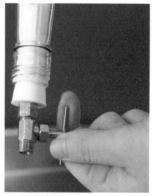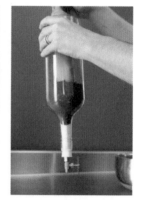

　　步驟二：將已浸濕的藥草粉裝入滲漉筒。先把藥草粉平均分成三份，一次填入一份。第一份填入後，用攪拌棒均勻壓實。接著填入第二份，壓實。最後填入第三份，壓實。這也是靠練習與經驗會愈做愈好的技巧。藥草粉不能壓得太緊密，也不能壓得太鬆。太緊密會導致溶劑不容易滲漉藥草粉，太鬆會導致溶劑滲漉得不均勻。

　　步驟三：裁剪咖啡濾紙，比滲漉筒的開口略大。將濾紙蓋在藥草粉頂

部，防止溶劑倒入時沖散壓實的藥草粉。用洗乾淨的重物固定濾紙。

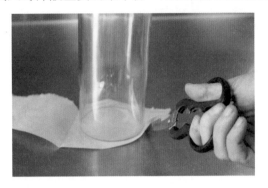

步驟四：滲漉筒放在玻璃罐或架子上，倒入溶劑。蓋上滲漉筒的蓋子。讓溶劑滲漉藥草粉與棉球，從閥門流出幾滴。然後蓋緊蓋子或是關閉閥門。讓溶劑徹底滲入藥草粉可將空氣排出，並且防止氣泡衝破壓實的藥草粉。靜置（浸漬／消化）二十四小時。

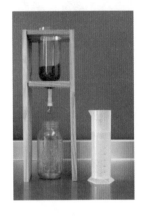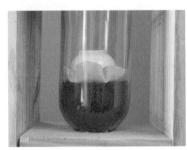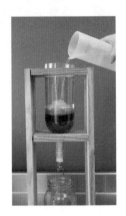

步驟五：二十四小時後稍微鬆開滲漉筒的蓋子，讓溶劑緩慢而穩定地往下滴。最理想的速度是每隔三至五秒一滴。靜待溶劑滲漉藥草粉，直到溶劑停止流出為止。

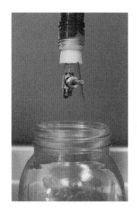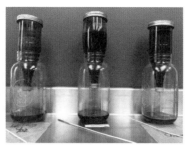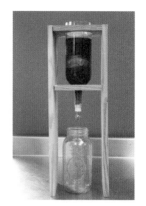

步驟六：萃取液靜置二十四小時，讓固體顆粒慢慢沉澱到底部。將萃取液換瓶，留下沉澱物，萃取出的酊劑裝瓶保存。

再滲漉（二次萃取）

有些古老的藥學文獻建議將萃取好的酊劑再滲漉一次。二次萃取會稍微影響重量體積比，但是沒有可靠的公式能算出到底相差多少。許多草藥經過二次萃取似乎藥效會增強，但有些草藥萃取一次和兩次藥效都一樣。你可以自己實驗看看是否值得費工夫多萃取一次。

步驟七：溶劑全部流出滲漉筒之後，將萃取液倒入有蓋的容器裡靜置，將滲漉筒放入乾淨的玻璃罐裡。打開滲漉筒底部的蓋子，將開水緩倒入筒內。等流出滲漉筒的液體變得無色無味時，將滲漉筒取下放置一旁。

步驟八：將開水滲漉出的萃取液倒入不鏽鋼或琺瑯瓷鍋裡，小火滾煮到萃取液體積減少九十％（一千毫升變成一百毫升，或是一百液體盎司變成十液體盎司）。

步驟九：將濃縮的萃取液倒入第一次滲濾的萃取液裡，攪拌均勻。靜置二十四小時後換瓶，沉澱物留在瓶底。完成後的酊劑裝瓶保存。

濃縮萃取

濃縮萃取是按1：1的比例濃縮的酊劑。作法同樣是滲濾萃取，只是多了幾個步驟。

製作濃縮萃取液時，重量體積比採用標準的1：5，只是溶劑的酒精比例要增加二十％。如果萃取這種草藥通常使用酒精占五十％的溶劑，就把比例增加到七十％。這裡被酒精取代的水，待會兒還會加回來。

將滲濾筒放置好，用體積相當於藥草粉重量七十五％的溶劑滲濾藥草粉，例如一百公克藥草粉使用七十五毫升溶劑，十盎司藥草粉使用七‧五液體盎司溶劑。將萃取出來的液體放在一旁備用。

倒入剩餘溶劑繼續滲濾藥草粉，然後打開滲濾筒的頂蓋，倒入滾燙的熱水。將這次滲濾出來的溶劑與熱水倒入一個淺盤裡，放入乾果機或烤箱低溫烘烤蒸發，直到液體的體積縮小至藥草粉體積的二十五％。若使用一百公克藥草粉，就是縮小至二十五毫升；若使用十盎司藥草粉，就是縮小至二‧五液體盎司。把體積縮小至二十五％的溶劑和剛才靜置備用的、體積七十五％溶劑混合在一起，這就是1：1的濃縮萃取液。

濃縮萃取液的製作步驟

以下是製作金盞花1：1濃縮萃取液的步驟。

步驟一：萃取金盞花酊劑通常使用七十％的酒精，加上二十％等於九十％。製作酒精九十％、水十％的溶劑。

步驟二：以1：5的比例計算溶劑體積。例如重量五盎司金盞花需使用二十五液體盎司的溶劑。（成品將是五液體盎司的1：1濃縮萃取液。）

步驟三：以藥草粉重量的七十五％算出溶劑體積。例如藥草粉五盎司，七十五％是三‧七五，就將三‧七五液體盎司的水倒入待會兒盛接滲漉萃取液體的玻璃罐。在玻璃罐的外側瓶身上用不褪色的馬克筆標註水位，然後把水倒掉。（這個有記號的玻璃罐叫容器A）。

步驟四：滲漉筒就定位後開始滲漉，用容器A盛接萃取液。當萃取液的水位達到你在步驟三做的記號時，鎖上滲漉筒的頂蓋，暫停滲漉。將這三‧七五液體盎司的萃取液倒入另一個容器（容器B），靜置於一旁。

步驟五：將容器A放回滲漉筒下方，繼續滲漉。當溶劑停止滴落時，打開頂蓋。倒入滾燙熱水，將藥草粉裡的水溶性成分沖洗出來，直到水變成無色。

步驟六：算出濃縮萃取液成品二十五％的體積是多少。以五盎司為例，二十五％是一‧二五。重複步驟三，改用較淺的容器並標註水位（容器C）。

步驟七：將容器A的萃取液倒入容器C，然後把容器C送進乾果機或烤箱，用最低的溫度烘乾。經常確認蒸發情況，當萃取液水位達到記號時，就表示萃取液的體積縮小至一‧二五液體盎司。

步驟八：容器B（三・七五液體盎司）與容器C（一・二五液體盎司）的萃取液混合在一起，就是以五盎司金盞花製作的五液體盎司濃縮萃取液，比例正好是1：1，大功告成！

只有幾種藥草濃縮後的成分相對比例不會改變，而且大部分藥草的服用劑量都不高，沒有濃縮的必要。不過有些藥草做成濃縮萃取液的效果很好，例如延胡索、金盞花、薑黃、狹葉紫錐菊根、刺五加、光果甘草、黑胡桃、西番蓮、毒魚豆、柳樹皮、美洲花椒、卡瓦胡椒、西洋蒲公英、伏牛花等。

索氏萃取

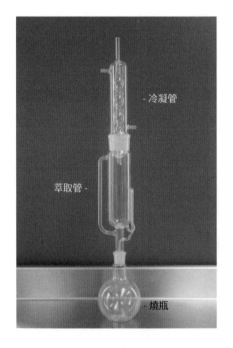

- 冷凝管

萃取管 -

- 燒瓶

索氏萃取器（Soxhlet extractor）是一種實驗器材，發明於一八七九年，可連續萃取植物材料，製作高度濃縮的萃取液。溶劑會在索氏萃取器裡沸騰、蒸發、凝結。凝結的溶劑滴下，穿透植物材料萃取出成分。萃取液流回加熱過的容器，再次沸騰、蒸發、凝結，滴下後穿透植物材料萃取出更多成分。

使用五百毫升燒瓶的索氏萃取器，約可容納一百公克植物材料。走完一次流程，可萃取出標準的1：5酊劑。若將用過的原料渣丟棄，換上

一百公克的新原料渣，然後讓剛才萃取出的酊劑再走一次流程，就能萃取出1：1.25的酊劑。以同樣的方式萃取第三次，萃取比例將變成1：1.25。

　　索氏萃取要花一、兩天才能完成這樣的濃縮萃取液，但優點是器材架設好之後，只需要偶爾監測即可。

器材

　　美國製造的優質索氏萃取器要價大約五百美元。在eBay上或許能找到比較便宜的中國製索氏萃取器，價格不到一百美元。便宜的玻璃比較薄，操作時必須更加小心。若是較便宜的玻璃材質，一整組索氏萃取器的費用大約兩百美元。每樣器材應該網路上都找得到，以下是你需要的器材。

- **鐵架台**（lab stand），用來支撐索氏萃取器，厚重的底座能維持穩定。請使用帶鐵圈的鑄鐵材質鐵架台。
- **萬用夾**（lab clamps），用來將索氏萃取器固定在鐵架台上，請選擇三叉夾。
- **水下循環泵**（submersible recirculating pump），用來將冰水打進位於萃取管上方的冷凝管。可抽水三‧八公升的魚缸用的循環泵就很適合。
- **直流電源供應器**（DC power supply），用來為循環泵供電（除非你使用的幫浦是一一〇伏特）。
- **塑膠管**（plastic tubing），用來連接循環泵與冷凝管。五金行都有賣塑膠管。別忘了買軟管夾（hose clamps）。
- **隔熱容器**（insulated container），用來裝冰水，

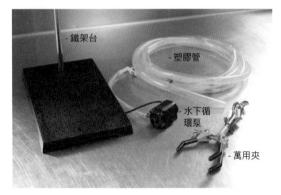

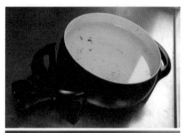

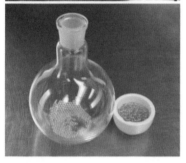

與塑膠管連接。

- **加熱源**（heat source），放在索氏萃取器下方加熱溶劑至沸騰。最保險（也最昂貴）的選擇是加熱鍋搭配電磁攪拌器，價格兩百美元起跳。不過二十美元的瑞士乳酪鍋裝了蔬菜油加熱之後也能定溫，誤差在幾度之內。

- **沸石**（boiling stones），放入盛裝溶劑的燒瓶內，用來協助溶劑均勻沸騰。選擇直徑四到六公分的沸石。

- **溫度計**（thermometer），使用數位或雷射溫度計，監測乳酪鍋裡的油浴溫度。

索氏萃取步驟

步驟一：準備加熱源。若你使用乳酪鍋，請在鍋裡倒滿蔬菜油。（油不會蒸發，所以不用像水浴那樣得時時盯著。）油可以重複使用，製作多批萃取液。但加熱幾次之後會發出油臭味，這時可以加入一滴迷迭香精油來掩蓋臭味。

步驟二：用本章前面提過的方法浸濕植物材料。開始萃取前，先讓浸濕的藥草粉靜置至少四個小時。

步驟三：準備將藥草粉放入索氏萃取管。先將濾心塞進萃取管的底部。可試試幾種不同的濾心，例如實驗室濾紙、未漂白有機棉球、未漂白有機化妝棉等。

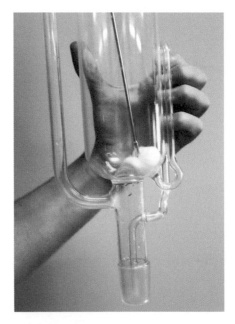

步驟四：將浸濕的植物材料舀入索氏萃取管，夾住萃取管中段，將萃取管固定在鐵架台上。

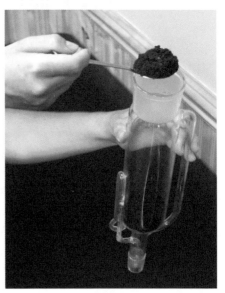

步驟五：在瓶底燒瓶裡倒入八分滿的溶劑。可以是純酒精，也可以是酒精加水的溶劑。在燒瓶內舀入一茶匙沸石。

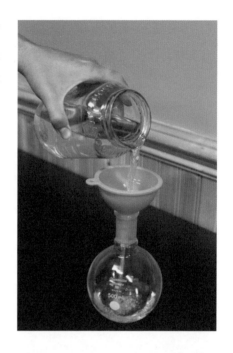

步驟六：在冷凝管、萃取管和燒瓶之間的接口處塗抹一層薄薄的乳油木果油、椰子油或其他天然油脂。潤滑接口處可防止玻璃管卡死，無法拆開。

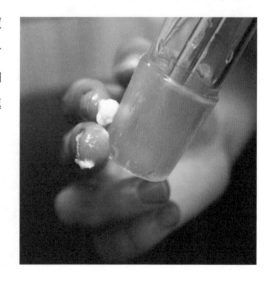

步驟七：燒瓶裝設在索氏蒸餾管底下，接口處卡好。將燒瓶放入油浴或加熱鍋裡。把冷凝管裝設在蒸餾管頂部。（接口處一定要上油！）

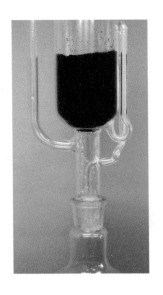

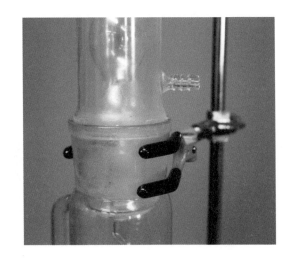

步驟八：為冷凝器接上塑膠管。冷卻水的入口在冷凝管下方，出口在冷凝管上方。用軟管夾分別固定套在入口與出口上的塑膠管。

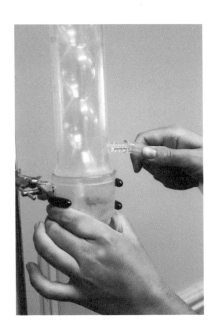

步驟九：將冷凝管冷卻水出口的塑
膠管連接到裝了冰水的隔熱容器上。隔
熱容器另外用一條管子接上循環泵的入
水口。冷凝管冷卻水入口的塑膠管接
到循環泵的出水口上。打開循環泵的開
關，就能使冰水開始進出冷凝管，展開
循環。

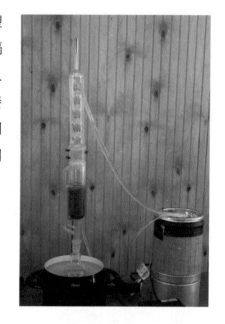

步驟十：打開加熱源。若要萃取可溶於酒精的成分，將溫度設定為華
氏一九五度（約攝氏87.7度）。若要萃取既可溶於酒精又可溶於水的成分，
將溫度設定為華氏二二〇度（約攝氏104.4度）。萃取過程中，時不時檢查
一下溫度，視需要調整溫度，維持在理想溫度的上下五度（約攝氏9度）
以內。

步驟十一：每隔幾小時檢查一次冰水，視需要加入冰袋，將溫度維持
在華氏四十五度（約攝氏7.2度）以下。

步驟十二：當流經回流管的溶劑變得清澈無色時，關掉加熱源，待整
組儀器冷卻後拆下萃取管，倒掉萃取完的藥草粉，換上新的藥草粉。另外
準備容器盛裝殘渣，蓋上蓋子後冷藏保存到萃取完成為止。

步驟十三：萃取管重新裝回去，再次加熱油浴。重複上述萃取過程。萃取次數不限，你可以反覆萃取到你想要的濃度為止。

步驟十四：萃取水溶性成分的方法，是將之前萃取過的殘渣放入鍋裡煎煮。煎煮後的藥草湯過濾之後，小火滾煮收乾到大約兩盎司。將這兩盎司的藥草湯倒進之前萃取出來的酒精酊劑裡，索氏萃取至此大功告成。

在某些情況下，以索氏萃取法製作的酊劑效果不如滲漉法或浸漬法。最適合索氏萃取的植物，似乎是含有可溶於酒精的成分與脂質的植物，這些成分通常較難萃取。菖蒲、歐白芷、香蜂草、綠薄荷、藍花馬鞭草，都非常適合使用索氏萃取法。

滲漉萃取、濃縮萃取和索氏萃取都比製作標準酒精酊劑更加複雜，但是這三種方法能萃取出藥效更強的萃取液，不但可減少服用劑量，也能讓相同分量的植物材料發揮更高的價值。請勇敢實驗，不要害怕。

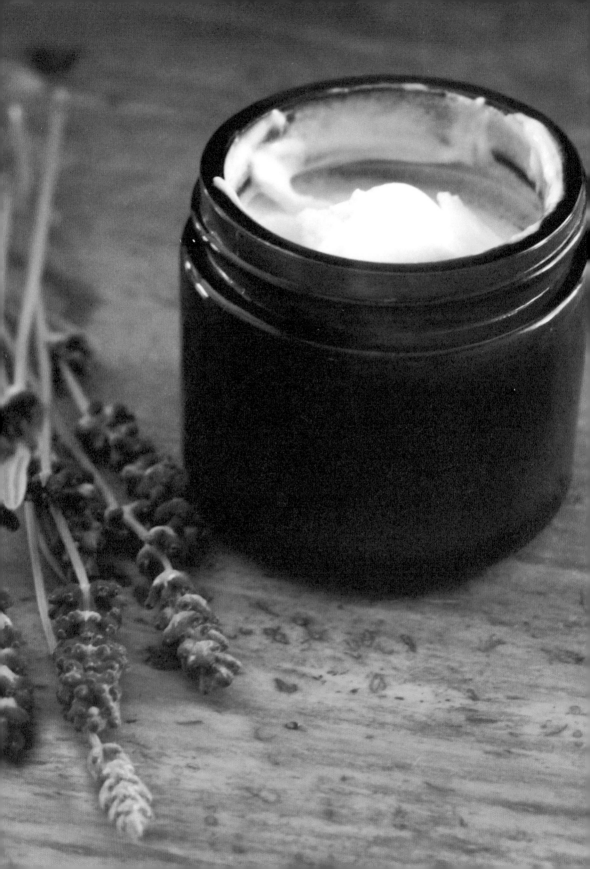

Chapter 8

外用草藥

萃取藥草油、外用和局部使用草藥

　　藥草有許多外用（局部使用）的用途。本章除了討論如何以油脂萃取藥草，製作藥膏、乳液和其他外用藥劑之外，後半部亦將討論散裝藥草與各種萃取液的外用方式。

油脂溶劑

　　用油脂製作的草藥適合治療輕微的皮膚問題，例如擦傷、燙傷、紅疹與乾燥。但若是新傷，尤其是較深的傷口，使用此類草藥仍須謹慎。油脂可能會留住細菌，助長細菌滋生。若患部受到感染、正在發炎，直接使用藥草敷劑或是間接濕敷或浸泡效果最好。

　　濕敷的作法是用藥草茶或藥草湯浸濕一塊布，然後將這塊布敷在患部；浸泡則是將患部浸泡在藥草茶或藥草湯裡（濕敷的具體作法請見本章，浸泡請見〈附錄一〉）。若治療數日後感染跡象消失，這時塗抹藥膏會比使用敷劑或濕敷更加方便。在組織復原的增生與重塑階段，藥膏能發揮很好的效果。

以油脂萃取藥草

以油脂萃取藥草（拉丁語叫olea medicata）的作法，是將藥草植物浸漬在不揮發油（fixed oil）裡，萃取出植物裡的脂溶性成分。橄欖油、葡萄籽油、杏仁油、花生油與杏桃核仁油，都經常用來製作藥草油。用豬油或奶油等飽和脂肪萃取藥草，在過去相當常見。油脂本身不是良好的溶劑。低溫加熱或是加入酒精等介質，可讓油脂變得更加方便好用。製作藥草油，是製作藥膏的第一步。

製作藥草油（油脂萃取）

製作藥草油的方法主要分三種。第一種方法與製作酊劑很像，第二種類似低溫煎煮，第三種則是加入介質。

冷油萃取：將藥草放入玻璃罐中，無須壓實。倒入油脂，差不多淹沒植物材料即可。將玻璃罐放在溫暖、陰暗的地方十四天，每天搖晃或攪拌，十四天後過濾裝瓶。

浸泡新鮮植物的油脂大多會發黴，因為植物含有水分。毛蕊花與聖約翰草的花朵，都是可用冷油萃取的新鮮植物。將花朵收集起來，鬆散地放入玻璃罐內。倒入油脂淹沒花朵，如前文所述浸泡十四天。

常用來浸泡油脂的藥草之中，有些事先經過乾燥，例如大蒜、北美山梗菜種子與美洲商陸根。至於用熱油萃取的藥草，則應乾燥約莫四十八小時之後才能萃取。

熱油萃取：一八九八年版的《國王版美洲藥譜》（*King's American Dispensatory*，暫譯）建議用華氏一二二至一四〇度（約攝氏50-60度）的溫度製作藥用油。你可以將燉鍋或烤箱固定在最低溫，通常差不多是華氏一五〇度（約攝氏65.5度）。使用華氏一五〇度（而不是一二二至一四〇度）萃取藥草並不會破壞植物裡的化合物，但是超過華氏一五〇度的油脂

通常變質得很快。用一支木勺抵住烤箱的門，稍微撐開一道縫，就能使烤箱的溫度維持在《國王版美洲藥譜》的建議範圍內。若你使用燉鍋，可請水電工幫你在電源線上加裝一個調溫器，這能使控溫更加精確。用溫度計監測溫度。

用燉鍋萃取藥草時，將藥草放在陶罐裡，倒入剛好足以淹沒藥草的油脂（一磅藥草約需一加侖）。將燉鍋溫度轉至低溫，藥草浸泡一夜或八至十二小時，冷卻後過濾裝瓶。

用烤箱萃取藥草時，將藥草放在一個琺瑯瓷大盤裡。倒入油脂淹沒藥草。將烤箱溫度轉至最低溫，用木勺抵住烤箱的門維持通風。藥草浸泡八至十二小時，冷卻後過濾裝瓶。

熱油萃取新鮮植物時，植物材料須在烤箱或陶罐裡靜置到水分徹底蒸發，這時候藥草會變得很脆。

加入介質：若想增加藥草油的藥效，可加入高濃度酒精做為介質。先秤出植物材料的重量，以重量的七十五％做為酒精介質的體積，使用的酒精濃度為九十五％。例如兩百公克的植物材料，須加入的酒精是一百五十毫升；十六盎司的藥草，須加入的酒精是十二液體盎司。靜置二十四小時後，以1：5的比例倒入油脂，再以前述方式低溫加熱八至十二小時。酒精將會全數蒸發。以兩百公克的植物材料為例，1：5意味著你需要一千公克的油脂；或是五磅油脂加上一磅藥草。若是要做給親朋好友使用的草藥，比例不用抓得那麼精準。

藥膏

藥膏是半固態的藥物，以植物油為原料，用蜂蠟或小燭樹蠟（純素適用）加以凝固。藥膏也叫做油膏（ointment）。藥草製作的藥膏可治療擦傷、燙傷、皮膚搔癢和其他皮膚問題，等於直接將藥草塗抹在需要藥效的組織

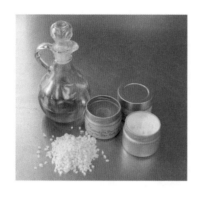

上，或是把揮發油之類的化合物送到特定部位（例如用藥膏按摩上背部和胸口來舒緩肺部問題）。有些藥膏可吸出皮膚裡的尖刺和玻璃碎片。

如要製作藥草膏，請先以前述的方式製作藥草油。再以6：1至8：1的比例混合蜂蠟，蜂蠟的比例多寡取決於你想要的藥膏硬度。想做軟一點的藥膏，蜂蠟就加少一點；硬一點的藥膏，蜂蠟就加多一點。約莫是三十公克蜂蠟（一盎司）混合一七〇至二二〇毫升（六至八液體盎司）的藥草油。

蠟丸和蠟粉比蠟塊更容易融化。（卡在刨絲器上的蠟可用熱水融化。）有專門用來融蠟的玻璃罐或金屬罐，這樣就不用煩惱怎麼刮下黏在罐壁上的蠟。在一個大鍋裡裝半滿的水，鍋底放幾個玻璃罐的金屬密封圈。將裝滿蜂蠟的容器放在密封圈上，避免容器與鍋底直接接觸。以中大火滾煮，融化蜂蠟。融化蜂蠟的同時，用惰性材質的不鏽鋼鍋或琺瑯瓷鍋加熱藥草油。蜂蠟完全融化後，將蜂蠟倒入熱藥草油裡。

另一種方法是將蜂蠟丸或蜂蠟粉倒進熱藥草油裡，持續攪拌約二十分鐘，直到蜂蠟完全融化。需隨時注意蜂蠟的情況，以免起火燃燒。

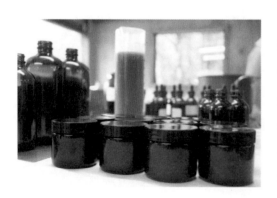

藥草油與蜂蠟融合之後，把火關掉，靜置冷卻。一邊冷卻，一邊持續攪拌，以免油與蠟分離。冷卻後會變成半透明狀態，此時可倒入玻璃罐。如果要加入怕熱的成分（如精油、維生素E、綿羊油），可

於此時加入。

製作藥膏的器材清潔起來相當麻煩。先趁藥膏尚未凝固前用紙巾擦拭器材，然後用高溫肥皂水將所有工具清洗幾次，這樣才能徹底洗淨。

第十二章提供了一種藥膏基底配方，是不錯的入門練習。

硬質藥膏（balm）會使用較多蜂蠟：三十公克（一盎司）蜂蠟混合八十至一一〇毫升（三至四液體盎司）藥草油。蜂蠟可在皮膚上形成保護膜。

乳液

乳液是油水混合的產物，可用來滋潤乾燥的皮膚。油水不相溶，因此需要乳化。乳化劑又叫界面活性劑，可使油水溶合。舉例來說，蛋黃裡的卵磷脂與油混合之後會變成一種穩定的乳化物，叫做美乃滋。

市售乳液經常含有高度加工的化學乳化劑。乳化蠟是相當安全的市售乳化劑，你也可以自己動手製作乳化劑。

乳液需要添加防腐劑，目的是防止黴菌與細菌孳生。迷迭香精油與維生素E油都有抗菌效果，可讓乳液保存六個月以上。

製作乳液前，先將以下的原料放在平底鍋內攪拌溶合：

兩份液態不揮發油（葡萄籽油、橄欖油或杏仁油）
一份固態不揮發油（可可脂、椰子油、芒果脂或乳油木果油）
一份乳化劑

將上述原料與四到六份的藥草茶、蘆薈汁或純露（如玫瑰水）混合在一起，每一一〇毫升（四液體盎司）加入一滴迷迭香精油，每二四〇毫升（八液體盎司）加入一毫升維生素E油。如果你是奧運等級的運動員，可

用打蛋器徒手攪拌。如果你是像我們一樣的凡夫俗子，請使用手持式電動攪拌器或馬力大的食物調理機。

乳霜

身體乳霜是飽和脂肪（室溫下呈固態）與單不飽和或多不飽和脂肪（室溫下呈液態）的混合物。身體乳霜通常不加水（加水亦可），所以保存期限比乳液長，質地也比較柔滑，不需要添加乳化劑。（若想在身體乳霜裡添加純露或蘆薈凝膠，就需要使用乳化劑。）

製作身體乳霜需要：

七份（依重量）固態不揮發油
三份（依重量）液態不揮發油

用雙層鍋慢慢融化不揮發油，關火後加入精油，靜置冷卻至室溫。用手持式或固定式攪拌器攪拌成奶油般的質地。冷藏三十分鐘，然後繼續攪拌。請見第十二章的參考配方。

按摩油

按摩油是在基底油裡加上精油，增添香氣與療效。按摩油可對身心靈產生舒緩或刺激的效果，但效果因人而異，也因按摩油而異。按摩油可對神經末梢、大腦與肌肉發揮作用，紓解壓力和緊張。油搭配按摩可促進皮膚細胞生長，加速排出淋巴系統的廢物。第十章有更多關於精油的應用資訊。

其他用法

酒精酊劑、甘油劑、藥草茶與藥草湯均可外用。

搽劑

搽劑的作法與浸漬酊劑相同，不過使用的是消毒酒精，而不是食用乙醇，製作成本比較便宜。這意味著搽劑有毒，不可內服。許多人乾脆拿酒精酊劑當成外用搽劑，避免中毒風險。用消毒酒精製作的搽劑須貼上標示，以免誤食。加入薄荷醇（也稱薄荷腦）或冬青可使搽劑氣味宜人、增加消炎效果，也能防止誤食。第十二章的〈抗痙攣酊劑〉是不錯的搽劑。

濕敷

濕敷是用藥草萃取液浸濕一塊布，直接覆蓋在皮膚上。濕敷大多採用熱敷，但有些時候也使用冷敷。濕敷可舒緩疼痛，也可促進傷口與肌肉損傷復原。冷敷用於頭痛、燒燙傷、蚊蟲叮咬。藥草茶、藥草湯、酊劑或甘油劑加水稀釋之後，都能用來濕敷。可使用柔軟的棉布或麻布、棉球或紗布。

濕敷的作法如下：

■ 將一塊乾淨的軟布浸泡在熱藥草茶或其他藥草萃取液裡。

■ 將多餘的液體擠出。

■ 將濕布覆蓋在患部上。

■ 濕布變涼或是變乾後，重複上述步驟。

　　還有一種濕敷（fomentation）覆蓋的面積比較大。作法是用熱藥草茶浸濕布料，然後敷在患部。適合這種濕敷方式的藥草包括洋甘菊、西洋接骨木的花和葉、西洋蓍草、金盞花等。

敷劑與膏藥

　　敷劑或膏藥（又稱糊劑〔cataplasm〕）是將乾燥藥草或新鮮藥草加入水或油潤濕，然後直接外用。作法與濕敷類似，不過直接使用了藥草植物，而非萃取液。敷劑通常是加熱使用，膏藥則是室溫。將新鮮藥草搗碎或切碎，直接敷在患部上。若使用乾燥藥草，先滾煮五分鐘或是與少量沸水混合。將敷劑或膏藥塗抹在紗布上，然後再用紗布蓋住，以免藥草沾得到處都是。

　　使用敷劑時，在皮膚可承受的範圍內溫度愈高愈好。在敷劑的紗布上覆蓋熱布巾。

　　適合製作敷劑與膏藥的藥草，包括北美滑榆、康復力的葉和根、藥蜀葵、亞麻籽、白橡木樹皮、洋車前子、大車前草、鈴蘭、松脂、北美山梗菜、金盞花、西洋蓍草、北美黃蓮、蘆薈等。除了藥草之外，細黏土與活性碳也可用來製作膏藥與敷劑。第十二章提供了一個敷劑基底配方。

　　刺梨仙人掌非常適合製作敷劑，作用與蘆薈凝膠相似。原住民商店有賣已去除尖刺的刺梨仙人掌莖片。如果你自己摘採新鮮的刺梨仙人掌莖片，必須自己去除尖刺。刺梨仙人掌有兩種尖刺：一種固定的大刺與一種

毛毛的小刺。小刺可能會刺進皮膚，造成痛苦的全身過敏。用刀把莖片上的小刺削掉之前，先用火把莖片烤一烤，削起來更容易。將莖片縱向切半，露出內部的膠質，然後加熱莖片直接敷在傷口或燒燙傷的患部上。也可以挖出膠質，放在皮革托盤上脫水，磨成粉末之後視需要加水還原。

局部用法

有些用法是針對特定身體部位，例如直腸、陰道、口腔、鼻子、眼睛和耳朵。

栓劑與丸劑

栓劑的用途是將藥草塞進直腸或陰道。丸劑用於口腔。

直腸和陰道栓劑的作法，是先將可可脂低溫融化，最好是用雙層鍋，然後拌入藥草細粉。你絕對不會想要把粗糙的植物材料塞進敏感的部位，因此藥草粉一定要磨得非常細。

可視個人喜好添加精油，把已經和藥草融為一體的可可脂倒入栓劑模子裡，靜置冷卻。將每一顆栓劑用蠟紙單獨包裝，放入冰箱冷藏保存。需要使用時，取出栓劑塞進直腸或陰道。栓劑的保存期限是七到十天，冷凍可保存長達六個月。

丸劑的作法，是將藥蜀葵或康復力根之類的黏著性藥草與其他藥草混合，形成有硬度的藥泥。將藥泥做成大顆藥丸，再用蠟紙包起來。丸劑做好之後必須立即使用。

適合製作栓劑與丸劑的藥草，包括康復力根、藥蜀葵、奧勒岡葡萄、老鸛草等。

製作栓劑模子

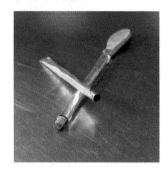

用幾張錫箔紙包裹鉛筆、細簽字筆或木湯匙柄。取下錫箔紙，封住其中一端。做幾根這樣的錫箔紙管，直立放入金屬罐或玻璃罐。栓劑草藥做好之後，填入錫箔紙管裡，然後冷凍三分鐘。移除鋁箔紙，將栓劑切成兩公分大小（約四分之三英寸）。

漱口藥水

藥草漱口藥水可舒緩喉嚨痛、喉炎、扁桃腺炎、喉嚨癢、乾咳、口臭等問題。煎煮藥草湯，或是在酊劑和甘油劑裡加水調和，都可做成漱口藥水。

藥草漱口藥水製作建議：

抗菌消炎：沒藥、伏牛花、百里香、丁香

消腫止血：伏牛花、白橡木樹皮、普通鼠尾草、金盞花

舒緩（喉嚨乾癢）：光果甘草、北美滑榆、藥蜀葵

口氣清新：綠薄荷、胡椒薄荷、大茴香、茴香、光果甘草、丁香、肉桂

刺激：辣椒（非常少量）、薑、百里香

藥草鼻吸劑

鼻吸劑可收斂鼻竇裡過多的黏液，或是縮小鼻息肉。捏一小撮藥草粉在手掌心裡。用另一隻手按住一邊鼻孔，然後吸入掌心的藥草粉。換邊重複一次。請做好打噴嚏和狂流鼻涕的心理準備。

適合製作鼻竇吸劑的藥草包括蠟楊梅樹皮、北美黃蓮、西洋蓍草等。

牙粉

牙粉可舒緩牙齦出血、強化牙齒琺瑯質。用牙刷或幾段短短的迷迭香莖沾牙粉即可使用。

製作牙粉的藥草

問荊（強化琺瑯質）
白橡木樹皮（舒緩牙齦出血）
黑胡桃（舒緩牙齦出血）
金盞花（舒緩牙齦出血）
沒藥樹脂（抗菌）
土木香（抗菌）

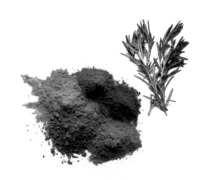

洗眼液

藥草茶可當成眼藥水、洗眼液，也可用來濕敷疼痛、紅腫、疲勞的眼睛，或是緩解發炎感染。只能用剛做好的藥草茶，避免感染風險。適合製作洗眼液的藥草，包括龍芽草、洋甘菊、小米草、覆盆莓等。

滴耳液

耳朵痛與耳朵感染可能非常難受。藥草滴耳液能緩解發炎、對抗感染、減輕疼痛。使用任何耳朵藥物之前，一定要確定耳膜沒有受傷。

將一瓶油或酊劑放在平底鍋裡用熱水加熱，用手腕內側確認溫度，加熱到油或酊劑感覺溫溫的即可。在耳朵裡滴入五到十滴，用棉球塞住耳朵，防止油或酊劑流出。適合製作滴耳液的藥草，包括大蒜、毛蕊花、聖約翰草等。茶樹、薰衣草或檸檬精油，以1：20的比例用橄欖油稀釋之後，也能做為滴耳液，用法同上。

Chapter 9
其他製藥方式
濃縮藥草粉、糖錠與傳統中藥

本章介紹幾種有趣的草藥製作方式，包括濃縮藥草粉、糖錠與高溫酒精萃取。我們也會討論幾種亞洲的草藥製法。當你製作草藥的技術日趨熟練後，可以試試本章介紹的方法精益求精。

濃縮藥草粉

這種方法是把之前用水或酒精製作的萃取液變成粉末。濃縮藥草粉的藥效很強，服用時，劑量遠低於散裝藥草製作的藥草粉和普通膠囊。

煎煮濃縮

煎煮非常適合用來濃縮植物萃取液裡的水溶性成分。簡單地說，這種作法是煎煮非常濃郁的藥草湯，然後收乾藥草湯的水分（濃縮），使藥草湯變成乾燥的粉末，可輕鬆加入飲料、做成膠囊，或是直接服用。

濃縮藥草粉很適合孩童、不肯喝難喝藥草茶的成年人，以及無法服用酊劑的人。只要是可以煎煮成藥草湯的藥草，

都能用這種方法濃縮成藥草粉。

　　以下是煎煮濃縮的步驟：

　　步驟一：將乾燥的藥草粉或現磨的新鮮藥草，用九十五％的酒精稍微浸濕。若你想萃取的主要成分是生物鹼，請用1：1的酒精與蘋果醋來浸濕原料。靜置一小時。

　　步驟二：原料與水以1：32的比例混合。比如說，一盎司原料混合三十二液體盎司（一夸脫）的水。用很小的火力滾煮二至四小時。

　　步驟三：濾掉原料渣（植物材料）。藥草湯倒回鍋子裡。

　　步驟四：小火滾煮藥草湯，煮到體積剩下原本的二十％。如果原本有二十盎司，就滾煮到四盎司。

　　步驟五：關火之後，測量濃縮藥草湯的體積。待會兒要先加入粉末，再進行乾燥。你可以選擇加入葛粉，也可以選擇加入藥草粉。舉例來說，如果你煎煮的是光果甘草根藥草湯，就加入一些新鮮的光果甘草根粉末。

　　若你選擇加入葛粉，比例是每三十毫升（一液體盎司）藥草湯加五公克（六分之一盎司）葛粉。若是加入藥草粉，比例是每三十毫升（一液體盎司）藥草湯加十公克（三分之一盎司）藥草粉。將粉末與藥草湯充分混合。

　　步驟六：將藥草湯與粉末的混合物薄薄一層塗抹在水果皮革托盤上，放入乾果機。溫度設定為華氏一二〇度（約攝氏48.8度）。烘乾到混合物

變得又乾又脆。

步驟七：取出托盤上的乾燥濃縮藥草，用咖啡磨豆機或研缽與碾槌磨成粉末。將濃縮藥草粉存放在密封容器裡，避免高溫和光照。

濃縮藥草粉做好之後，可以裝進膠囊裡，也可以加在水、果汁或蜂蜜裡服用。

酊劑濃縮

酊劑濃縮與煎煮濃縮作法類似，藥草若含有可溶於酒精的成分，就很適合做成酊劑濃縮藥草粉。主要成分是芳香精油的藥草，不適合這種作法。以下是製作酊劑濃縮藥草粉的步驟：

步驟一：每三十毫升（一液體盎司）的酊劑加入五公克（六分之一盎司）葛粉或是十公克（三分之一盎司）藥草粉。將粉末與酊劑充分混合。

步驟二：將酊劑與粉末的混合物薄薄一層塗抹在水果皮革托盤上，放入乾果機。溫度設定為華氏一四○度（約攝氏60度）。烘乾到混合物變得又乾又脆。

步驟三：取出托盤上的乾燥濃縮藥草，用咖啡磨豆機或研缽與碾槌磨成粉末。存放在密封容器裡，避免高溫和光照。

因為含有酒精，所以酊劑濃縮藥草粉必須在通風良好的地方烘乾，並且遠離火源與火花。

糖錠或喉糖

藥草萃取液可用來製作糖錠或喉糖，舒緩喉嚨痛和呼吸道問題。這其實是一種製作糖果的方法，步驟如同製作硬糖。雖然不一定需要準備糖果模子，但是有模子也不錯，可做出大小形狀一致的糖錠。用準確的溫度計測溫也會有幫助。以下是製作步驟：

步驟一：選擇你想要放在喉糖裡的一種或多種藥草，煎煮成藥草湯。歐夏至草、野生黑櫻桃、白松、款冬、西洋接骨木漿果、肉桂等，都是不錯的喉糖選擇。

步驟二：一杯藥草湯混合兩杯有機粗糖、兩杯冷凍乾燥甘蔗汁或一·五杯蜂蜜，加上八分之一茶匙塔塔粉。塔塔粉能中和蜂蜜裡的多餘水分，幫助糖錠變硬。

步驟三：步驟二的混合物倒入平底深鍋，小火加熱至糖漿進入硬脆階段（hard-crack），約莫是華氏二九〇至三〇〇度（約攝氏 143-148 度）。要確認是否已達硬脆階段，可將少量糖漿滴入冰水裡。如果糖漿充分變硬，就表示已經可以了。

步驟四（可省略）：糖漿達到適當溫度時，可加入精油提升藥效。適合的精油包括藍桉（尤加利）、百里香、迷迭香與胡椒薄荷，可加入十到二十滴。

步驟五：千萬小心，不要讓糖漿滴到皮膚（會造成嚴重燙傷）。糖果

模子先抹油，然後將高溫糖漿倒入模子。如果你沒有糖果模子，可倒入抹了油的盤子裡。若使用盤子，等糖漿凝固到一半時，可用刀子在糖漿上刻線，刻出你想要的喉糖大小。等到糖漿完全變硬之後，沿著刻線把喉糖掰開。

如果不使用糖果模子，還有另一個方法是在一個托盤裡撒滿糖粉。（如果你不想用精製糖，可以用果汁機把冷凍乾燥的甘蔗汁打成粉末。）把糖漿分次滴在糖粉上，形成糖球。你可以在糖球冷卻後滾一滾糖球，讓它們裹滿糖粉。

步驟六：冷卻後存放在密封容器裡，就成了自製藥草喉糖。

高溫酒精萃取

有些藥草，例如松蘿，可用酒精與高溫萃取。這是一種危險的萃取方式，因為酒精的沸點（約攝氏78.3度）低於水（攝氏100度）。酒精非常易燃，萃取過程務必要遠離明火，並且將溫度維持在沸點之下。

最安全的作法，是使用玻璃罐與電子慢燉鍋（crop pot）。將藥草與適當的水和酒精混合溶劑倒入玻璃罐，蓋上蓋子，但是不要完全鎖緊。罐口保留一點通風空間，以免罐內累積壓力，導致玻璃罐碎裂或爆炸。

在慢燉鍋裡加水，然後將玻璃罐放入水裡。以小火加熱八小時。等玻璃罐冷卻之後，打開蓋子，濾掉殘渣。

傳統中藥

印度阿育吠陀與傳統中醫都發展出處理藥草的方法，可用來降低毒

性、提升效果、改變特性或消除難聞氣味。在這方面，西方藥草醫學望塵莫及。以下介紹幾種傳統中藥的處理方法。

蒸法與曬法：中醫會將具有黏性與舒緩特性的藥草根，例如解熱的地黃，反覆和酒一起蒸過再日曬。韓國紅蔘則是先熱蒸再烘乾。這些作法可提升藥草的排寒能量。西方藥草也可依照相同方式處理，例如藥蜀葵與康復力。

焙乾與翻炒：有些藥草可經由焙乾增加「火氣」或「陽氣」。柴胡就是用這種方式處理的藥草。西方藥草藉由焙乾增添風味，例如西洋蒲公英、菊苣與康復力根。這些生藥草的能量屬性都偏解熱，焙乾後會稍微排寒一些。在鍋子裡一邊焙乾一邊拌入些許蜂蜜，可藉由甜味增添滋補效果。光果甘草與黃耆加蜂蜜一起焙乾，在傳統中醫是常見作法。

浸泡烈酒或發酵酒：浸泡過穀物烈酒或發酵酒的藥草可快速進入血液，發揮提振能量的效果。酒精既能引導藥效，也可刺激血液循環。傳統中醫將這類藥草做為補藥，治療循環系統疾病，例如關節炎與風濕。

加鹽：傳統中醫會在藥草裡加少許鹽來補益尿道。藥方裡的鹽用來引導其他藥草的藥性，把藥草的作用帶到腎臟。鹽有保水的效果。鹽還能補強藥方裡的下降能量（descending energy）。

加醋：大致而言，酸味（尤其是醋）能發揮下降與收斂的能量，對肝臟有好處。

過水：這種作法的主要目的，是去除單寧酸和特定有毒物質。美洲原住民用這種方法處理橡實。

熱沙焙乾：有些藥草先與沙混合之後，再放入炒鍋裡一邊加熱一邊拌炒。這種作法可使用比單獨拌炒藥草更高的溫度，藥草根加熱也會比較均勻。

烘焙：藥草可以和蜂蜜、薑或其他有引導作用的材料一起烘焙，強化特定效果。蜂蜜可使藥草更加滋補潤燥。薑可使藥草更加排寒通暢，促進循環與消化。

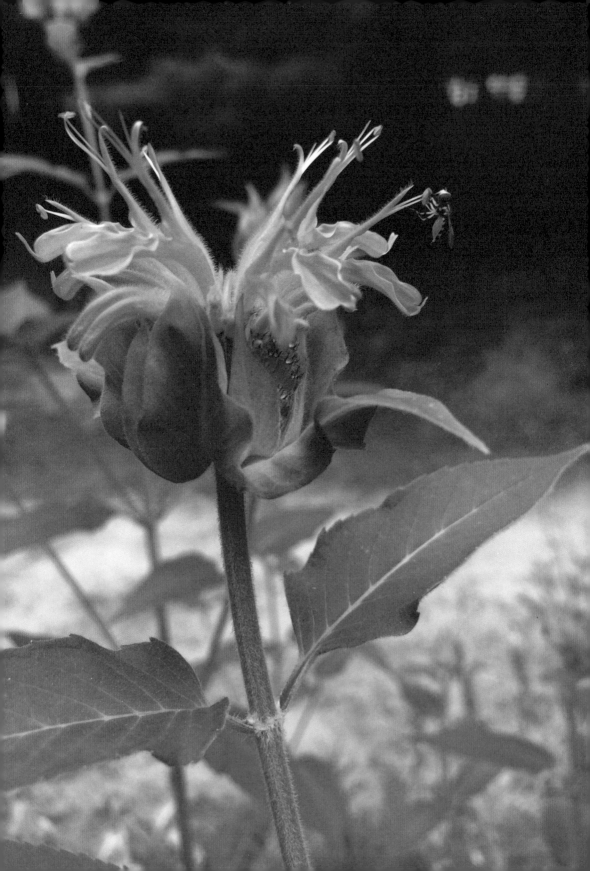

Chapter 10

芳香療法與花精

兩種萃取和應用藥草的獨特方法

　　本章將介紹專業的植物製藥方式，包括精油、順勢療法（homeopathic remedies）與花精。這幾種製藥方式都需要特別學習才能有效應用，在此我們僅做簡短介紹。

芳香療法

　　芳香療法是一種植物藥的特殊用法，利用的是植物的揮發性化合物：精油。花朵與植物的獨特香氣，就是來自精油。這種液體很容易在室溫下蒸發。我們聞到香氣，就是這些揮發性化合物正在刺激鼻子裡的嗅覺受體。

　　精油取自各種植物的花朵、葉子、莖、種子或樹皮。雖然叫做「油」，其實精油的成分不是脂肪與植物油裡的脂肪酸。精油的成分很複雜，包含酒精、萜烯、類萜、苯酚、酮，以及可溶於脂肪、油、甘油與高濃度酒精但不溶於水的氧化物。

　　法國化學家蓋特佛賽教授（René-Maurice Gattefossé）發明了「芳香療法」（aromatherapy）這個詞，他在一次大戰期間用精油在受傷的士兵身上做實驗。當時最常使用的抗菌劑是

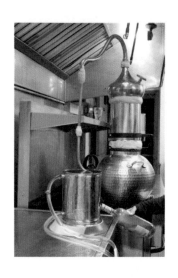
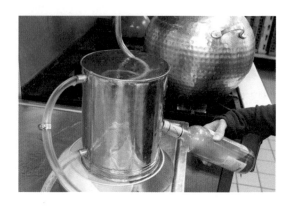

苯酚，用來清潔醫院的地板很不錯，但是對傷口癒合效果不彰。蓋特佛賽治療的士兵身上都有嚴重感染的傷口，由於身體重新吸收腐爛組織製造的有害物質，嚴重中毒的情況很常見。他的實驗證明精油（尤其是薰衣草）在解毒與加速消滅這些物質的能力上，超越了化學抗菌劑。

芳香療法在歐洲醫學界廣為接受。例如，英格蘭有醫院使用舒緩的薰衣草香氣為住院病患提振精神，幫助病患快速痊癒。這些病患睡前可選擇服用鎮靜劑，或是接受芳療按摩。此外，精油在美國愈來愈受歡迎，販售和推廣精油的公司也愈來愈多。

精油的療癒特性

精油好處多多，其中一個好處是精油似乎不會因為重複使用而失去效力。大部分的精油都能對神經系統與內分泌系統發揮作用，協助消滅有害細菌。因為能對神經系統和內分泌系統發揮作用，精油也可以影響情緒，主要是藉由嗅覺。

嗅覺的獨特之處，在於它直接與大腦相連。鼻竇腔的神經通路直達嗅

球，嗅球屬於大腦的邊緣系統。這是一種生存機制，因為氣味能為我們發出危險警示，或是建議我們某些東西可能很好吃。

精油與情緒

氣味直接影響大腦裡的杏仁核與海馬迴，以及調節腦下垂體的下視丘。這意味著氣味能直接改變荷爾蒙的分泌，影響自律神經系統。自律神經系統負責調節消化、心跳、血壓與呼吸。正因如此，氣味有改變情緒的作用。

率先利用「氣味改變情緒」的是商人。例如嗅覺與味覺治療暨研究基金會（Smell and Taste Treatment and Research Foundation）在販售Nike球鞋的店鋪，測試各種氣味對顧客的影響。測試結果令人驚訝：八十四％的顧客比較喜歡有香氣的展示場，甚至願意為了氣味付更多錢！不久之後，日本企業開始應用相關研究結果，在辦公大樓裡使用檸檬與其他柑橘類氣味提神醒腦、提升專注力，進而減少錯誤、增加生產力。

精油對情緒的影響，亦可用來幫助建立親密關係、冥想與心靈覺察。精油也能用於情感療癒、協助治療情緒障礙，例如焦慮、悲傷和憂鬱。精油還可以讓人精神變好，提升專注力、記憶力與認知能力。

精油療癒生理問題

除了直接影響頭腦與情緒，精油也能發揮生理上的療癒益處。前文提過精油有助於治療感染，具有不同程度的抗菌、抗病毒、抗真菌功效，在某些情況下還可驅除寄生蟲。精油可刺激各種代謝作用，或許因為如此，精油能幫助加速傷口癒合、增加白血球、改善消化、製造能量、促進循環。

不需要口服攝入精油，也能獲得精油的好處。研究顯示藉由鼻竇與皮膚吸收精油之後，會透過循環系統送至每一個器官，最後再經由各種排泄

器官排出體外，例如肺臟或泌尿系統。

這個過程短至數分鐘，長至數小時。試試用一片生大蒜按摩腳底，就能體驗這種感覺。幾小時後，你呼出的氣息會帶有蒜味。大蒜裡的揮發性化合物被皮膚吸收後，隨著血液流至全身，最後經由肺臟排出。用來排出精油的器官，就是藥草發揮抗菌與刺激作用的器官。大蒜經由肺臟而非腎臟排出，所以大蒜有助於舒緩呼吸道感染，對尿道感染無效。

日常應用

日常生活亦可應用精油。許多護膚與美髮產品都含有精油，例如乳液與洗髮精，除了療癒之外，也能改善情緒。家裡用的漱口水、天然除臭劑與抗菌清潔劑也會添加精油，因為精油具備抗菌特性。精油也可以當成香水與天然的空氣芳香劑。能夠驅趕昆蟲和老鼠的精油也不少。

芳香療法應用精油的方式很多元。不揮發油或按摩乳液可添加精油，塗抹在皮膚上。洗澡水、藥浴、濕敷敷劑、漱口水都可添加精油，或是用噴霧器或擴香器把精油擴散到空氣裡。精油通常是以吸入和外用的方式來處理健康問題，高度稀釋的精油可以內服，但須由專業芳療師指示。

現代人生活忙亂，加上醫療成本與日俱增，有很多人開始重新探索以芳香療法自我療癒的可能性。

精油的安全性

芳香療法使用的精油，店裡都買得到。有些人以為市售精油都很安全。適當使用的話，精油是很安全，但也有可能刺激皮膚與黏膜，甚至造成更嚴重的反應，例如肝臟損傷、子宮出血和流產。使用稀釋精油之前，請先諮詢合格芳療師。懷孕、高血壓、低血壓或過敏體質的人，使用芳療前必須先與專業醫療人員討論。若要尋找芳療師與芳療訓練相關資訊，美

國國家整體芳療協會（National Association for Holistic Aromatherapy）是個不錯的資源。

　　精油使用不當造成嚴重反應的情況時有所聞，本書作者之一湯瑪斯見過幾例未受過訓練的人因為攝取精油導致肝臟酵素升高，還有一例則是導致結腸炎。如果類似的負面反應持續出現，美國食品藥物管理局（FDA）可能會出手干預，用更嚴格的規範限制精油的販售。如果希望能在市面上持續買到這些神奇的精油，就必須用更保守的方式使用精油，遏止服用未稀釋精油的歪風，有些問題用更溫和的方式就能輕鬆治癒，不需要內服精油。請務必遵循下一節說明的精油安全稀釋與應用準則。

精油的使用

　　首先，我們要介紹幾個基本詞彙與方法。精油是天然物質，但是濃度極高，因此誤用的風險也比較高。使用這些強效天然物質之前，一定要先了解以下的詞彙與基本準則。

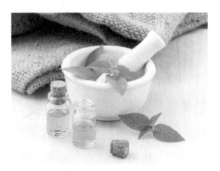

Kerdkanno 拍攝 / CC BY

稀釋精油

　　精油可以用不揮發油（如杏仁油或橄欖油）稀釋，也可以用天然肥皂或乳液稀釋。精油也可以加進無香精的液體肥皂產品裡。大致而言，產品添加精油的比例應為二％至三％。表九是精油稀釋比例二・五％與五％的參照表。

表九　精油稀釋比例參照表

基底油或其他液體	液體盎司	精油 2.5%	精油 5%
1 茶匙（1/3 湯匙）	1/6 fl oz	2-3 滴	4-6 滴
1 湯匙（3 茶匙）	1/2 fl oz	7-8 滴	14-16 滴
2 湯匙（6 茶匙）	1 fl oz	15 滴	30 滴
1 杯（16 湯匙）	8 fl oz	1/5 fl oz（約 1.25 茶匙）	2/5 fl oz（約 2.5 茶匙）
1 品脫（2 杯）	16 fl oz	2/5 fl oz（約 2.5 茶匙）	4/5 fl oz（約 5 茶匙）
1 夸脫（4 杯或 2 品脫）	32 fl oz	4/5 fl oz（約 5 茶匙）	1 3/5 fl oz（約 10 茶匙）

外用

　　英文會用 neat 來形容無須稀釋即可外用的精油。太過刺激無法直接外用的精油應先稀釋，稀釋方法請見下文。有些精油可直接塗在傷口上，無須稀釋，用來對抗感染、刺激組織療癒修復，例如茶樹精油和薰衣草精油。

　　有些精油可先用不揮發油或乳液稀釋（參考表九），然後用來治療皮膚問題。皮膚敏感的人可考慮至少以 1：1 的比例稀釋精油。

　　你也可以用這種方式混油使用於身體的局部位置。例如基底油稀釋精油之後，按摩脖子治療喉嚨痛，按摩胸口治療咳嗽與鼻塞，按摩腹部治療脹氣、腹脹與感染等。第八章介紹的許多外用藥都可以加入精油，例如藥膏、乳液、乳霜、搽劑等。

擴香

　　精油擴香可使空氣清新、提振情緒、殺死藉由空氣傳播的細菌，一方面促進療癒，一方面預防感染。擴香是一種既安全又有效的精油用法。市面上有許多類型的擴香工具，都能用來散發精油。你也可以煮沸一鍋水，

然後轉至小火滾煮，滴入五到十五滴精油，一種或多種精油都可以。鍋子不要上蓋，就這樣小火滾煮二十到三十分鐘，也能發揮擴香的效果。

吸蒸氣是治療感冒、咳嗽、鼻竇症狀等呼吸系統問題的絕佳方式，也可以舒緩緊張和頭痛。香氣一方面直達腦部，另一方面精油也會從肺部進入血液。

使用蒸氣的方式如下：在碗裡倒入兩杯滾燙的水，滴入五到十滴精油。吸精油蒸氣五到十分鐘，鼻子與水面維持約二十公分，雙眼閉上。你可以在頭上蓋一條毛巾，讓蒸汽更加集中。每天重複三次。

你也可以做一個攜帶式的吸入器，將幾滴精油滴在手帕或面紙上，然後放在鼻子上做幾次深呼吸。

精油噴霧也可以變成空氣清淨噴霧。作法是先將噴霧罐裝半滿的蒸餾水，另外以每三十毫升的水（一液體盎司）滴入三十滴植物甘油與約二十滴精油的比例，把水、甘油與精油混合之後倒入噴霧罐裡。充分搖晃就成了好用的空氣清淨噴霧。

香水

把精油當成香水使用，也能享受精油的好處。四分之一液體盎司的按摩油滴入十到十五滴精油，放進玻璃滾珠瓶裡就大功告成。

沐浴或泡手／腳

精油擴散到洗澡水裡的方法，是在一湯匙的無香精液體肥皂裡滴入八到十五滴精油，例如Dr. Bronner品牌的Supermild Baby Soap或Nature's Sunshine品牌的Sunshine Concentrate。放洗澡水的時候，將滴入精油的液體肥皂放在水龍頭底下，精油就會擴散到洗澡水裡。若是要泡手或泡腳，在一茶匙液體肥皂裡滴入四滴精油，加入裝了水的容器裡。芳香沐浴可舒緩肌肉疼痛、皮膚不適、循環問題、緊張、疲勞和失眠。

內服

精油公司掀起了一波精油內服的風潮。有些精油確實可以內服，但這件事必須交給受過專業訓練的芳療師。其實精油內服的作法來自法國學派，成員大多是受過芳香療法訓練的醫師。喝精油比喝一杯藥草茶更有效的情況並不多見，所以我們並不建議這麼做。若你決定內服精油，只能使用一般公認安全的精油（GRAS），而且必須稀釋後才能服用，以免刺激黏膜。非GRAS精油絕對不可內服，因為攝取這種精油反而對身體有害。內服的精油必須稀釋。精油不溶於水，所以不宜配水服用，因為精油會浮在水面上。

你也可以將精油滴入藥草萃取液來增加藥效、遮掩難聞難吃的味道，或是提升口感。一般而言，兩液體盎司加入一至二滴精油就已足夠。

花精

花精是類似順勢療法的藥物，原料是植物的花朵。花精有助於療癒情緒，而非生理或心理上的療癒。如同順勢療法，花精是一種能量藥物，但製作方式並未嚴格遵循順勢療法的標準。此外，花精影響的是情緒狀態，而不是生理症狀。

愛德華・巴赫（Edward Bach）是一位英格蘭的醫師兼順勢治療師，他發現花朵可用來療癒情緒，並且建立了第一套花精療癒系統，共有三十八種花精。他認為醫師過度注重病理學（病徵），對病患的關注不夠多。

巴赫是研究腸道微生物的先驅。他研發出順勢療法的「疫苗」，稱為巴赫病理試劑（Bach nosodes），可用來調整腸道益菌、增進健康。他也提倡以健康飲食與胃腸道排毒來提升整體健康。

不過，他觀察病患的時候，發現某些感染與疾病較容易出現在具備特

定人格特質的病患身上。此外，他也注意到，病患的情緒狀態和療癒的能力息息相關。巴赫覺得一個人的內在如果有尚未解決的情緒衝突，靈魂與心智會陷入不和諧的狀態，最終導致身體上的疾病。巴赫認為恢復內在和諧才能維持健康，健康是「真正地領悟我們是誰；我們是完美的；我們是神的孩子」。

巴赫想要建立一套不殺生的療癒系統，這套系統在本質上既溫和又有效。在探尋的過程中，他發現了以順勢療法的方式將花朵製成藥物，有助於引導情緒平衡。他稱這些藥物為花精（flower essences）。八十幾年來，已有幾百萬人受益於巴赫花精。從巴赫醫師的時代到現在，我們發現了更多花精，因此今日有幾十家廠商提供數百種花精，幾乎每一種生活中的情緒問題都能獲得協助。

花精的作用

若要了解花精的作用，就得先了解植物像人類一樣必須克服許多生存挑戰。它們可能會碰到極端的氣溫與濕度、嚴峻的天氣（狂風或礫石土壤），也可能遭受昆蟲與動物攻擊。像人類一樣，植物的「人格」特質會幫助它們戰勝這些挑戰。植物的人格特質展現在它的能量形態裡。研究植物的生長過程，以及植物採取怎樣的形態處理生存挑戰，就能逐漸看出植物的能量形態。

與帶有正面人格特質的人往來，能幫助你用建設性的方式處理生活中的挑戰；同樣地，選對植物能量也有相同效果。馬修‧伍德在著作《七種草藥：植物的智慧》（Seven Herbs: Plants as Teachers，暫譯）一書中指出，每一株具有療癒力的植物都代表一次戰勝環境挑戰的成功。你可以藉由花朵捕捉到植物人格的「震動」，讓這種震動進入你自己的內在，並且「學習」體驗相同的情緒能量。植物透過震動「教導」我們用快樂、平靜與關愛的

方式面對生命。

花精的作法是將花朵浸泡在純淨的泉水裡,通常是在陽光下。濾掉花渣之後,用白蘭地保存泉水,稱為母酊劑(mother tincture)。以類似順勢療法的方式稀釋母酊劑,將植物的震動銘印到花精裡。

服用花精時,花精會讓身體充滿正面震動,衝破情緒障礙,幫助我們提升覺察。這份覺察幫助我們做出有建設性的改變,而這些改變可以幫助我們找回內在平靜與幸福的情緒平衡狀態。

製作花精

你可以自己製作花精,步驟如下:

步驟一:在花朵盛開時摘下花朵,放進一個盛裝乾淨泉水的玻璃碗,在陽光下浸泡三到五小時。如果植物在夜晚開花,同樣選在盛開時摘花,(最好是在滿月的月光下)浸泡三到五小時。

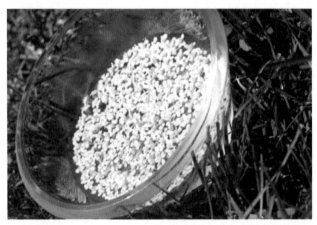

kerdkanno 拍攝 / CC BY

步驟二:浸泡過花朵的泉水濾掉花渣,倒進儲存容器裡。泉水與白蘭地1:1混合保存。這就是花精的母酊劑。

步驟三：另外準備一瓶水與白蘭地的混合液，白蘭地的比例是二十到二十五％。在這個瓶子裡滴入母酊劑，比例是一液體盎司滴入五至六滴母酊劑。蓋上瓶蓋，用掌心壓住並上下劇烈搖晃瓶子約十次。這就是治療師藥架上常備的濃縮花精（stock bottle）。

　　步驟四：用步驟三的作法稀釋濃縮花精，製作成服用花精（dosage bottle）。服用花精是治療師開給客戶服用的花精。你可以在服用花精裡滴入一至五滴不同的花精。

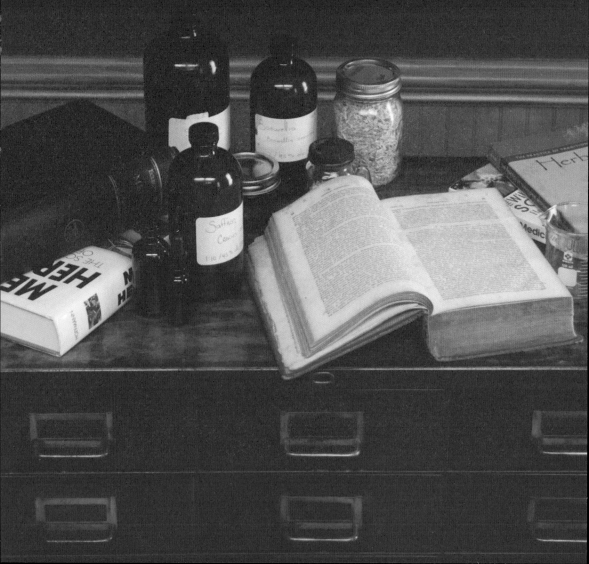

Chapter 11
配製藥方與劑量
藥草配方與有效劑量

　　本章介紹藥草醫學的兩個關鍵概念：如何有效地配製草藥，以及如何決定有效劑量。這兩個主題之所以重要，是因為它們能使藥草發揮應有的效果。我們會先說明草藥配製的原則，然後再解釋如何判斷劑量。

草藥配製的原則

　　身為經驗豐富的藥草師，每次看到介紹藥草配方的書只是把藥草各自的特性羅列出來，總是感到很失望。這種資訊會令讀者誤會只要照這個配方服用下去，就能吸收到每一種藥草的益處，彷彿每一種藥草是分開服用。其實不然。

　　一種藥草的作用，不同於它所含成分（活性成分）各自發揮的作用；一副藥方的整體作用，也不同於藥方裡的藥草各自發揮的作用。其實就像烹飪一樣，一道菜不能與它使用的食材畫上等號。是這些食材融合在一起，建構出全新的成品。

　　無論配製藥方是不是你的初衷，但當你同時服用多種藥草時，這種方式就算是配製藥方，因為藥草會互相影響。基本觀念是有些藥草會增強或提升彼此的活性，有些藥草則是

會抵消或降低彼此的效果。

以簡單的常識就能大致判斷。舉例來說，你不能同時服用刺激結腸蠕動的藥草與抑制結腸蠕動的藥草，然後宣稱這樣既能治療腹瀉，又能治療便祕。事實恰恰相反：藥效互相牴觸會導致兩種症狀都無法解除。

複方 vs. 單方

順勢療法習慣使用單方草藥。每一種藥草都是由它獨特的活性與特性組合而成，如果你的整體症狀與某一種藥草的作用非常吻合，使用單方草藥就足以發揮強大效果。

不過，使用單方草藥需要豐富的知識與技術。通常藥草師會讓客戶使用複方草藥，也就是量身打造的藥方。因此，多種藥草搭配使用的情況，要比單方草藥更常見。

藥草書籍大多以介紹單方草藥為主，但諷刺的是對初學者來說，使用單方草藥反而比使用精心調配的複方草藥更難見效。兩者的差別可用來福槍和霰彈槍比擬。服用單方草藥就像是用來福槍射擊目標，雖然火力強大，但是你必須懂得如何瞄準才能命中目標。

使用複方草藥如同使用霰彈槍。雖然火力沒那麼集中，但是準頭不用那麼好也能命中目標。這是因為複方草藥處理的是一個問題的多種原因。比如說，聖約翰草經常用來治療憂鬱症，但僅限於聖約翰草能發揮最佳效果的憂鬱症（與焦慮和腸道問題有關的憂鬱症）。

若搭配使用多種藥草，各自針對不同的憂鬱症病因，服藥的人至少能從藥方中獲得一些好處。這一方面是因為藥方裡的藥草同時處理一個問題的多個潛在根源，另一方面是因為藥草成分的綜效通常會加強基本效果。此外，複方草藥含有多種成分，可以抵消掉個別藥草的其他作用，比較不會導致身體失衡。

美國西南部著名的藥草師麥克‧摩爾（Michael Moore）曾說，單方草藥發揮微妙而深刻的作用。複方草藥會將這些微妙的作用削弱成朦朧的背景聲音，同時完整保留藥草的主要效果。折衷醫學派（十九世紀使用藥草的醫師）的文獻也強調利用藥草的微妙作用，並試圖用單方草藥處理一個人身上所有的問題。但是在實務操作上，他們往往還是得使用經過實證有效的複方草藥。

傳統中醫同樣仰賴複方草藥。某些特定的情況已有基本藥方，再根據個別需求調整成分。

配製藥方

不熟悉藥草醫學的人經常自製所謂的「土法」藥方，也就是把傳統上處理某種健康問題的藥草全部混在一起，以為非常有效。這種作法沒有將藥草能量學納入考量。根據能量學的原理，有些藥草效果會相輔相成，有些則是會互相抵消。因此，隨意混合藥草不一定能增強效果。

藥草配方與能量學

藥草能量學指的是藥草有能力將身體的能量推往特定方向。我們使用的能量學模型，奠基於六種組織狀態與六個發揮作用的大方向。在此不詳細介紹，僅說明基本概念。

第一，藥草以兩種主要方式影響代謝。解熱的藥草可降低過敏和高溫（發炎與發燒）。排寒的藥草可舒緩低敏與感冒（器官與組織活力不足）。解熱與排寒的藥草作用正好相反，這意味著它們會抑制彼此的藥效。既非解熱亦非排寒的藥草，我們稱之為「平性」藥草。

第二，藥草會影響體內的礦物質與液體。祛濕的藥草可治療凝滯與積水、排除過多液體、減輕腫脹、縮小腫脹的淋巴結，還能藉由排除水分使組織收縮緊實。潤燥的藥草可恢復萎縮組織的彈性與功能。這兩種藥草對身體組織發揮的作用正好相反，所以會互相抵消、抑制。可讓組織從凝滯或萎縮狀態恢復正常的藥草，我們稱之為「平衡」藥草。

　　第三，藥草會影響肌肉的鬆緊程度，例如放鬆身體可促進液體流動與分泌，收縮組織可以減緩液體流動與分泌。放鬆的藥草能緩解肌肉抽搐，藉由放鬆緊繃來改善能量與液體的流動。收縮的藥草則是可以收緊鬆弛的組織，減少液體流失。

　　最後，為身體提供養分、幫助身體自我療癒並恢復正常功能的藥草，我們稱之為「滋補」藥草。此類藥草不會將能量強力推往任何方向，但它們可能稍微偏排寒或偏解熱，或是稍微能夠潤燥或祛濕。

　　配製藥方的第一步，就是決定你希望藥方發揮哪一種主要能量：排寒或祛濕？解熱或潤燥？放鬆或滋補？以此類推。抓準大方向，把能夠發揮類似能量的藥草配成一副藥方。

身體系統與體質

　　除了考慮藥草的能量，配製藥方時也應考慮特定的器官與身體系統。藥草對身體的臟器與組織具有親和力，所以你可以針對特定的身體系統配製藥方，為身體的結構與功能提供助力。例如消化系統藥方、呼吸系統藥方、神經系統藥方，或是針對肝臟、心臟或大腦的藥方。

　　藥草的特性各不相同，也就是會以特定的方式影響身體的結構與功能。將特性相似的藥草放在一起可發揮綜合效應，使藥方發揮目標明確的

療癒作用。例如補強神經的藥方、利尿藥方、改善體質或清血藥方、保肝藥方等等。

相反地，若藥方裡的藥草會互相抵消能量與特性，這樣的藥方強調的不是治療而是滋補，它不會針對特定目標發揮作用，也不會把身體的能量強力推往任何方向。

著手配製藥方

我們以四項要素為基礎來配製藥方。一副藥方裡不一定都具備有這四項要素，但通常至少會有二至三項。這四項要素是主藥、輔藥、佐藥、引藥。

主藥 主藥是藥方裡發揮主要作用的藥草。如果你想配製一副以發揮能量為主要作用的藥方，可選擇一味能量很強的藥草。舉例來說，如果你想配製排寒藥方，可選擇辣椒或薑做為主藥。

你也可以從內臟的性質來選擇主藥。比如說，顧心臟的藥方可選擇歐山楂為主藥，保肝的藥方可選擇水飛薊為主藥。

藥草特性也是選擇主藥的考量之一。如果你想配製一副刺激利尿藥方，主藥可使用杜松果。若是幫助睡眠的藥方，可選擇啤酒花或黃芩為主藥。

主藥可能具備多種特性。舉例來說，歐山楂是有名的護心藥草，能對心臟發揮解熱與調理張弛的作用。以歐山楂為主藥的藥方既可減輕心臟發炎，又能調理或補益心臟。

你可以把主藥想像成藥方裡的國王，負責指揮其他藥草的行動。大致上，一副藥方裡只會有一味或兩味主藥。

輔藥 輔藥就像是國王的軍師。輔藥可能與主藥發揮類似的作用，或

是輔助增強主藥的作用。如果主藥欠缺你想要的效果，也可以用輔藥來「彌補」。前面提過的歐山楂護心藥方，可以用歐益母草做為輔藥來平緩心率。

佐藥　佐藥在藥方中屬於可加、可不加的藥材。佐藥有助於協調藥方的整體效果，是用來平衡或協調的藥草，可減少主藥的不良副作用。舉例來說，美洲鼠李容易引發腸道痙攣，若要抵消這種作用，藥方裡可加入抗痙攣的藥草，例如北美山梗菜。

佐藥也能用來中和主藥與／或輔藥的苦味。例如苦味藥方可加入光果甘草根，用光果甘草根的甜味減輕苦味。

傳統中醫幾乎都會在藥方裡添加佐藥。他們在藥方裡加入少量與主藥正好特性相反的藥草，目的是讓藥方更加平衡。也就是說，如果他們配製一副排寒藥方，會在裡面添加少許解熱藥草來中和主藥與輔藥的排寒特性。

引藥　引藥是催發藥性或加速藥效發揮的藥草。以西方藥草醫學的藥方來說，引藥通常是少量的芳香系或辛辣系藥草，例如辣椒或薑。約翰‧克里斯多福（John Christopher）幾乎在每一副藥方裡，都使用少量的北美山梗菜和辣椒做為引藥。傳統中醫則是常用光果甘草根和薑做為引藥。本書作者經常使用的引藥，是芳香系藥草。

決定比例　選定藥方裡的藥草之後，可參考以下的配藥比例：

一至二種主藥（每種藥草八至十六份）
二至四種輔藥（每種藥草四至八份）
〇至三種佐藥（每種藥草二至四份）

○至二種引藥（每種藥草一至二份）

藥草的「份數」單位是重量，所以一份可以是一毫克或一盎司（小藥方），也可以是一公斤或一磅（大藥方）。舉例來說，我們配製的藥方可能會是這個樣子：

主藥：八盎司

輔藥一：四盎司

輔藥二：四盎司

輔藥三：二盎司

佐藥一：二盎司

佐藥二：一盎司

引藥：一盎司

請仔細觀察第十二章提供的藥方範例，你會更加清楚如何依循這些原則配製有效的藥方。我們建議你用嘗藥的方式來調整藥方，就像厲害的廚師一定會一邊煮飯一邊嘗味道。你可以調整藥草比例來取得你想要的效果，也可以提升藥方的整體味道和吸引力。

決定劑量

學習判斷劑量，也是學習如何正確使用藥草的一環。藥草師使用的劑量範圍很廣，包括以「滴」計算的酊劑，以及近乎食材分量的散裝藥草。

正因如此，劑量（尤其是酊劑的劑量）在西方藥草醫學仍存有爭議。以大部分的常見酊劑來說，有些專業藥草師偏好高劑量（五毫升），有些

治療師習慣以滴為單位（一至五滴）。我們認為這兩種劑量都在藥草醫學中各有道理，所以在第十三章的某些藥草介紹中把兩種劑量都列了出來。

　　兩種作法均有理論基礎。低劑量的植物酊劑含有植物精華（能量特徵），正確服用能藉由未知的機制、以細微而強烈的方式發揮作用。高劑量藥草則是藉由化學成分影響生理與病理機制。

滴劑

　　雖然許多酊劑的服用都是以「滴」為單位，但這實在不是測量液體的好方法。一滴液體的體積，取決於滴管的大小、製作滴劑的方法、液體的密度與表面張力等因素。一毫升純水大約等於二十滴，一毫升純酒精大約等於六十滴，一毫升純植物甘油大約等於十二滴。酊劑大多使用水和酒精混合溶劑（水酒萃取）。標準的低酒精濃度酊劑（乙醇含量二十五至四十％）一毫升大約有二十二至二十八滴。若是高酒精濃度酊劑（乙醇含量八十至九十％），一毫升大約有三十五滴。體積差異，使得英格蘭在一八〇九年決定採用量滴（minim）做為「滴」的正式單位。量滴是以一種叫做量滴管（minimometer）的移液管測量出來的，管身上有刻度。一量滴等於61.611519921875微升。

　　其實以現代藥草醫學來說，知道一毫升等於幾滴或甚至一量滴有多少體積完全沒必要。只有在服用低劑量的（有毒）植物藥時，才需要知道精確的滴數。製作低劑量植物藥必須遵循正統的製作方式，劑量也必須遵循正統建議。我們習慣使用雷明頓（Remington）、伍德（Wood）等人合著的一九一八年版《美國藥譜》（The Dispensatory of the United States of America，暫譯），以及一八九八年版的《國王版美洲藥譜》。低劑量的滴劑植物藥通常會滴入大量的水裡，以茶匙為單位服藥，這會比直接服用滴劑更加安全。

成年人的服藥方式

這本書裡的複方與單方草藥，提供的都是成年人的標準劑量。購買市售的複方或單方草藥時，請假設瓶身上的建議劑量是以體重一五〇磅（約六十八公斤）的成年人為考量。

體重低於平均值或是對藥草與補充劑比較敏感的人，應減少服用劑量。體重較高或是對藥草與補充劑比較不敏感的人，應增加服用劑量。如果症狀比較嚴重，或是服用後效果不夠強，你也可以自己增加服用劑量。

一邊服藥一邊觀察身體反應，慢慢培養直覺，尤其是液態草藥。大致而言，身體可以承受它所需要的劑量（甚至會覺得味道不錯）。一旦服用的劑量已足夠，藥草的味道會隨之改變，你不會想服用更多劑量。（助消化的補藥是例外：你可能一開始很討厭藥草的苦味，但通常只要服用個幾天，你就會漸漸覺得可以忍受或甚至味道不錯。）

兒童的服藥方式

許多藥草師用年齡計算孩童的服藥劑量，其實用體重計算也很簡單，而且說不定更加準確。

克拉克法則（Clark's Rule），兩歲至十七歲

兒童的體重除以一五〇磅（約六十八公斤，一五〇磅是計算成年人劑量的預設體重），然後乘以成年人的服用劑量，就能算出兒童的服用劑量。

（兒童體重〔磅〕÷150）× 成年人劑量 ＝ 兒童劑量

如果成年人服用的酊劑劑量是五毫升，體重三十磅的兒童除以一五〇等於五分之一，五分之一乘以五毫升等於一毫升。

佛氏法則（Fried's Rule）兩歲以下

兒童的年齡（月份）除以一五○，再乘以成年人的劑量。

$$（兒童的月齡 \div 150）\times 成年人劑量 = 兒童劑量$$

如果成年人服用的酊劑劑量是兩毫升，一歲（十二個月）的孩童月齡除以一五○等於○‧○八，乘以兩毫升等於○‧一六毫升，這就是一歲孩童的劑量。

水和酒精混合溶劑製作的萃取液，通常一毫升約有二十五滴。○‧一六乘以二十五等於四，所以是一次的劑量是四滴。

預期效果

無須等太久就能看見效果。只要對症下藥，應可慢慢感受到改善，以下是幾個關於藥效的大原則。

如果是急性病症，最好的服藥方式是小劑量頻繁服藥，每隔十五分鐘至兩小時服藥一次。一到三小時內應可見效。

亞急性病症（subacute illness）指的是急症未獲治療，所以病症持續未斷。每隔二至四小時服藥一次，或是每日服藥四至八次。二十四至四十八小時內應可見效。

慢性病是持續一、兩個星期以上的病症。通常每日服藥二至四次。七至十天內應可看見部分改善。

退化性疾病會在身體最衰弱的時候出現。用藥策略與慢性病相似，不過需等一至三週才會有顯著的改善。

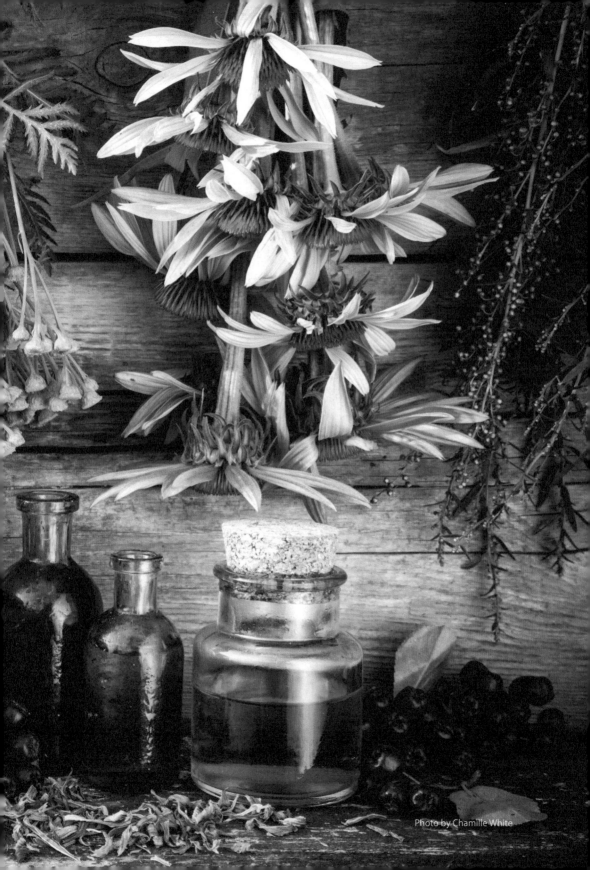

Photo by Chamille White

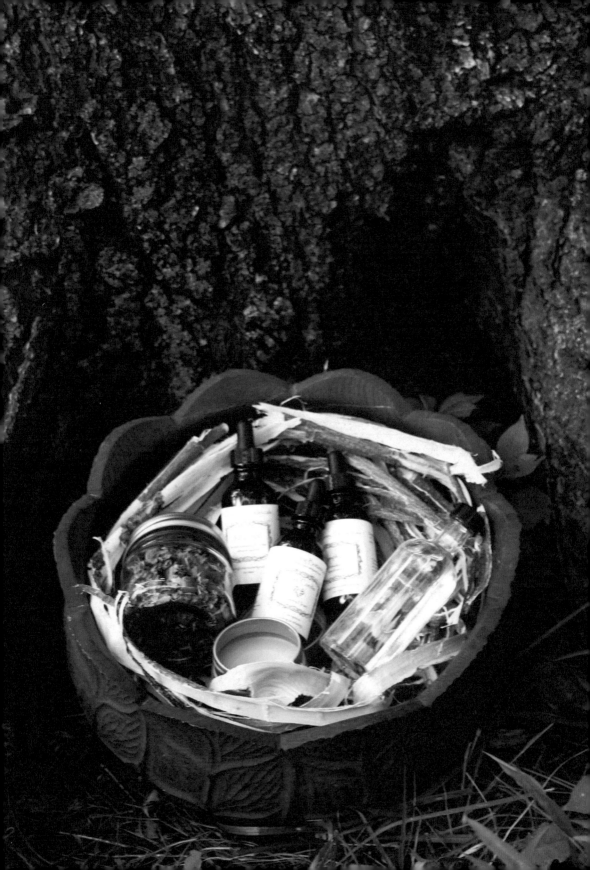

Chapter 12
藥方範例
推薦藥方

　　本章介紹的藥方範例，都是以第十一章的原則為基礎設計出來的。

　　閱讀藥方時，請注意「一份」可能是一液體盎司，也可能是一磅，端看你想要製作多少分量。嘗試這些藥方時，一開始先從一份等於一盎司的小分量開始嘗試。

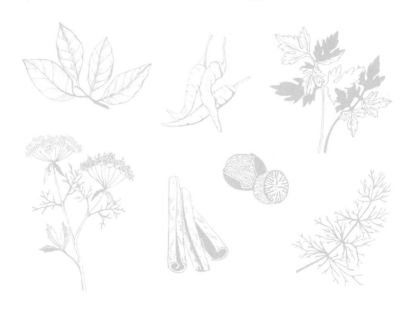

液體藥方

液體藥方是以浸泡的藥草茶、煎煮的藥草湯、酊劑、甘油劑和其他藥草液體配製而成。

抗過敏藥方

這個藥方能舒緩過敏反應，包括花粉熱、眼睛紅癢、流鼻水、耳朵疼痛等等。混合以下藥草：

四份小米草（主藥）

四份異株蕁麻葉（主藥）

二份一枝黃花（輔藥）

二份牛蒡（輔藥）

一份藏掖花（輔藥）

一份苦橙皮（引藥）

混合上述酊劑，或是以1：5的比例浸漬在五十％的酒精裡，也能以1：6製成甘油劑。

抗真菌藥方

這個藥方適用於口腔念珠菌感染，或是胃部或陰道的黴菌感染。

四份風鈴木（主藥）

二份牛至（輔藥）

一份松蘿（輔藥）

一份靈芝（佐藥）

一份黑胡桃（佐藥）

半份百里香（引藥）

混合上述酊劑，或是以1：6的比例製作成甘油劑。

抗菌漱口藥水

這是一個簡易的抗菌漱口藥水藥方，混合以下藥草：

一份沒藥樹脂（主藥）

一份蠟楊梅根皮（輔藥）

四分之一份丁香花苞（引藥）

以1：6的比例製作甘油劑。做好的甘油劑與相同分量（體積）的狹葉紫錐菊根酊劑混合。

抗菌漱口水

這是一個自製抗菌漱口水的藥方。

二份胡椒薄荷（佐藥）

一份沒藥（主藥）

一份狹葉紫錐菊根（輔藥）

半份百里香（輔藥，可省略）

混合上述酊劑，或是以1：5的比例浸漬在五十％的酒精裡。在混合

酊劑裡加入相同分量的甘油，然後每四盎司滴入一滴胡椒薄荷精油。

抗痙攣酊劑

這副藥方可外用放鬆肌肉痙攣、舒緩疼痛，也可在出現感冒或流感前兆時內服。

一份北美山梗菜（主藥）

一份辣椒（輔藥）

半份黑升麻（輔藥）

半份藍升麻（輔藥）

半份美洲花椒（輔藥）

半份丁香（引藥）

用酒精度數一百（100-proof）[5]的酒精，以1：5的比例製作成酊劑，然後浸漬十四天。這個藥方也可以用〈密封滾煮〉法製作成甘油劑。

抗病毒藥方

抗病毒藥草通常只能對抗同一種病毒，而這個藥方對抗的是流感病毒。

四份黃芩（主藥）

三份貫葉澤蘭（輔藥）

二份光果甘草（佐藥）

---

5. 在酒精度量中，proof是一種用來表示酒精濃度的度量單位，其中100-proof酒精指的是酒精含量為50%（一半）。請注意，不同國家或地區可能使用不同的酒精度量標準，所以在特定情況下可能需要進一步確認該單位所代表的含酒精量。——編註

二份紅根（輔藥）

一份歐洲山芹（輔藥）

一份菘藍（輔藥）

混合上述酊劑，或是以1：5的比例浸漬在五十％的酒精裡。每隔一小時搭配薑茶服用六十滴（兩毫升）。

開胃消化藥方

這副藥方可在胃口不佳或消化不良時刺激消化液分泌。混合以下藥草：

二份西洋蒲公英根（主藥）

二份橙皮（主藥）

一份歐白芷（輔藥）

半份小豆蔻（佐藥）

半份大茴香（佐藥兼引藥）

你可以再加半份歐洲黃龍膽做為輔藥（味道會變苦，但可提升藥效），也可以加一份胡椒薄荷做為輔藥兼佐藥，改善藥方的味道。

混合上述酊劑，或是以1：5的比例浸漬在五十％的酒精裡。

基本清血藥方（改善體質）

這是基本的清血或改善體質藥方，適用於突然爆發的皮膚問題、肝臟問題與一般性的排毒。混合以下藥草：

四份牛蒡（主藥）

四份紅花苜蓿（主藥）

二份西洋蒲公英根（輔藥）

二份皺葉酸模（輔藥）

一份毛蕊花（輔藥）

一份巴西利（輔藥）

半份北美山梗菜（引藥）

半份薑（引藥）

混合上述酊劑，或是以1：5的比例浸漬在五十％的酒精裡，也能以1：6製成甘油劑。

支氣管發炎與鼻塞藥方

二份光果甘草（主藥）

二份野生黑櫻桃（主藥）

一份阿密茴（輔藥）

一份北美山梗菜（輔藥）

這個藥方對於氣喘以及在痙攣性咳嗽時舒緩支氣管，效果都很好。用五十％的酒精以1：5的比例製作成酊劑。

兒童萬用藥方

這副藥方與成年人的〈萬用藥方〉和〈急用藥方〉效果相同，只不過是兒童版，適用於感冒、流感、發燒、喉嚨痛、胃部不適與其他急症。有

抗病毒、退燒、刺激消化與循環的功效。比起成年人版的〈萬用藥方〉和〈急用藥方〉來說，藥性較弱。若鼻塞嚴重，可搭配服用底下的〈咳嗽糖漿〉藥方。

一份西洋蓍草（主藥）

一份西洋接骨木花（主藥）

一份胡椒薄荷（佐藥兼引藥）

這副藥方最適合密封滾煮製成甘油劑。也可以做成糖漿、酊劑或浸泡藥草茶。亦可添加以下任何一味藥草。

半份洋甘菊（消化、神經與消炎的輔藥）

半份香蜂草（抗病毒的輔藥，調味的佐藥）

半份西洋接骨木漿果（抗病毒的輔藥，調味的佐藥）

半份貓薄荷（消化與退燒的輔藥）

出現感冒或流感前兆時，可服用這副藥。每隔十五至二十分鐘服用一次，劑量不用多，搭配大量開水。

所羅門的印章雪莉酒藥方

這是一副滋補藥方，對消化與消炎有幫助。

二份所羅門的印章根（主藥）

二份大車前草葉（輔藥）

一份野生黑櫻桃樹皮（輔藥）

一份洋甘菊花（輔藥）

半份歐洲黃龍膽根（輔藥）

半份薑（引藥）

以1：8的比例加入雪莉酒（酒精濃度二十％的加烈葡萄酒），煮沸之後從爐火上移開，蓋上蓋子靜置冷卻。冷卻後倒入玻璃罐，浸漬三週。濾掉藥渣，冷藏保存。三餐飯後服用一至二盎司，每日服用三次。

大衛・溫斯頓的焦慮藥方

這是由大衛・溫斯頓（David Winston）設計的藥方，治療一般性的焦慮症狀效果極佳。微調藥方亦可舒緩其他緊張症狀，說明如下：

二份假馬齒莧（主藥）

二份歐益母草（主藥）

二份新鮮燕麥粒（佐藥）

一份藍花馬鞭草（輔藥）

一份遠志（輔藥）

如果夜裡腦袋停不下來，可在藥方裡加兩份西番蓮。如果肌肉緊繃或痙攣，或是想要亂發脾氣，可加一份黃芩。

大衛・溫斯頓的消化藥方

這也是大衛・溫斯頓設計的藥方，是味道宜人的廣效型消化藥方，使用苦味系藥草。可促進消化、吸收與排泄，適合各種消化功能方面的問題。

二份西洋蒲公英根（主藥）

一份橙皮（輔藥）

一份歐白芷（引藥）

一份朝鮮薊葉（輔藥）

混合上述酊劑，或是以1：5的比例浸漬在五十％的酒精裡。

大衛‧溫斯頓的情緒藥方

這個簡單的藥方適用於季節性的情緒波動，能夠展現藥草之間的綜效。

一份香蜂草（主藥）

一份聖約翰草（主藥）

混合上述酊劑，或是以1：5的比例浸漬在五十％的酒精裡。

西洋接骨木漿果糖漿

摘採新鮮西洋接骨木漿果，盡量把莖摘除乾淨。漿果放在托盤裡，倒入剛好能覆蓋盤底的水量。以中小火加熱漿果。漿果開始冒出蒸氣時，把漿果打碎，釋出果汁。使用手持式攪拌器可打出更多果汁。用乳酪紗布或果凍袋濾掉漿果渣。測量一下果汁的量，加入等量的蜂蜜。倒入容量一品脫的玻璃罐，放置在水裡滾煮十五至二十分鐘（隨海拔高度調整）。關火後，蓋上消毒過的金屬瓶蓋，靜置冷卻，密封保存。保存期限一年，冷藏可保存超過一年。可當成鬆餅糖漿使用，也可以在感冒、咳嗽或病毒感染時服用。

火焰蘋果醋

這是適合治療感冒與流感的藥草醋。這最初是蘿絲瑪莉‧葛萊斯塔設計的藥方。請準備以下材料：

半杯新鮮辣根，磨成泥（主藥）

一顆中等大小洋蔥，切碎（輔藥）

半杯生薑，磨成泥（主藥）

四分之一杯大蒜，搗碎（主藥）

兩支墨西哥辣椒，切碎（引藥）

一顆檸檬（連皮帶果汁）（佐藥）

二湯匙乾燥迷迭香葉（佐藥，可省略）

將所有藥草放進玻璃罐中，倒入生蘋果醋。罐口先墊一張蠟紙或烘焙紙，再鎖上瓶蓋。將玻璃罐放在陰涼處，每天搖晃，持續四週。濾掉藥渣，加入蜂蜜調味，然後重新裝瓶。可治療感冒或流感，一次服用兩湯匙，每日最多可服用八次。

大蒜檸檬藥方

這是一副簡單又有效的感冒與呼吸道感染藥方。味道很讚，別被名字騙了。一顆檸檬去掉最外層的黃皮，留下內層的白皮。切成四等分，放進果汁機。加入一至二瓣大蒜、八分之一至四分之一杯蜂蜜或純楓糖漿、一夸脫水。攪拌到質地滑順，濾渣後即可飲用。每次飲用半杯至一杯，一整天都可以喝。

溫和纖維軟便藥方

這副藥方使用散裝藥草製作，是溫和的通便劑，可調理並改善結腸功能。

一份洋車前子殼（主藥）

一份現磨亞麻籽（主藥）

一份三果實粉（佐藥）

視需要服用一至三茶匙，攝取纖維。做好之後冷凍或冷藏保存，防止亞麻籽的油脂變質。

胃腸感染與驅蟲藥方

這副藥方可處理嚴重的腸道菌群失衡與阿米巴感染。

四份伏牛花（主藥）

二份黑胡桃（主藥）

一份印度苦楝（輔藥）

一份木餾油灌木（輔藥兼引藥）

一份木瓜籽（輔藥）

一份茴香（佐藥）

混合上述酊劑，或是以1：5的比例浸漬在五十％的酒精、十％甘油與四十％的水裡。每日服用三次，每次服用五至十毫升。

神奇薑汁藥方

用蔬菜榨汁機榨取生薑汁。薑汁與甘油（或蜂蜜）等量混合，加入相當於總量四分之一的白蘭地或香料蘭姆酒。如果你加了一杯甘油，就加四分之一杯的白蘭地。這副藥方對於舒緩胃部不適、感冒與流感都很有效。注意：樹脂會沉澱到玻璃罐底部。這副藥方之所以有效，是因為生薑具有乾薑沒有的消炎效果。

快樂藥方

這副藥方非常適合用來紓解壓力與壓力引發的憂鬱。

四份合歡樹皮（主藥）

二份黃芩（現做酊劑）（主藥）

一份神聖羅勒（輔藥）

一份歐山楂葉與歐山楂花（佐藥）

一份玫瑰花瓣（佐藥）

混合上述酊劑，每日服用三次，每次一至四毫升。

萬用藥方

萬用藥方是山繆爾·湯姆森（Samuel Thomson）設計的藥方，目的是「清潔腸道，消除黏液」。可暢通鼻塞、祛痰、刺激循環，大部分的急症都適用。製作方法是混合以下的藥草粉：

四份伏牛花根皮粉（主藥）

二份白松樹皮粉（輔藥）

一份薑粉（輔藥）

半份丁香粉（引藥）

半份辣椒粉（引藥）

浸泡成藥草茶，一杯水使用一至二公克（四分之一至二分之一茶匙）藥草粉。有感冒、流感、盜汗、鼻塞等症狀時可飲用。

咳嗽糖漿（祛濕）

咳嗽帶濃痰且有大量鼻水，服用這副藥方可祛痰、暢通鼻塞。與〈兒童萬用藥方〉搭配服用效果極佳。混合以下藥草：

二份野生黑櫻桃樹皮（主藥）

二份白松樹皮（主藥）

一份穗甘松（輔藥）

一份土木香（輔藥）

一份北美聖草（輔藥）

一份光果甘草根（佐藥）

半份百里香（引藥）

半份肉桂（引藥）

以上混合藥草也可以用1：6的比例製作成甘油劑或糖漿，或是用四十％的酒精以1：5的比例製作成酊劑。

咳嗽糖漿（潤燥）

無痰乾咳的時候，這副藥方可濕潤肺部，幫助排出被卡住的痰。

二份毛蕊花（主藥）

二份藥蜀葵（主藥）

二份大車前草（主藥）

一份光果甘草（輔藥）

半份柳葉馬利筋根（輔藥，可省略）

半份北美山梗菜（佐藥兼引藥）

這副藥方煎煮成藥草湯效果最好，也可以用1：6的比例製成糖漿或甘油劑。

急用藥方（萬用藥方調整版）

急用藥方是調整版的萬用藥方，設計者是愛德華‧麥羅‧米勒（Edward Milo Millet）。功效包括減少黏液、刺激循環、暢通鼻塞、對抗感染等。

混合以下藥草：

四份伏牛花根皮（主藥）

二份白松樹皮（輔藥）

一份北美黃蓮或沒藥樹脂（佐藥）

一份北美山梗菜或藍色馬鞭草或貫葉澤蘭（佐藥）

一份薑（輔藥）

半份丁香（引藥）

半份辣椒（引藥）

這副藥方最適合在密封狀態下以文火燜煮製成甘油劑，但是也可以泡

成藥草茶飲用，就像〈萬用藥方〉一樣。感冒、流感、喉嚨痛、呼吸道阻塞、初期感染和其他急症。這副藥方也能用來濕敷蚊蟲叮咬、螫傷和小傷口。若以一夸脫的水兌兩公克（半茶匙）藥草，可做為灌腸劑。

礦物質補充劑

這副藥方富含礦物質，可強健體內組織。混合以下藥草：

八份異株蕁麻葉（主藥）

四份紫花苜蓿（輔藥）

二份紅覆盆莓（輔藥）

二份燕麥稈（輔藥）

一份藥蜀葵（輔藥，可省略）

一份問荊（輔藥）

一份橡樹皮（輔藥）

以上藥草用蘋果醋浸泡兩小時之後，以1：4的比例加水，小火滾煮至體積減半。然後加入：

半份胡椒薄荷（引藥）

半份洋甘菊（引藥）

關火之後靜置三十分鐘，濾掉藥渣，每天喝一至四杯。

這副藥方可以做成甘油劑，小火滾煮至少三十分鐘，萃取出藥草裡的礦物質；也可以用醋製作成萃取液。補充礦物質的藥草不適合做成酊劑。

歐夏至草咳嗽糖漿

將一盎司乾燥歐夏至草或是一小把新鮮歐夏至草葉放入一品脫的水裡，滾煮成藥草湯。小火滾煮二十分鐘，收乾至大約一杯的量，濾掉藥草渣。藥草湯加入兩杯蜂蜜或一杯蜂蜜，以及一杯深棕色粗糖、一顆萊姆汁與半杯白蘭地。存放在蔭涼的地方。如有需要，每次服用一至二茶匙。

免疫力藥方

這副藥方提振免疫力既快速又有效。

四份紫錐菊（主藥）
二份貫葉澤蘭（輔藥）
一份黃耆（佐藥）
一份奧沙（引藥）

混合上述酊劑，或是以 1：5 的比例浸漬在五十％的酒精裡。急性感染時，每小時服用三十滴（一毫升），症狀緩解後每天服用三次，每次三毫升，持續一週。

免疫力糖漿

這副藥方是美味的糖漿，大人小孩都能服用，可增強免疫系統。混合以下藥草：

一份黃耆（主藥）
一份西洋接骨木漿果（主藥）
半份野生黑櫻桃樹皮（有解熱效果，抑制伴隨過敏或皮膚蒼白的咳

嗽，可省略）

半份白松樹皮（排寒的鼻塞暢通劑和祛痰劑，可省略）

半份光果甘草（輔藥，舒緩黏膜、抗病毒）

混合上述藥草，再以1：5的比例加入蜂蜜與水各半的溶劑裡，做成糖漿。這副藥方也能以1：6的比例製成甘油劑，或是以密封文火燜煮的甘油劑（六十％甘油，四十％水）。若做成糖漿，完成後應冷藏保存。

消炎藥方

大部分的結構性疼痛都是發炎造成的，這副配方能處理發炎問題。

四份所羅門的印章（主藥）

二份乳香（輔藥）

二份薑（最好是生薑汁）（引藥）

一份川續斷（輔藥）

一份黑胡椒（佐藥）

一份山金車（引藥兼主藥；高血壓患者禁用）

混合上述酊劑，每天服用三次，每次三至五毫升。

保肝藥方

這是一個基本保肝藥方，可刺激膽汁流動，而且可以保護肝臟。

八份水飛薊（主藥）

四份西洋蒲公英根（主藥）

二份朝鮮薊葉（輔藥）

一份北美流蘇樹皮（輔藥）

一份紅根（佐藥）

一份野生山藥（佐藥）

一份薑黃（引藥）

混合上述酊劑，或是以1：5的比例浸漬在五十％的酒精裡，也能以1：6製成甘油劑。

淋巴暢通藥方

這副藥方適用於淋巴結腫脹、喉嚨痛、經常耳痛、慢性鼻塞，可幫助淋巴結消腫、對抗感染、促進淋巴暢通。

二份紅根（主藥）

二份紫錐菊（主藥）

一份毛蕊花（輔藥）

一份北美山梗菜（輔藥）

半份西洋蓍草（輔藥）

半份金盞花（輔藥）

混合上述酊劑，或是以1：5的比例浸漬在五十％的酒精裡，也能以1：6製成甘油劑。

紓壓藥方

這是一副有效的紓壓、舒緩緊張與恐慌的藥方。

四份黃芩（現做酊劑）（主藥）

二份藍花馬鞭草（輔藥）

二份歐益母草（輔藥）

一份歐白頭翁（引藥）

混合上述酊劑。焦慮發作時，每隔十分鐘服用一毫升。每天服用三至
四次、每次一至三毫升，可舒緩急性壓力反應，亦可幫助睡眠。

止痛藥方

這副藥方結合中樞性止痛藥以及抗痙攣和催眠止痛藥。雖然不能解決
疼痛的根源，但是能幫助你撐過疼痛。

四份延胡索（主藥）

一份毒魚豆（輔藥）

混合上述酊劑，視需要一次服用一至五毫升。

孕期藥草茶

這副藥方有助於維持孕期健康，使生產過程更加順利。孕期每日服
用，可調理子宮、減輕孕吐。

二份紅覆盆莓（主藥）

二份異株蕁麻（輔藥）

二份紫花苜蓿（佐藥）

一份胡椒薄荷（引藥，可省略）

製作標準藥效的藥草湯，每天飲用一夸脫。

溫和利尿劑

這副藥方的效果不像〈強烈利尿劑〉藥方那麼刺激。它比較溫和，也比較適合孩童。這副藥方亦適用於發炎和受到刺激的腎臟與尿道，還能暢通淋巴。混合以下藥草：

四份拉拉藤（主藥）

四份異株蕁麻葉（主藥）

二份西洋蒲公英葉（輔藥）

二份紅花苜蓿（輔藥）

二份一枝黃花（輔藥）

一份玉米鬚（輔藥）

最好的作法是泡成濃茶，但也可以製成甘油劑或糖漿。

強烈利尿劑

這副藥方可刺激腎臟製造更多尿液、消除水腫，也可對抗尿道發炎。請勿長期服用。

二份杜松果（主藥）

二份熊果（主藥）

一份巴西利（輔藥）

一份西洋蒲公英葉（輔藥）

一份伏牛花（輔藥）

混合上述酊劑，或是以1：8的比例製成甘油劑。

潤喉藥方

混合以下藥草：

二份光果甘草（主藥）

一份藥蜀葵根（輔藥）

半份綠薄荷或胡椒薄荷（佐藥，可省略）

泡成藥草茶或製成甘油劑，可舒緩喉嚨痛與喉嚨不適。對乾咳亦有效果。

尿道炎藥方

這副藥方對舒緩單純的膀胱炎效果不錯，但不適合長期服用。

三份杜松果（主藥）

一份伏牛花（輔藥）

一份光果甘草（佐藥）

混合上述酊劑，或是以1：5的比例浸漬在五十％的酒精、十％的甘油與四十％的水裡，也能以1：6製成甘油劑。每日服用三次，每次五毫升。

其他藥方

以下的藥方包括外用藥、藥膏、滴耳液和其他比較特別的藥物。

基本藥膏

這款基本藥膏可舒緩輕微的皮膚搔癢與傷口，可加快組織再生。

二份康復力葉（主藥）

一份金盞花與／或西洋蓍草（輔藥）

一份大車前草（輔藥）

一份沒藥（增加殺菌效果的輔藥，可省略）

用橄欖油、杏仁油或其他優質的不揮發油萃取上述藥草十二至二十四小時。濾掉藥草渣。加入蜂蠟，比例是每八盎司的油加入一盎司蜂蠟。參考第八章的〈藥膏〉製作方式。

基本敷劑藥方

這是製作敷劑基底的藥方，混合以下藥草：

一份大車前草粉（主藥）

一份金盞花粉（主藥）

用水或蘆薈汁浸濕藥草粉，直接外敷。也可以添加以下藥草。

若是要收縮蚊蟲叮咬與螫傷的腫脹，可添加：

一份白橡木樹皮（主藥）

若是要殺菌，可添加：

半份紫錐菊（輔藥）

半份伏牛花（輔藥）

半份北美山梗菜（引藥）

若要增加吸出效果（如吸出膿血、碎片與消除感染），可添加以下的其中一味輔藥：

二份活性碳或細黏土（Redmond品牌或其他膨潤土；也可以用加了水的膨潤土做為浸濕基底藥草粉的液體）

二份新鮮鈴蘭葉，搗碎

二份康復力根粉

以松樹脂酊劑浸濕基底藥草粉

若要加強止血效果，可在基底中添加以下藥草：

一份西洋蓍草（輔藥）

大蒜毛蕊花滴耳油

這副藥方對緩解耳朵痛非常有效。毛蕊花的花朵有舒緩與鎮痛的效果，大蒜則是可以對抗感染。

摘下毛蕊花的花朵塞進玻璃罐（花朵不要清洗），接著倒入橄欖油。搗碎幾瓣大蒜，放入另一個玻璃罐，同樣倒入橄欖油。兩個玻璃罐都浸泡兩週，濾渣後，兩罐油以1：1的比例混合裝瓶。

這款滴耳油也可添加聖約翰草的花朵，可增強舒緩疼痛的效果。

痔瘡栓劑

這副藥方是治療痔瘡的栓劑。將以下藥草與足夠的可可脂混合，揉製成小指第一段關節大小的藥丸。待藥丸冷藏變硬之後即可使用。

一份白橡木樹皮粉（主藥）
一份康復力根粉（輔藥）
半份北美黃蓮粉（輔藥）
半份二蕊紫蘇（輔藥，可省略）
半份薰衣草花粉（引藥，可省略）

洗眼液

這副藥方可治療結膜炎和其他眼睛感染。混合以下藥草：

四份小米草（主藥）
二份伏牛花根皮（輔藥）
二份北美黃蓮（輔藥）
二份紅覆盆莓（輔藥）
一份辣椒（引藥，可省略）

浸泡成藥草茶，用洗眼杯沖洗眼睛。也可以像眼藥水一樣用滴的（加入 Nature's Sunshine 品牌的 Silver Shield 或 Auqa Sol Silver 等銀補充劑防止腐壞）。這個藥方也能用來濕敷。

藥草鼻吸劑

這副鼻吸劑藥方可暢通鼻竇阻塞、消除鼻竇感染。混合以下藥草：

一份北美黃蓮根粉（主藥）

一份伏牛花根皮粉（主藥）

藥草牙粉

混合以下藥草：

一份白橡木樹皮（主藥）

一份土木香（輔藥）

半份百里香（引藥，可省略）

半份沒藥粉（引藥，可省略）

撒些許牙粉在手掌心，用浸濕的牙刷頭沾取牙粉刷牙。

藥油

這款浸泡藥草的藥油是對抗皮膚感染的良方。皮膚乾燥、乾裂、濕疹、牛皮癬與紅疹，均可使用。

二份光果甘草（主藥）

一份金盞花（輔藥）

葡萄籽油與酪梨油1：1混合為溶劑，藥草與溶劑以1：4的比例小火萃取。濾掉藥草渣之後，加入荷荷巴油，荷荷巴油應占最終體積的二十五％。

鎮痛搽劑

搽劑用來舒緩痙攣、發炎，以及與長期結構性發炎有關的淋巴阻塞非常有效。

四份北美山梗菜（主藥）

二份紅辣椒（主藥）

一份山金車（輔藥）

一份美洲商陸（輔藥）

一份曼陀羅籽（引藥，可省略）：僅供外用，內服有毒。

浸漬兩週，或是以濃度九十一％的消毒酒精滲漉萃取。

每盎司加入五滴樟樹精油與冬青精油。

警語：曼陀羅是這副藥方裡的一味強效藥，鎮痛效果極佳。但是曼陀羅若是內服，毒性很強。**一定要放在小孩拿不到的地方**。每次塗抹的皮膚面積不可超過一平方英尺（約929平方公分）[6]。美國有些州禁止種植曼陀羅，可能也禁止使用曼陀羅。請先確認你的居住地能否合法使用曼陀羅。

呼吸道暢通藥油

混合以下藥草：

一湯匙不揮發油

七至八滴精油，以下任何一種都可以：藍桉、迷迭香、百里香、松樹、

---

6. 約30cm X 30cm大小的面積。——編註

乳香與／或白千層

用藥油按摩背部與胸口，手法是從背部開始，經過肋骨來到胸骨。這有助於舒緩咳嗽與阻塞。喉嚨痛也有效，用藥油輕輕頸部即可。

玫瑰水乳液

用平底鍋融化以下原料：

四份葡萄籽油

一份芒果脂

一份乳化劑（參考第八章的〈乳液〉說明）

融化後，靜置冷卻至室溫。用果汁機或手持式攪拌器一邊攪拌，一邊加入四份玫瑰純露。攪拌後，每一一〇毫升（四盎司）加入一滴迷迭香精油，每二四〇毫升（八盎司）加入一毫升維生素E油。

陰道感染栓劑

這副藥方有助於陰道感染。將以下藥草與足夠的可可脂混合，揉製成小指第一段關節大小的藥丸。待藥丸冷藏變硬之後即可使用。

二份北美黃蓮粉（主藥）

一份大車前草粉（輔藥）

一份薰衣草花粉（輔藥）

一份金盞花粉（輔藥，可省略）

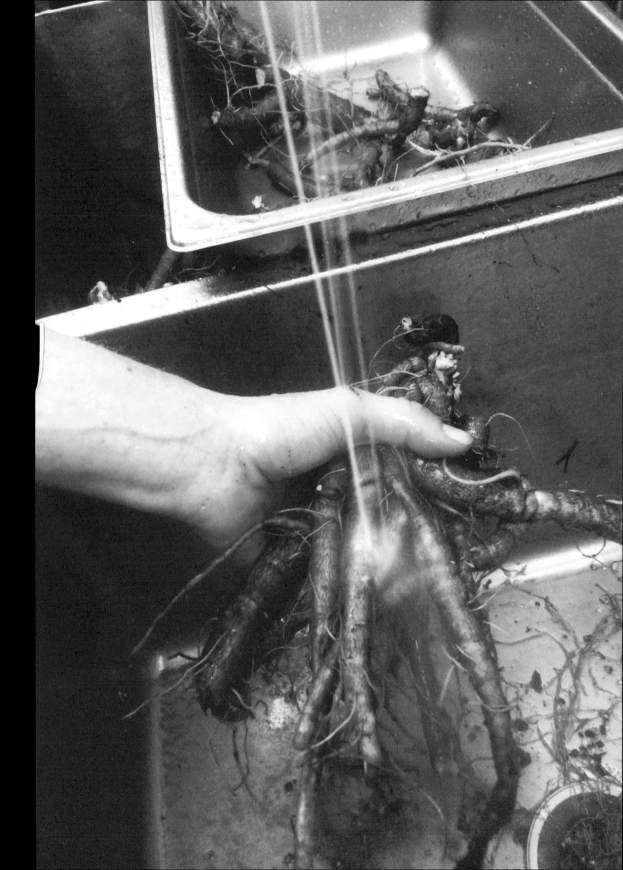

Chapter 13

單方草藥
單方草藥的製作與應用

　　本章提供兩百三十五種藥草的製作與應用方式，包括每一種植物的能量屬性、功效和警語。此外，也列出幾家販售散裝藥草的主要商家。

　　請將本章建議的藥方當成製作草藥的入門磚，然後自己放膽做實驗。

巴西莓（Açaí）

學名：*Euterpe oleracea*

如同其他漿果，巴西莓富含抗氧化劑，能幫助細胞對抗可能會導致心臟病、糖尿病與癌症等慢性病的損傷。巴西莓含有維生素 A、鈣、鐵、必需脂肪酸（omega-9）、花青素（抗氧化劑）與植物固醇。《農業與食品化學期刊》（*Journal of Agricultural and Food Chemistry*）刊登過一項二〇〇八年的研究，證實巴西莓的抗氧化劑含量高於黑莓、藍莓、草莓與覆盆莓，低於紅酒和紅石榴汁。

警語：無已知危險。

能量：解熱、滋補。

功效：消炎、抗氧化、富營養價值。

購買：Mountain Rose Herbs、Starwest Botanicals

劑型

新鮮或乾燥巴西莓：每天服用二至三次，每次一把。

膠囊：一千五百毫克，每天一至二次，與食物一起服用。

藥草粉：一至五公克，每天一至二次，與食物一起服用。

果汁：一至四盎司，每天一至二次，與食物一起服用。

龍芽草（Agrimony）

學名：*Agrimonia eupatoria*

龍芽草是一種收斂劑，有助於停止血尿與腹瀉，亦可改善小便混濁、發臭與尿失禁。龍芽草可對神經系統發揮能量，幫助舒緩情緒緊張。看一下它

做為花藥的適應症，就知道它的功效：能幫助隱藏內心痛苦強顏歡笑的人。個性緊張、壓力大、但表面上溫和開朗的人，可服用龍芽草。龍芽草是尿道良方，可治療尿道感染與膀胱炎。對傳統中醫所說的肝氣鬱結也有幫助，肝氣鬱結在美國人身上很常見。肝氣鬱結與內在阻抗、憤怒和沮喪有關，這會限制血液流向肝臟，導致脈管緊繃、僵硬。龍芽草可使血液順暢流入肝臟，有助於放鬆和適應生活步調。

警語：無已知危險。

能量：祛濕、放鬆。

功效：消炎、收斂、止血、外敷治傷。

適應症：羅拉・湯瑪斯（Rolla Thomas）認為龍芽草可治療泌尿系統肌肉無力，小便濃稠。改善黏膜彈性。

購買：Frontier Herbs、Mountain Rose Herbs、Starwest Botanicals、Stony Mountain Botanicals

劑型

標準藥草茶：每天服用一至四次，每次四至八盎司。

酊劑：新鮮葉子（1：2，95%酒精）；乾燥葉子（1：5，50%酒精）。每天服用三次，每次五滴至三毫升（0.6茶匙）。

甘油劑：乾燥葉子（1：6）。每天服用三次，每次四分之一至一茶匙。

外用：治療皮膚紅疹，可視需要使用藥膏。也可泡濃濃的藥草茶或煎煮成藥草湯濕敷，一日數次。

紫花苜蓿（Alfafa）

學名：*Medicago sativa*

紫花苜蓿有藥草之王的稱號，人類應用紫花苜蓿的歷史悠久。根部可長到三十至六十英尺（約9-18公尺），吸收到其他植物吸收不到的礦物質與水分。也因此紫花苜蓿富含維生素、礦物質、微量礦物質與其他營養素。微量礦物質不足會影響腦下垂體，這或許是紫花苜蓿的珍貴之處。有溫和的改善體質與清血功效，被用來治療關節炎、食欲不振、身體虛弱、礦物質不足。紫花苜蓿與胡椒薄荷一起泡成藥草茶，可舒緩消化問題。

警語：紫花苜蓿含有刀豆胺酸（canavanine），這是一種非蛋白胺基酸，會在猴子身上觸發類似狼瘡的症狀。人類身上也曾發生過幾例，因此狼瘡患者禁用。

能量：潤燥、滋補。

功效：抗凝血（稀釋血液）、苦味系、催乳、礦化劑、富營養價值。

購買：Bulk Herb Store、Frontier Herbs、Mountain Rose Herbs、San Francisco Herb Company、Starwest Botanicals、Stony Mountain Botanicals

劑型

新鮮藥草：紫花苜蓿芽可加入各種食物，每天食用。

南方煎煮法：每天服用一至二次，每次一杯。

酊劑：酒精不適合萃取礦物質，因此酊劑極為少見。

散裝藥草粉、膠囊與錠劑：每天服用二至三次，每次一千至四千毫克。

甘油劑：乾燥葉子（1：6）。每天服用三次，每次二至十毫升（0.4-2茶匙）。

蘆薈（Aloe Vera）

學名：*Aloe vera,* syn. *A. barbadensis*

蘆薈汁與蘆薈凝膠的原料，都是蘆薈葉的內層果肉。蘆薈對於受刺激的皮

膚與黏膜、燒燙傷，和其他組織損傷舒緩效果極佳。

全葉蘆薈的蘆薈汁能鞏固免疫系統，對抗關節炎、愛滋病、癌症和其他退化性疾病。

蘆薈凝膠外用可舒緩燒燙傷與皮膚刺激。大量使用並維持皮膚濕潤，效果最佳。新鮮的蘆薈效果最好。蘆薈很容易種植，家裡種一株，燒燙傷時可隨時取用。

葉子外層含有蒽醌苷，這是一種強效通便劑和刺激性瀉藥。榨取蘆薈汁與蘆薈凝膠時，應將葉子外層濾掉。

警語：有些藥草師建議孩童、老人和孕婦不宜飲用蘆薈汁，但這指的應該是葉子外層（強效清腸），或是濃縮蘆薈草藥。稀釋的蘆薈果肉汁是溫和無害的療方。

能量：解熱、潤燥。

功效：消炎、殺菌、舒緩（黏膠系）、潤膚、刺激排泄、通便（清腸）、鎮靜、外敷治傷。

適應症：燥熱症狀、曬傷、腸道炎症、胃輕癱（胃下垂）。

購買：Frontier Herbs、Mountain Rose Herbs、Starwest Botanicals、Stony Mountain Botanicals

劑型

新鮮草藥：剝開新鮮蘆薈葉，露出膠狀果肉，直接外敷。

膠囊（葉）：葉子萃取物二五〇至四五〇毫克，每天服用可清腸通便。不宜長期服用。

蘆薈汁（限果肉）：每天服用一至四盎司。

外用：視需要外敷蘆薈汁或蘆薈凝膠。

穿心蓮（Andrographis）

學名：*Andrographis paniculata*

穿心蓮促進身體抗病毒、抗菌、增強免疫的效果很好。穿心蓮萃取物已證實能對金黃色葡萄球菌、綠膿桿菌、普通變形桿菌、志賀氏菌、大腸桿菌發揮輕微的抑制作用。此外，穿心蓮萃取物也被證實能抑制脂質過氧化和發炎。阿育吠陀療法用它來治療腹瀉、消化不良、膽汁不足、肝炎、肺炎、扁桃腺炎、感冒、鼻竇感染和流感。現代藥草醫學用它來治療腸道寄生蟲、感冒、流感和肝炎。有臨床研究發現，服用穿心蓮三個月的病患罹患感冒的機率，是安慰劑組的二分之一。

警語：孕婦和哺乳中的母親禁用。

能量：解熱、祛濕。

功效：消炎、抗菌、苦味系、利膽、解熱、促進免疫。

劑型

標準藥草茶：每天服用三至四次，每次半杯。多數人覺得味道不佳，難以入口。

酊劑：乾燥葉子（1：5，50% 酒精）。每天服用三至四次，每次一至四毫升（0.2-0.8 茶匙）。

甘油劑：乾燥葉子（1：8）。每天服用三至四次，每次五至十毫升（1-2 茶匙）。

膠囊：每天服用三次，每次五百至一千毫克。

歐白芷 (Angelica)

學名：*Angelica archangelica*

歐白芷是一種排寒的芳香系補藥，適合許多病症。歐白芷能溫暖解熱、僵硬、虛弱的身體，特別適合為胃、脾、腸排寒，因此對消化不良、絞痛與腸道痙攣很有幫助。歐白芷還能促進排汗，幫助退燒，亦有助於感冒、流感、肺充血的復原。歐白芷是當歸的親戚，兩者效用相似，對於女性調節月經與平衡荷爾蒙相當有效。此外，歐白芷可以提振精神，紓解凝滯的憂鬱。外用時，可治療瘀血、扭傷、肌肉和關節疼痛。

警語：孕婦和哺乳中的母親禁用。月經量大時亦禁止服用。

能量：排寒、祛濕。

功效：芳香系、疏通充血、助消化的補藥。

適應症：《國王版美洲藥譜》認為歐白芷能治療胃脹氣引發的絞痛、火燒心與神經性頭痛。

購買：Frontier Herbs、Mountain Rose Herbs、San Francisco Herb Company、Starwest Botanicals、Stony Mountain Botanicals

劑型

標準藥草湯：每天服用三次，每次二至四盎司。

酊劑：新鮮根部（1：2，95% 酒精）；乾燥根部（1：5，65% 酒精）。每天服用三次，每次一至三毫升（0.2-0.6茶匙）。

甘油劑：乾燥藥草根（1：5）。每天服用三次，每次二至五毫升（0.4-1茶匙）。

膠囊：每天服用三次，每次一千五百毫克（無法助消化，僅能促進骨盆血液循環）。

大茴香（Anise）

學名：*Pimpinella anisum*

大茴香（也稱茴芹）是一種鎮靜的芳香系藥草，功效類似茴香。製成藥草茶、藥草湯或精油，均可舒緩胃部不適、排除脹氣。適用於嬰兒的腹部絞痛，亦可幫哺乳的母親催乳。可分解黏液，幫助肺部化痰、排痰。大茴香是消化不良藥方中常見的成分，但通常不是主藥。

警語：大茴香是傳統的墮胎藥。飲食中的正常食用劑量沒有出現過問題，但除非有受過訓練的藥草師協助，孕婦應避免服用醫療劑量。

能量：排寒、祛濕。

功效：芳香系、驅風、催乳。

適應症：《國王版美洲藥譜》認為，大茴香可治療胃脹氣、嬰兒胃脹氣引發的絞痛、止吐。

購買：Mountain Rose Herbs、San Francisco Herb Company、Starwest Botanicals、Stony Mountain Botanicals

劑型

溫和藥草茶：每天服用二至三次，每次二至八盎司。若是孩童的胃腸問題，視需要服用一盎司，可加入楓糖漿。若是嬰兒，可在奶瓶裡加一茶匙，或是讓哺乳的母親服用強效劑量。

酊劑：乾燥藥草（1：5，50% 酒精與 10% 甘油）。每天服用三次，每次一至三毫升（0.2-0.6 茶匙）。

甘油劑：密封滾煮乾燥藥草（1：8）。每天服用三次，每次二至五毫升（0.4-1 茶匙）。

三果木（Arjuna）

學名：*Terminalia arjuna*

阿育吠陀療法用三果木治療心臟與血液循環不良，它適用於心絞痛、鬱血性心臟衰竭（心臟衰竭）、與吸菸有關的心臟問題、高血壓。使用方法與歐山楂非常相似，搭配歐山楂一起使用效果很好。

警語：除非有受過訓練的藥草師協助使用，孕婦禁用。

能量：解熱、微放鬆。

功效：抗心律不整、強心、降血壓、血管舒張。

劑型

酊劑：乾燥樹皮（1：5，50% 酒精）。每天服用三次，每次二至四毫升（0.4-0.8茶匙）。

甘油劑：乾燥樹皮（1：8）。每天服用三次，每次五至十毫升（1-2茶匙）。

膠囊：每天服用三次，五百至一千五百毫克。

山金車（Arnica）

學名：*Arnica montana*

山金車可消除腫脹、瘀血、外傷與創傷造成的疼痛。山金車是順勢療法最常使用於腫脹、瘀血與外傷的藥草，內服和外用均可。居家可常備順勢療法的山金車草藥（錠劑與外用藥膏）。

若是內服，山金車酊劑的抗炎效果比順勢療法的草藥強烈許多。高劑量的山金車是護心補藥，可暢通冠狀動脈。山金車酊劑有毒，只能在專業人士的協助下服用。內服必須經過充分稀釋，一杯水僅能滴入數滴。

警語：內服可能會造成胃部不適。服用高劑量山金車可能會造成中毒、頭暈、顫抖、心搏快速、心律不整、昏倒。孕婦和哺乳中的母親不應使用山金車酊劑。雖然順勢療法製作的山金車草藥不會造成上述問題，但是山金車本身與順勢療法的草藥都不宜使用在有傷口的皮膚上。山金車含有倍半萜內酯，可能會在敏感的皮膚上造成接觸性皮膚炎。

能量：排寒、祛濕。

功效：鎮痛（止痛）、抗凝血（稀釋血液）、血管舒張、外敷治傷。

適應症：羅拉‧湯瑪斯認為，山金車可治療背部瘀傷或扭傷造成的緊繃疼痛，活動四肢時的肌肉疼痛與痠痛，以及呼吸微弱。

購買：Bulk Herb Store、Frontier Herbs、Mountain Rose Herbs、Starwest Botanicals、Stony Mountain Botanicals

劑型

酊劑：新鮮葉子或根部（1：2，70% 酒精）；乾燥葉子（1：5，50% 酒精）。一至五滴加入八盎司的水，慢慢啜飲，每天最多服用三次。

外用：將酊劑、藥膏或藥油視需要塗抹在沒有傷口的皮膚上。

朝鮮薊（Artichoke）

學名：*Cynara scolymus*

朝鮮薊是一種蔬菜，草藥使用的是它的葉子。它含有已證實能發揮保肝作用的洋薊酸。朝鮮薊的葉子亦含有水飛薊素（silymarin），這是水飛薊的活性成分。朝鮮薊的葉子可做為助消化的苦味草藥，治療肝功能不良和消化不良。

警語：對菊科植物過度敏感的人，服用朝鮮薊時應格外謹慎。

能量：解熱、祛濕。

功效：改善體質（清血）、抗膽固醇血症、苦味系、利膽、助消化的補藥。

購買：Mountain Rose Herbs、Starwest Botanicals

劑型

標準藥草湯：每天服用三次，每次二至四盎司。

酊劑：新鮮葉子（1：2，95% 酒精）；乾燥葉子（1：5，40% 酒精）。每天服用三次，每次一至四毫升（0.2-0.8 茶匙）。

甘油劑：乾燥葉子（1：8）。每天服用三次，每次一至五毫升（0.2-1 茶匙）。

南非醉茄（Ashwagandha）

學名：*Withania somnifera*

阿育吠陀療法的重要藥草，可鞏固神經與腎上腺，幫助舒緩焦慮、憂鬱、疲累、肌肉緊繃。含有適應原，可減輕壓力的影響，同時增進體力與活力。南非醉茄（也稱睡茄）做為輔藥，可幫助身體從令人衰弱的疾病中康復。對於壓力造成的性功能障礙亦有療效。此外，南非醉茄是有效的消炎藥草，可舒緩關節炎疼痛的相關症狀。南非醉茄可幫助四碘甲狀腺素（T4）轉換成三碘甲狀腺素（T3）。

警語：孕婦須謹慎使用。對茄科植物特別敏感的人禁用。

能量：微排寒。

功效：適應原、消炎、抗憂鬱、鎮定神經。

購買：Frontier Herbs、Mountain Rose Herbs、Starwest Botanicals、Stony Mountain Botanicals

劑型

標準藥草湯：每天服用三次，每次四至八盎司。也可用椰奶煎煮，加入香草與蜂蜜。

酊劑：乾燥根部（1：5，70% 酒精）。每天服用三次，每次一至十毫升（0.2-2茶匙）。

膠囊：每天服用三次，每次二至六顆（1,000-3,000毫克）

黃耆（Astragalus）

學名：*Astragalus membranaceus*

黃耆是一種含適應原的補藥，傳統中醫用黃耆來增強體力、鞏固免疫力。研究顯示黃耆裡的多醣與皂苷可能對心臟病有幫助，可改善心臟功能、緩解症狀。對免疫系統因化療或慢性病而衰弱的人來說，黃耆似乎有助於恢復免疫功能。黃耆可抗菌、抗病毒，因此適合外用療癒傷口，亦可預防並治療普通感冒與呼吸道感染。對於治療過敏性氣喘也有益處。

警語：無已知危險。

能量：微排寒、潤燥。

功效：適應原、消炎、抗病毒、利尿、降血壓、調節免疫力。

購買：Bulk Herb Store、Mountain Rose Herbs、San Francisco Herb Company、Starwest Botanicals、Stony Mountain Botanicals

劑型

標準藥草湯：每天服用一至三杯。

酊劑：乾燥根部（1：5，40% 酒精）。每天服用三次，每次二至四毫升（0.4-0.8茶匙）。酊劑的效果不如其他劑型。

甘油劑：乾燥根部（1：8）。每天服用三次，每次十至二十毫升（2-4茶匙）。

糖漿：乾燥根部（1：8，50%蜂蜜）。每天服用三次，每次二至三茶匙。

膠囊或藥草粉：每天服用三次，每次一千至三千毫克。

白朮（Atractylodes）

學名：*Atractylodes ovata, A. macrocephala*

這味中醫藥草用來治療消化道與尿道的綜合症狀，對於治療真菌與細菌感染也有幫助。

警語：發高燒、盜汗、嚴重發炎與脫水的患者禁用。

能量：排寒、祛濕。

功效：消炎、驅風、助消化的補藥、利尿。

劑型

溫和藥草茶：每天服用三次，每次四盎司。

藥草粉：每天服用三次，每次五百至一千毫克。

假馬齒莧（Bacopa；Water Hyssop）

學名：*Bacopa monnieri*

阿育吠陀療法用假馬齒莧治療神經症狀，例如焦慮、癲癇、記憶力不佳。假馬齒莧也是西方藥草醫學常用的藥草，用來提升大腦功能。最近有一項臨床實驗找來九十八名五十五歲以上的健康受試者，發現假馬齒莧能顯著提升記憶的獲得與保存。

警語：甲狀腺機能亢進患者禁用。

能量：解熱。

功效：消炎、抗氧化、補腦、鎮定神經。

劑型

溫和藥草茶：每天服用三次，每次一杯。

酊劑：乾燥葉子（1：5，50% 酒精）。每天服用三次，每次一至三毫升
（0.2-0.6茶匙）。

膠囊：標準萃取法，每天服用兩次，每次四百至五百毫克。

伏牛花（Barberry）

學名：*Berberis vulgaris* or *B. aristata*

伏牛花是苦味系保肝補藥，含有小檗鹼，這是一種抗菌、抗真菌的化合物。
伏牛花已證實會刺激膽汁分泌，也是效果最好的利膽藥草之一。伏牛花含
有一種叫做5'-MHC的化合物，能抑制細菌發展出抗藥性，因此能對多種
感染發揮功效。伏牛花是清血藥方中常見的成分。

警語：孕婦和身體虛弱的人禁用。

功效：改善體質（清血）、殺菌、通便、苦味系、利膽。

適應症：費佛（Fyfe）認為，伏牛花可治療慢性血質不調（失衡），症狀包
括皮膚脫皮、發紅疹、營養不良、身體虛弱。

購買：Frontier Herbs、Mountain Rose Herbs、Starwest Botanicals、Stony
Mountain Botanicals

劑型

標準藥草湯：每天服用三次，每次四盎司。

酊劑：新鮮根部（1：2，95%酒精）；乾燥根部（1：5，50%酒精）。每天服用四次，每次一至四毫升（0.2-0.8茶匙）。

甘油劑：乾燥根部（1：5）。每天服用三至四次，每次一至五毫升（0.2-1茶匙）。

膠囊：每天服用三次，每次五百至一千五百毫克。

外用：細菌感染可用藥草湯濕敷。真菌感染可塗抹藥膏，每天三次。接觸伏牛花會沾染上伏牛花的顏色，皮膚也不例外。

蠟楊梅（Bayberry）

學名：*Myrica cerifera*

蠟楊梅是強效收斂劑，能發揮溫和的刺激作用。它是適合腸胃道的收斂劑，可抑制或減緩出血，止瀉，舒痰，幫助鼻竇和腸胃道排出黏液。

警語：孕婦需謹慎使用。

能量：微排寒、祛濕，收縮。

購買：Mountain Rose Herbs、Starwest Botanicals

劑型

標準藥草茶：每天服用三次，每次一杯。

酊劑：乾燥根皮（1：5，50%酒精，10%甘油）。視需要滴入溫水，一次服用四分之一至二毫升（0.05-0.4茶匙）。感冒與流感時可經常服用。

甘油劑：乾燥根皮（1：5）。每天服用三至四次，每次一至三毫升（0.2-0.6茶匙）。

膠囊：每天最多服用三次，每次一至三顆（500-1,500毫克）。

藥草粉：低劑量鼻吸劑，可消除鼻水、收斂鼻息肉。

外用：藥草粉、酊劑和甘油劑都可外用，收斂止血。

蜜蜂花粉（Bee Pollen）

蜜蜂花粉含有微量的每一種已知營養素，能有效補充活力，提振精神與耐力。它還能鞏固內分泌腺和免疫系統。各種花粉過敏都能用蜜蜂花粉治療。最好向當地養蜂業者購買蜜蜂花粉，一開始少量服用（幾顆即可），花幾個星期慢慢增加劑量，培養出對花粉的耐受力並增強免疫功能。

警語：服用蜜蜂花粉曾傳出過敏案例。過敏症狀包括搔癢、頭暈、吞嚥困難。如果你是過敏體質，先從幾顆開始嘗試，切勿冒進。

能量：平性、滋補。

購買：Mountain Rose Herbs、San Francisco Herb Company、Starwest Botanicals、Stony Mountain Botanicals

劑型

藥草粉：蜜蜂花粉顆粒是在蜜蜂返回蜂巢時，從蜜蜂腿上採集的。市售蜂蜜花粉有顆粒狀，也有粉末狀。若是保養身體，每天服用一至二茶匙（裝滿）的生花粉顆粒。可混在果汁、奶昔、優格、蘋果醬或穀片裡，也可以直接咀嚼服用。

膠囊：每天服用四次，每次二至四顆（1,000-2,000毫克）。

歐洲越橘（Bilberry）

學名：*Vaccinium myrtillus*

歐洲越橘（另有別名山桑子）已證明可改善夜間視力，舒緩眼睛不適。歐

洲越橘含有花青素，可保護眼睛裡的膠原蛋白結構，進而預防和治療黃斑部病變和視網膜病變。歐洲越橘可鞏固血管，促進血液循環。研究發現，歐洲越橘的抗氧化劑可以預防循環系統疾病。藍莓是歐洲越橘的近親，兩者效果相似。藍莓和歐洲越橘都能改善動脈粥樣硬化和靜脈曲張。

警語：果實無已知危險。長期服用葉子可能會導致胃部不適與肝臟損傷，但是它們有安全使用的歷史記載。

能量：解熱、微祛濕、滋補。

購買：Bulk Herb Store、Frontier Herbs、Mountain Rose Herbs、Starwest Botanicals

劑型

新鮮藥草：新鮮漿果，每天食用。

藥草粉：每天服用三次，每次二至五公克。

固態萃取物：新鮮漿果煮軟，浸泡甘油保存，製作成固體萃取物。每天服用兩次，每次一茶匙。

糖漿：漿果榨汁，加熱後與蜂蜜1：1混合。冷藏或倒入玻璃罐保存。

苦瓜（Bitter Melon）

學名：*Momordica charantia*

阿育吠陀療法用苦瓜治療第二型糖尿病由來已久。苦瓜可保護胰臟，改善胰島素抗性，降低血脂。苦瓜含有的化合物會抑制幽門螺旋桿菌，對胃潰瘍有幫助。苦瓜亦可治療寄生蟲、腸道蠕蟲、便祕造成的胃痛和絞痛。

警語：可能會導致腹瀉、胃痛和脹氣。除非有專業人士協助，否則不可與糖尿病藥物一起服用。

能量：解熱、祛濕。

功效：驅蟲、抗菌、抗癌、抗糖尿病、抗氧化、抗病毒、苦味系。

購買：Mountain Rose Herbs、Starwest Botanicals

劑型

烹飪：傳統亞洲菜。不過，美國人大多覺得苦瓜不好吃。

酊劑：乾燥苦瓜（1：5，50% 酒精）。每天最多服用四次，每次二至四毫升（0.4-0.8茶匙）。

膠囊：每天最多服用三次，每次一至三顆（500-1,500毫克）。

苦瓜汁：每天服用二盎司。

黑升麻（Black Cohosh）

學名：*Cimicifuga racemose; Actaea racemose*

黑升麻通常用來補充雌激素，但是做為天然雌激素的來源，效果尚無定論。不過，它似乎有助於緩解更年期症狀。黑升麻有抗痙攣與緩解輕微陣痛的作用。被有毒蚊蟲咬傷與螫傷，黑升麻也是一味良藥。黑升麻可降血壓、減輕關節發炎、促進血液循環，也有助於改善負面的憂鬱，紓解陰暗扭曲的情緒鬱結。

警語：黑升麻會刺激子宮收縮。懷孕初期禁用，但孕期的最後幾週或分娩期間可服用（尤其是做為複方草藥裡的成分）。

高劑量的黑升麻可能會造成頭痛、頭暈、中樞神經系統刺激、噁心、嘔吐。若出現頭痛或頭暈，降低劑量或停止服用。黑升麻用於複方草藥時劑量很低，所以不太可能出現上述各種症狀。黑升麻造成的頭痛，通常喝一杯濃濃的綠茶就可緩解。

能量：解熱、放鬆。

功效：鎮痛（止痛）、抗心律不整、抗憂鬱、抗風濕、抗痙攣、解毒、催經、降血壓。

適應症：羅拉・湯瑪斯認為，黑升麻可舒緩肌肉疼痛，溫和緩解子宮疼痛，假陣痛，不規律疼痛，子宮風濕，經痛。若脈象虛浮、疼痛陣發、皮膚不乾燥也不收縮，可服用黑升麻抗風濕。

購買：Frontier Herbs、Mountain Rose Herbs、Starwest Botanicals、Stony Mountain Botanicals

劑型

標準藥草湯：每天服用三次，每次二至四盎司。

酊劑：新鮮根部（1：2，80% 酒精）；乾燥根部（1：5，80% 酒精）。每天服用三次，每次三至三十滴（0.1-1毫升）。新鮮根部的酊劑優於乾燥根部。

甘油劑：乾燥根部（1：5）。每天服用三次，每次六滴至一毫升（0.2茶匙）。

膠囊：每天服用二至三次，每次半顆至一顆（250-500毫克）。膠囊的劑量很難抓準。

櫻葉莢蒾（Black Haw）

學名：*Viburnum prunifolium*

櫻葉莢蒾有抗痙攣功效，可舒緩經痛與腰痛。作用與歐洲莢蒾相似，但較為輕微。治療高血壓的複方草藥可加入櫻葉莢蒾。

警語：孕婦禁用，除非有流產危險或妊娠最後五週。大劑量服用可能導致低血壓。

能量：平性、祛濕、放鬆。

功效：抗痙攣。

適應症：羅拉・湯瑪斯認為櫻葉莢蒾有保胎作用，不光人類，其他動物也適用。菲爾特（Felter）認為，櫻葉莢蒾可治療子宮不適與過敏。亦適用於伴隨嚴重腰椎與骨盆痙攣的子宮絞痛。

購買：Mountain Rose Herbs、Starwest Botanicals、Stony Mountain Botanicals

劑型

藥草湯：一至二茶匙乾燥樹皮放入八盎司的水中，煎煮十五至二十分鐘後，浸泡三十分鐘。每天服用二至三杯。

標準藥草湯：每天服用三次，每次四至八盎司。

酊劑：新鮮根部（1：2，40-50% 酒精）；乾燥根部（1：5，40-50% 酒精）。每天服用三次，每次一至四毫升（0.2-0.8茶匙）。

膠囊：每天服用三次，每次二至三顆（1,000-1,500毫克）。

黑胡椒（Black Pepper）

學名：*Piper nigrum*

胡椒是全球貿易量最大的香料，自古用於烹飪與醫療。胡椒刺激消化與腸道蠕動，緩解脹氣。胡椒能在腸道的緊密間隙連接[7]提升運輸蛋白活性，進而幫助薑黃素與小檗鹼等較大的化合物充分吸收。

警語：有些人服用高劑量可能會胃腸不適。

能量：排寒、微祛濕。

---

7. Gap junctions，又叫通訊連接（Communicating Junctions），是細胞間交換離子等小分子物質的地方。——譯者註

功效：殺菌、驅風、刺激循環。

購買：Bulk Herb Store、San Francisco Herb Company、Stony Mountain Botanicals

劑型

烹飪：依個人喜好撒在食物上做為香料。

酊劑：乾燥果實（1：5，50% 酒精）。每天服用三次，每次一至二毫升（0.2-0.4茶匙）。

膠囊：每天服用三次，每次一顆（500毫克），或是每天服用三次十毫克胡椒鹼萃取物。

黑胡桃（Black Walnut）

學名：*Juglans nigra*

黑胡桃殼可局部發揮抗真菌與抗菌的作用，對治療腸道感染、胃部念珠菌過度滋生、一般性菌群失衡效果極佳。黑胡桃是治療甲狀腺機能低下的傳統藥草，或許是因為它能藉由調節腸道菌對自體免疫發揮作用。外用可治療香港腳、金錢癬、癤、傷口感染。製成牙粉刷牙可鞏固琺瑯質。

黑胡桃葉的抗菌效果比不上黑胡桃殼，但收縮與驅風效果優於黑胡桃殼。

警語：孕婦不建議使用。

能量：微排寒、祛濕、微收縮。

功效：抗真菌、抗寄生蟲、苦味系、驅蠕蟲。

適應症：菲爾特認為黑胡桃能治療伴隨胃酸與胃脹氣的胃部不適。伴隨胃灼熱、惡臭腸液的便祕。滲出分泌物的慢性水泡皮膚病。

購買：Bulk Herb Store、Mountain Rose Herbs、Starwest Botanicals、Stony

Mountain Botanicals

劑型

酊劑：新鮮黑胡桃殼（1：2，95% 酒精），乾燥黑胡桃殼（1：5，50% 酒精）。每天服用三次，每次五滴至三毫升（0.6 茶匙）。

甘油劑：乾燥黑胡桃殼（1：6）。每天服用三次，每次一至五毫升（0.2-1 茶匙）。

膠囊或散裝藥草粉：每天服用三次，一千至二千毫克。

黑莓（Blackberry）

學名：*Rubus fruticosus*

黑莓根皮是強效收斂劑，也是孩童腹瀉的良方。可外用為傷口止血。

警語：無已知危險。

能量：祛濕、收縮。

功效：止瀉、抗真菌、殺菌、收斂。

購買：Starwest Botanicals

劑型

標準藥草湯：每天服用四次，每次四盎司。

酊劑：新鮮根部（1：2，80% 酒精，10% 甘油）；乾燥根部（1：5，50% 酒精）。每天最多服用四次，每次一至三毫升（0.2-0.6 茶匙）。

藥草粉：一千至二千毫克，視需要加入蘋果醬服用。

墨角藻（Bladderwrack）

學名：*Fucus vesiculosus*

墨角藻是一種海藻，含有碘、藻酸、褐藻醣膠。碘是甲狀腺、子宮、乳房與攝護腺需要的礦物質。藻酸是一種特殊纖維，可舒緩胃酸逆流，亦是溫和的食欲抑制劑。化合物褐藻醣膠有消炎功效，還能改善關節炎、糖尿病及其他發炎症狀。褐藻醣膠具有多種抗腫瘤與抗血管生成的功效。

警語：甲狀腺機能亢進與葛瑞夫茲氏病（Graves' disease）患者禁用。橋本氏甲狀腺炎患者和孕婦應謹慎使用。

能量：解熱、潤燥、滋補。

功效：消炎、抗風濕、富營養價值。

購買：Stony Mountain Botanicals

劑型

酊劑：乾燥墨角藻（1：3，45% 酒精）。每天最多服用四次，每次一至三毫升（0.2-0.6 茶匙）。

膠囊或藥草粉：每天服用兩次，每次一千至二千毫克。

藏掖花（Blessed Thistle）

學名：*Cnicus benedictus*

藏掖花是苦味系藥草，富含礦物質，功效與水飛薊相似。可補益肝臟與消化系統，哺乳中的母親服用可使母乳更營養，且有催乳功效。通常使用乾燥的藏掖花葉。

警語：孕婦不建議使用。

能量：解熱、祛濕。

功效：改善體質（清血）、苦味系、利膽、催乳、保肝。

購買：Bulk Herb Store、Frontier Herbs、Mountain Rose Herbs、San Francisco Herb Company、Starwest Botanicals、Stony Mountain Botanicals

劑型

標準藥草茶：每天服用三次，每次一杯。

酊劑：乾燥葉子（1：5，45% 酒精）。每天最多服用三次，每次一至二毫升（0.2-0.4茶匙）。

甘油劑：乾燥葉子（1：5）。每天服用三次，每次二至五毫升（0.4-1茶匙）。

膠囊：每天服用三次，每次一千至一千五百毫克。

血根草（Bloodroot）

學名：*Sanguinaria canadensis*

血根草是一種抗菌祛痰劑，適用於慢性肺部感染。暢通淋巴的效果極佳，治療淋巴結腫脹的複方草藥裡經常加入血根草。外用可治療真菌感染、濕疹、皮膚問題、皮膚癌、金錢癬、疥瘡、疣、性病形成的瘡。

警語：內服僅能使用很低的劑量。服用高劑量會導致噁心、嘔吐、頭痛與呼吸衰竭。孕婦禁用。血根草必須在專業人士的協助下服用。

能量：祛濕、解熱。

功效：抗真菌、殺菌、苦味系、暢通淋巴。

適應症：費佛認為血根草可治療喉嚨灼痛、搔癢，氣管紅腫、乾燥。喉嚨緊縮、吞嚥困難。支氣管搔癢，分泌物增加。胃部不適、灼熱。

購買：Frontier Herbs、Mountain Rose Herbs、Starwest Botanicals、Stony

Mountain Botanicals

劑型

酊劑：乾燥根部（1：10，60% 酒精）。每天最多服用三次，每次一至五滴。服用高劑量可能會造成灼熱感與刺激感。先服用低劑量，每天勿超過二十滴。

藥油與藥膏：乾燥根部（1：4），製成藥膏後，視需要塗抹。

藍升麻（Blue Cohosh）

學名：*Caulophyllum thalictroides*

已過了預產期的孕婦，藥草師會讓她們服用低劑量藍升麻一段時間來催產。這種作法也能用來催經。分娩時，藍升麻可促進宮縮、減輕分娩疼痛。藍升麻的滋補作用既可刺激子宮也能放鬆子宮，也因此可緩解難受的經期症狀，例如絞痛與乳房脹痛。藍升麻也能舒緩卵巢疼痛。

警語：藍升麻會刺激宮縮，因此孕婦和正在嘗試懷孕的女性應避免服用。經期血量大的時候也應避免。預產期已過的產婦可服用藍升麻催產，但需由專業人士協助。高劑量藍升麻帶有輕微毒性。

能量：解熱、祛濕、放鬆。

功效：抗痙攣、催經、催產。

適應症：菲爾特認為藍升麻可治療伴隨骨盆鬱血的子宮悶痛和雙腿痠痛。舒緩陣痛。

購買：Frontier Herbs、Mountain Rose Herbs、Starwest Botanicals、Stony Mountain Botanicals

劑型

標準藥草湯：每天服用三次，每次半杯至一杯。

酊劑：乾燥根部（1：5，60% 酒精）。每天最多服用四次，每次〇‧五至二毫升（0.1-0.4 茶匙）。

膠囊：每天服用兩次，每次五百毫克。

變色鳶尾（Blue Flag）

學名：*Iris versicolor*

變色鳶尾（也稱為藍旗鳶尾）是強效清肝藥草，最好是小劑量服用，或是做為複方草藥的成分。可改善慢性皮膚病以及膽汁不足的膽囊問題。對與偏頭痛、糖癮、皮膚泛紅有關的低血糖，亦有幫助。

警語：新鮮的根部內服作用太強，而且可能有毒。僅可使用乾燥藥草。高劑量的乾燥藥草可能會導致噁心、嘔吐、腸道疼痛、腹瀉。孕婦和哺乳中的母親禁用。

能量：解熱、祛濕。

功效：苦味系、利膽、催吐、暢通淋巴。

適應症：菲爾特認為變色鳶尾可治療腫大、柔軟、增生的淋巴組織。胃腸不適，上腹部灼熱，胃酸逆流。

購買：Mountain Rose Herbs、Starwest Botanicals

劑型

標準藥草茶：每天服用二至三次，每次一盎司。

酊劑：乾燥根部（1：5，50% 酒精）。每天服用兩次，每次一至十滴。

藍花馬鞭草（Blue Vervain）

學名：*Verbena hastata* (blue vervain), *V. officinalis* (vervain)

藍花馬鞭草內服可放鬆神經，消除焦慮。對於長期壓力造成的神經疲勞、個性執著且過度努力的人、肩頸緊繃疼痛的人來說，藍花馬鞭草非常有幫助。可舒緩經前的暴躁、緊張，消解憤怒。可緩解某些類型的頭痛，包括與經前症候群有關的偏頭痛。

心思細膩、表面與周邊神經系統有問題的人，以及有神經痛和皮膚問題的人，服用藍花馬鞭草或可改善。對多種痙攣性神經失調症有幫助，包括抽搐、麻痺、妥瑞症等。輕微疼痛、感冒、流感和呼吸道阻塞，也可服用藍花馬鞭草。

警語：大量服用可能導致噁心嘔吐。孕婦服用高劑量可能會導致流產，但傳統上服用正常劑量反而能保胎。

能量：微解熱、祛濕、放鬆。

功效：苦味系、促進排汗、利尿、祛痰、降血壓、鎮定神經、鬆弛。

購買：Mountain Rose Herbs、Starwest Botanicals、Stony Mountain Botanicals

劑型

溫和藥草茶：若要鎮定神經，每天服用三次，每次一杯。

南方煎煮法：使用葉子或根部，有暢通淋巴、促進排汗的強力效果，視需要服用一杯。

酊劑：新鮮葉子與花朵（1：2，60% 酒精）；乾燥葉子與花朵（1：5，40% 酒精）。服用五至十滴。若沒有效果，每天最多服用四次，每次增加劑量到一至二毫升（0.2-0.4 茶匙）。

甘油劑：乾燥葉子與花朵（1：6）。視需要每天服用三至四次，每次一至五毫升（0.2-1茶匙）。

貫葉澤蘭（Boneset）

學名：*Eupatorium perfoliatum*

貫葉澤蘭是一種芳香系和苦味系藥草，傳統上用來治療感冒、發燒、流感。研究顯示貫葉澤蘭裡的化合物，有刺激白血球的效果。治療伴隨肌肉疼痛的流感非常有效。泡成熱茶飲用可促進排汗，亦有催吐功效。冷冷的喝（以標準藥效的方式泡成藥草茶，靜置冷卻）是苦味補藥兼溫和通便劑，可補益和調節腸道。與薄荷一起服用可止吐和排除脹氣，與薑、大茴香一起服用有止咳效果。

警語：孕婦需謹慎使用。不建議長期服用。

能量：解熱、祛濕、微放鬆。

功效：苦味系、促進排汗、催吐。

適應症：菲爾特認為貫葉澤蘭適用於脈象大而強勁、脈形細小、皮膚發熱飽滿、濕氣較重的情況。骨頭深層疼痛，伴隨全身性疼痛。聲音沙啞、咳嗽、胸痛。小便混濁、發臭。

購買：Mountain Rose Herbs、Starwest Botanicals

劑型

標準藥草茶：每天服用三至五次熱茶，每次四至八盎司。

酊劑：新鮮葉子與花朵（1：2，95%酒精）；乾燥葉子與花朵（1：5，35%酒精）。每天服用三次，每次一至四毫升（0.2-0.8茶匙）。

甘油劑：乾燥葉子與花朵（1：6）。每天服用三至四次，每次三至五毫升

（0.6-1茶匙）。

琉璃苣（Borage）

學名：*Borago officinalis*

琉璃苣油富含GLA，這是一種多元不飽和脂肪酸，內服可改善發炎、皮膚病、關節炎。琉璃苣葉子可提振腎上腺功能，排解悲傷和憂鬱。服用花精有助於在逆境中保持開朗與勇敢。

警語：琉璃苣油無已知危險，但是它含有吡咯里西啶生物鹼，應謹慎使用。孕婦禁用琉璃苣。

能量：解熱、潤燥、滋補。

功效：保健腎上腺、消炎、抗憂鬱、疏通充血、祛痰。

購買：Mountain Rose Herbs、Starwest Botanicals

劑型

溫和藥草茶：每天最多服用三次，每次一杯。

酊劑：乾燥葉子與花朵（1：5，50%酒精）。每天服用三次，每次六至十二滴。

甘油劑：乾燥葉子與花朵（1：6）。每天服用三次，每次六至十二滴。

琉璃苣油：三百毫克膠囊，每天服用三至四顆。

齒葉乳香樹（Boswellia）

學名：*Boswellia serrata*，又叫frankincense

傳統阿育吠陀療法使用齒葉乳香樹治療關節炎、肺部疾病、金錢癬、腹瀉。

齒葉乳香樹的活性成分是乳香酸，似乎有消炎與抗關節炎的效果。研究發現齒葉乳香樹治療骨性關節炎、類風濕性關節炎、滑囊炎、肌腱炎、克隆氏症、潰瘍性結腸炎的效果都不錯。

警語：無已知危險。

能量：排寒、祛濕。

功效：鎮痛（止痛）、消炎、祛痰。

購買：Mountain Rose Herbs、Stony Mountain Botanicals

劑型

酊劑：乾燥樹脂（1：5，90%酒精）。每天服用三次，每次一至四毫升（0.2-0.8茶匙）。

膠囊：每天服用三次，每次四百至一千毫克。這是適合使用標準化萃取的例子之一，常見的萃取物含五十至六十％乳香酸。

精油：視需要外用。

其他：將乳香樹脂放在薰香盤上燃燒、吸入。

綠麻黃（Brigham Tea）

學名：*Ephedra viridis*

這是一種生長在美國西南方的藥草，與中國麻黃是親戚（美國現在禁賣中國麻黃）。比起中國麻黃，綠麻黃的刺激與消腫作用都比較溫和。

警語：無已知危險。

能量：排寒、祛濕、微收縮。

功效：促進代謝。

劑型

標準藥草茶：每天服用一至二杯。

酊劑：乾燥藥草（1：5，50％酒精）。每天服用二至三次，每次五滴至八毫升（1.6茶匙）。

其他：麥克·摩爾認為落入收集袋或周邊空地上的深棕色樹脂鱗狀葉，單寧含量高達三分之一，是絕佳的外用止血劑。

山布枯（Buchu）

學名：*Barosma betulina*

這種非洲原生植物是強效利尿劑，主要用來處理尿道問題，對攝護腺也有益處。

警語：體質乾燥的人禁用。兩歲以下孩童不建議使用。尿道急性發炎不適用。

能量：排寒、袪濕。

功效：殺菌、驅風、利尿。

適應症：菲爾特認為山布枯能治療伴隨頻尿的尿酸過高，滲出黏液或黏膿的膀胱與腎臟不適。

購買：Mountain Rose Herbs、Starwest Botanicals

劑型

標準藥草茶：一天服用三次，每次一杯。

酊劑：乾燥根部（1：5，80％酒精）。一天最多服用三次，每次一至二毫升（0.2-0.4茶匙）。

膠囊：每天服用三次，每次五百至一千毫克。

歐鼠李（Buckthorn）

學名：*Rhamnus frangula*

苦味系通便劑，功效與美洲鼠李相似，但效果較溫和。歐鼠李最常用來緩解便祕。歐鼠李樹皮應先乾燥存放數年之後才可使用。

警語：孕婦與身體虛弱的人不建議使用。避免長期服用。

能量：解熱、祛濕。

功效：驅蟲、苦味系、刺激排便。

購買：Frontier Herbs、Mountain Rose Herbs、Starwest Botanicals、Stony Mountain Botanicals

劑型

標準藥草湯：每天早上或傍晚服用二至八盎司。服用後約十二小時見效。

酊劑：乾燥樹皮（1：5，50% 酒精）。晚上和早上服用〇‧五至二毫升（0.1-0.4茶匙）。

膠囊：睡前服用，五百至一千毫克。

北美地筍（Bugleweed）

學名：*Lycopus virginicus*

北美地筍（也稱為維吉尼亞地筍）會抑制碘的周邊代謝，有助於緩和亢進的甲狀腺。搭配香蜂草和歐益母草一起使用，可治療葛瑞夫茲氏病。北美地筍能對肺臟與心臟發揮作用，可改善心跳快速或心跳不規律，尤其是伴隨睡眠障礙的情況。

警語：甲狀腺機能低下的患者不宜服用北美地筍。孕婦和經期血量大的人

也不建議使用。

能量：解熱、祛濕。

功效：抗促甲狀腺、強心。

適應症：羅拉‧湯瑪斯認為北美地筍可治療脈搏快速、體溫偏高的慢性咳嗽；脈搏快速的出血；脈搏快速的白蛋白尿；腎炎。

購買：Mountain Rose Herbs、Starwest Botanicals

劑型

溫和藥草茶：每天服用三次，每次一杯。

酊劑：新鮮葉子（1：2，95%酒精）；乾燥葉子（1：5，55%酒精）。每天最多服用三次，每次一至二毫升（0.2-0.4茶匙）。

膠囊：每天服用兩次，每次五百至六百毫克。

北柴胡（Bupleurum）

學名：*Bupleurum chinense, syn. B. scorzoneraefolium*

北柴胡是一種苦味系兼芳香系中醫藥草，許多針對肝臟、血液和皮膚的藥方都含有北柴胡。北柴胡含有柴胡皂苷，可強化肝功能，幫助肝臟抵禦毒素。此外，它有消炎效果，還能降低肝硬化患者罹患肝癌的機率。

警語：無已知危險。

能量：解熱、祛濕。

功效：改善體質（清血）、抗憂鬱、驅風。

購買：Mountain Rose Herbs、Starwest Botanicals

劑型

標準藥草湯：每天服用二至四次，每次二至四盎司。

酊劑：乾燥樹皮（1：5，50%酒精）。每天最多服用三次，每次一至二毫升（0.2-0.4茶匙）。

甘油劑：乾燥樹皮（1：8）。每天服用三次，每次一至五毫升（0.2-1茶匙）。

牛蒡（Burdock）

學名：*Arctium lappa*

牛蒡是苦味系藥草，適用於皮膚症狀和一般性的肝臟問題。可刺激膽囊，補益肝臟。助消化，消痘痘，治療其他皮膚不適。牛蒡葉可做成敷劑，治療被感染的瘡口。牛蒡根煎煮成強效藥草湯，可用來沐浴止癢。牛蒡有助於穩定肥大細胞，降低過敏反應。

警語：無已知危險。

能量：解熱、潤燥、滋補。

功效：改善體質（清血）、抗癌、苦味系、利膽、利尿、保肝、暢通淋巴、穩定胖大細胞。

購買：Bulk Herb Store、Frontier Herbs、Mountain Rose Herbs、San Francisco Herb Company、Starwest Botanicals、Stony Mountain Botanicals

劑型

標準藥草湯：每天服用二至三次，每次半杯至一杯。

酊劑：新鮮根部或種子（1：2，95%酒精）；乾燥根部或種子（1：5，50%酒精）。每天服用三次，每次一至五毫升（0.2-1茶匙）。根部治療慢性問題，種子治療急性問題。

甘油劑：乾燥根部（1：5）。每天服用三次，每次二至十毫升（0.4-2茶匙）。

膠囊：每天服用一至二次，每次一千至三千毫克。

假葉樹（Butcher's Broom）

學名：*Ruscus aculeatus*

假葉樹可加強血管系統，幫助預防血栓，調理動脈和靜脈。對於靜脈炎、靜脈曲張、痔瘡、瘀傷均有益處。

警語：無已知危險。

能量：解熱、祛濕、微收縮。

功效：強健血管。

購買：Bulk Herb Store、Mountain Rose Herbs、Starwest Botanicals、Stony Mountain Botanicals

劑型

標準藥草湯：每天服用三次，每次二至四盎司。

酊劑：乾燥藥草（1：5，60%酒精）。每天服用一至三次，每次一毫升（0.2茶匙）。

膠囊：每天最多服用三次，每次三百至一千毫克。

外用：熱敷或濕敷。

蜂斗菜（Butterbur Root）

學名：*Petasites hybridus*

花粉熱（過敏性鼻炎）症狀使用蜂斗菜之後，效果與許多成藥和處方藥一

樣好。蜂斗菜也經證實能夠減輕偏頭痛的頻率、強度與持續時間。治療痙攣和氣喘也效果良好。

警語：蜂斗菜含有吡咯里西啶生物鹼，可能會使肝臟中毒。有些市售萃取物宣稱已去除吡咯里西啶生物鹼，但尚未獲得驗證。安全起見，一年內的服用時間不宜超過六週。

能量：解熱、祛濕。

功效：鎮痛（止痛）、抗過敏、止咳、祛痰。

購買：Mountain Rose Herbs、Starwest Botanicals

劑型

市售的散裝蜂斗菜都含有吡咯里西啶生物鹼，因此我們建議使用標準化萃取、不含吡咯里西啶生物鹼的產品。

膠囊：五十毫克（標準化萃取含蜂斗菜素7.5毫克），每天最多服用兩次，每次服用一至二顆。

奶油胡桃樹皮（Butternut Bark）

學名：*Juglans cinerea*

奶油胡桃樹皮是通便劑，藥效比美洲鼠李與歐鼠李溫和。美洲鼠李與歐鼠李應先乾燥一年才可使用。通便效果取決於腸道菌，服用後六至八小時見效。晚上服用，通常隔天早上就可排便。未成熟的奶油胡桃堅果可用來殺死腸道蟯蟲。

警語：孕婦和哺乳中的母親禁用。

能量：解熱、祛濕。

功效：苦味系、刺激排便、驅蟯蟲。

適應症：羅拉・湯瑪斯認為高劑量的奶油胡桃樹皮是絕佳的通便劑；低劑量可舒緩胃腸不適，促進消化。也有人用它治療慢性濕疹。

購買：Starwest Botanicals

劑型

標準藥草湯：每天服用三次，每次一至四盎司。

酊劑：乾燥樹皮（1：5，40% 酒精）。每天服用一至三次，每次五滴至一毫升（0.2茶匙）。

甘油劑：乾燥樹皮（1：8，60% 甘油）。每天最多服用三次，每次二至五毫升（0.4-1茶匙）。

金盞花（Calendula）

學名：*Calendula officinalis*

金盞花常見的用途是外用，可使受傷、燒燙傷和瘀傷的組織快速康復。治療皮膚乾燥、濕疹和出血也很有效，外用時可舒緩輕傷疼痛。金盞花是胃腸發炎的良方，尤其是克隆氏症、結腸炎、胃炎。

警語：孕婦不可服用。外用安全無虞。

能量：解熱、祛濕、收縮。

功效：收斂、外敷治傷。

適應症：羅拉・湯瑪斯認為金盞花能幫助衰弱無力的微血管。治療潰瘍與傷口效果絕佳。

購買：Bulk Herb Store、Frontier Herbs、Mountain Rose Herbs、San Francisco Herb Company、Starwest Botanicals、Stony Mountain Botanicals

劑型

標準藥草茶：每天最多服用三次，每次四至八盎司，亦可視需要濕敷。

酊劑：新鮮藥草（1：2，95% 酒精）；乾燥藥草（1：5，70% 酒精）。每天最多服用三次，每次一至三毫升（0.2-0.6 茶匙）。

甘油劑：乾燥藥草（1：8）。每天最多服用三次，每次五至十毫升（1-2 茶匙）。

外用：視需要塗抹酊劑、藥油、藥膏或搽劑。

加州罌粟（California Poppy）

學名：*Eschscholzia californica*

加州罌粟（也稱為花菱草）與罌粟同屬罌粟科植物，有溫和的鎮靜、止痛作用，但沒有麻醉效果。可調節神經系統功能，緩解緊張、焦慮、失眠、疼痛（體內與體外）。容易與大腦中的 GABA 受體結合，可在不抑制中樞神經系統的前提下鎮靜大腦。

警語：除非有專業人士協助，孕婦不可使用。

能量：解熱、放鬆。

功效：鎮痛（止痛）、鎮靜、催眠（安眠）。

購買：Mountain Rose Herbs、San Francisco Herb Company、Starwest Botanicals、Stony Mountain Botanicals

劑型

標準藥草茶：晚上服用二至四盎司，幫助安穩睡眠。

酊劑：新鮮藥草（1：2，95% 酒精）；乾燥藥草（1：5，60% 酒精）。〇·五至二毫升（0.1-0.4 茶匙）加入二盎司的水或洋甘菊茶裡服用。

樟樹（Camphor）

學名：*Cinnamomum camphora*

樟樹是局部麻醉劑，可麻痺神經末梢。吸入時，可暢通阻塞的氣管。內服有毒，只有專業人士才能執行。

警語：僅能加入鎮痛複方草藥使用。兩歲以下孩童不可外用。這味草藥本身只有專業人士才能製作使用。

能量：排寒、放鬆。

功效：消炎、殺菌、抗痙攣、祛痰。

劑型

酊劑：乾燥葉子（1：10，95% 酒精）。每天最多服用兩次，每次一至十滴，搭配普通糖漿服用。

外用：視需要塗抹酊劑或搽劑。

精油：五滴精油滴入一鍋水裡，小火滾煮，吸入蒸氣。

辣椒（Capsicum；Cayenne）

學名：*Capsicum frutescens* 或 *C. annuum*

辣椒的主要作用是刺激循環系統，促進血液流到身體各處，包括體內與體外。辣椒亦具有強心功效，對休克、心臟病發作和心臟創傷均有幫助。體內外組織都需要充足的血液才能修復，因此辣椒在西方有萬靈藥的稱號。

辣椒可鎮痛：辣椒素會耗盡誘發疼痛的 P 物質，進而部分阻斷疼痛受體。湯姆森學派與自然療法都常在藥方裡添加少量辣椒，促進藥效。

警語：辣椒具有刺激性，有些人不敢吃辣椒。高劑量辣椒會刺激胃部，造

成痛苦的腹瀉。雖然辣椒可止血，也曾用來治療潰瘍，但與此同時亦會造成疼痛。因此使用辣椒時必須謹慎。最好先嘗試極少的劑量，然後慢慢培養耐受力。外用時，辣椒會在敏感部位造成灼熱感，例如生殖器、鼻竇、眼睛。有痔瘡與肛裂的人不建議使用辣椒。外用可能會加劇由血管張力素轉化酶抑制劑造成的咳嗽。

能量：排寒、祛濕。

功效：鎮痛（止痛）、驅風、抗刺激、促進排汗、止血、促進循環、收斂。

適應症：菲爾特認為伴隨脈象虛弱與內分泌不足的憂鬱症可服用辣椒。亦適用於舌頭乾燥粗糙，唾液分泌不足。

購買：Bulk Herb Store、Mountain Rose Herbs、San Francisco Herb Company、Starwest Botanicals、Stony Mountain Botanicals

劑型

酊劑：新鮮辣椒（1：2，95% 酒精）；乾燥辣椒（1：5，60% 酒精）。五滴至一毫升（0.2 茶匙）酊劑滴入水裡或較不刺激的溶劑、牛奶或椰奶裡服用。

甘油劑：乾燥辣椒（1：5）。一至五滴用水或其他溶劑稀釋服用。

膠囊與藥草粉：每天最多服用三次，每次五百至一千五百毫克，最好是跟食物一起服用，降低刺激感。

外用：視需要塗抹酊劑、藥油、藥膏或搽劑。

小豆蔻（Cardamom）

學名：*Elettaria cardamomum*

小豆蔻是香氣奔放的香料，可驅風、助消化。據說有催情效果，印度人用它治療呼吸道和腎臟疾病。複方草藥可加入小豆蔻，味道更佳。

警語：無已知危險。

能量：排寒、微祛濕。

功效：芳香系、驅風。

購買：Bulk Herb Store、Mountain Rose Herbs、San Francisco Herb Company、Stony Mountain Botanicals

劑型

乾燥小豆蔻籽：視需要咀嚼幾顆。

標準藥草茶：小豆蔻籽碾碎泡茶，每天服用三次，每次一杯。

酊劑：乾燥種子（1：5，50% 酒精）。每天最多服用三次，每次十滴至三毫升（0.6 茶匙）。

美洲鼠李（Cascara Sagrada）

學名：*Rhamnus purshiana*

苦味系瀉藥，可增加膽汁、刺激結腸蠕動。Cascara sagrada 的意思是神聖的樹皮，以紓解便祕、暢通結腸的功效聞名。美洲鼠李樹皮應該乾燥保存一年之後，才能使用。正確的劑量，是軟化糞便所需要的最小劑量。

警語：孕婦以及發炎性腸道病症的患者不建議使用。如果對美洲鼠李或其他刺激性通便劑產生依賴，或是服用後出現痙攣、腹痛，可用神經鎮定劑來戒斷依賴、緩解腸道痙攣，也可用鎂來處理痙攣。若因服用過量導致腹瀉，可服用木炭或黏膠系藥草。長期使用會使腸道組織顏色變深，並且產生依賴性。依賴通便劑排便的人服用三果實會有幫助。

能量：解熱、祛濕。

功效：苦味系、利膽、刺激排泄、通便（清腸）。

適應症：菲爾特認為美洲鼠李可治療因疏忽、神經緊張或腸道肌肉鬆弛造成的便祕。

購買：Frontier Herbs、Mountain Rose Herbs、San Francisco Herb Company、Starwest Botanicals、Stony Mountain Botanicals

劑型

標準藥草湯：睡前服用二至四盎司，要注意味道不是太好喝。

酊劑：陳放過的乾燥樹皮（1：5，40% 酒精）。一至二毫升（0.2-0.4 茶匙）加入少許水裡，睡前服用。

膠囊：早上與／或晚上服用五百至一千毫克。

貓爪藤（Cat's Claw；Uña de Gato）

學名：*Uncaria tomentosa*

貓爪藤是改善腸胃道功能最好的藥草之一，治療潰瘍、胃炎、克隆氏症、腸躁症的效果通常很好。除了胃腸發炎之外，也可處理關節和肌肉發炎。貓爪藤是廣效行的溫和抗菌劑，也可以平衡免疫功能。此外，似乎也有抗病毒與抗突變功效，因此適合搭配各種退化性疾病的治療，並有助於加強免疫系統應付化療的影響。

警語：孕婦和正在嘗試懷孕的婦女禁用。

能量：解熱、微收縮。

功效：消炎、抗菌、抗突變、抗氧化。

購買：Bulk Herb Store、Frontier Herbs、Mountain Rose Herbs、Starwest Botanicals、Stony Mountain Botanicals

劑型

標準藥草湯：每天服用三次，每次六至十二盎司。

酊劑：乾燥樹皮（1：5，60％酒精）。每天最多服用三次，每次三至五毫升（0.6-1茶匙）。

膠囊或藥草粉：每天服用三次，二千至七千毫克。

貓薄荷（Catnip）

學名：*Nepeta cataria*

貓薄荷是溫和的芳香系藥草，對胃和神經有鎮靜與安定功效，可治療感冒、發冷、鼻塞、喉嚨痛、消化不良。與茴香搭配使用，是緩解嬰兒腸絞痛的良方。可在不使體溫升高的情況下，促進排汗。貓薄荷亦可緩解緊張或壓力，睡前服用可以助眠。若要緩解壓力誘發的腸躁症，貓薄荷是效果最好的藥草之一。新鮮葉子製成的酊劑治療胃腸痙攣的效果很好，乾燥葉子抗胃腸痙攣的藥效已失去大半。

警語：非常適合孩童與嬰兒，藥效溫和、極度安全，但若是劑量極大會導致嘔吐。孕婦禁用。

能量：解熱、祛濕。

功效：芳香系、驅風、促進排汗、鎮定神經、鎮靜。

適應症：羅拉·湯瑪斯認為貓薄荷可治療讓嬰幼兒大腿蜷縮至腹部、身體痛苦扭動、啼哭不止的腹痛。

購買：Bulk Herb Store、Frontier Herbs、Mountain Rose Herbs、San Francisco Herb Company、Stony Mountain Botanicals

劑型

標準藥草茶：每天服用三次，每次二至六盎司。

酊劑：新鮮葉子（1：2，95%酒精）；乾燥葉子（1：5，50%酒精）。每天最多服用三次，每次一至五毫升（0.4-1茶匙）。

甘油劑：新鮮葉子（1：5，90%甘油，密封滾煮；萃取前，葉子與甘油先用果汁機打碎）；乾燥葉子（1：8）。每天最多服用三次，每次一至二茶匙。

榕葉毛茛（Celandine）

學名：*Ranunculus ficaria*

苦味系藥草，對肝與膽囊的親和力很強，通常搭配其他藥草使用來刺激膽汁流動。傳統上，榕葉毛茛的汁液被用來治療疣、雞眼與金錢癬。

警語：肝病、身體虛弱、消化不良的人禁用。不適合長期服用。孕婦和哺乳中的母親禁用。

能量：解熱、祛濕。

功效：苦味系、利膽。

適應症：菲爾特認為榕葉毛茛可治療腫脹、蒼白、黯淡的舌頭與黏膜；皮膚黯淡、泛青。肝臟充血、糞便鬆散黏糊；右季肋腫脹，伴隨右肩緊繃、隱隱作痛。

購買：Mountain Rose Herbs、Starwest Botanicals

劑型

標準藥草湯：每天服用三次，每次四盎司。

酊劑：新鮮葉子（1：2，95%酒精）；乾燥葉子（1：5，50%酒精）。每天最多服用三次，每次十滴至二毫升（0.4茶匙）。

芹菜籽（Celery Seed）

學名：*Apium graveolens*

芹菜籽可治療風濕性疾病與痛風，幫助腎臟排出尿液與其他無用廢物。舒緩關節炎，幫助身體排毒，改善肌肉與關節的血液循環。芹菜籽治療膀胱炎效果很好。芹菜莖是治療泌尿問題、風濕與痛風的良方。

警語：有腎臟發炎病史的人禁用。孕婦和哺乳中的母親須謹慎使用。

能量：排寒、祛濕。

功效：抗風濕、利尿。

購買：Mountain Rose Herbs、San Francisco Herb Company、Stony Mountain Botanicals

劑型

標準藥草茶：每天最多服用三次（芹菜籽），每次四至八盎司。

酊劑：乾燥芹菜籽（1：5，50% 酒精，10% 甘油）。每天最多服用三次，每次十滴至二毫升（0.4 茶匙）。

甘油劑：乾燥芹菜籽（1：5）。每天最多服用三次，每次一至五毫升（0.2-1 茶匙）。

膠囊：每天最多服用三次，每次五百至一千五百毫克。

洋甘菊（Chamomile, English and Roman）

學名：*Chamomilla recutita, Matricaria recutita*

洋甘菊是溫和的鎮靜劑，也是對抗胃部發炎的良方。可鎮定神經、舒胃排氣。它是很好的神經制劑，尤其是用在孩童身上。以順勢療法的方式服用，

或是泡成藥草茶再添加甜味劑，適合舒緩嬰兒與孩童的絞痛、過動、長牙、坐立難安、發燒、暴躁易怒。

洋甘菊與西洋接骨木花、綠薄荷、西洋蓍草一起使用，治療孩童的感冒與流感非常有效。（洋甘菊含有一種可消炎的精油，與西洋蓍草類似。）與其他神經鎮定劑和消炎制劑一起使用，可緩解疼痛、腫脹與感染。亦可外用治療發炎。

警語：雖然洋甘菊過敏並不常見，但發生的機率仍高於許多其他藥草。

能量：解熱、放鬆。

功效：抗痙攣、芳香系、驅風、促進排汗、助消化的補藥、鎮定神經。

適應症：馬修‧伍德認為洋甘菊可安撫脾氣暴躁易怒的幼兒，不分年齡。

購買：Bulk Herb Store、Frontier Herbs、Mountain Rose Herbs、San Francisco Herb Company、Starwest Botanicals、Stony Mountain Botanicals

劑型

冷泡藥草茶：每天服用三次，每次二至八盎司。

酊劑：乾燥花朵（1：2，55% 酒精）。每天服用一至四次，每次一至五毫升（0.2-1 茶匙）。

甘油劑：乾燥花朵（1：6）。每天服用一至四次，每次一至五毫升（0.2-1 茶匙）。

木餾油灌木／石炭酸灌木（Chaparral）

學名：*Larrea tridentate*

木餾油灌木（又名石炭酸灌木）是一種非常苦澀的藥草，長期用於治療癌症和清血。含有一種叫做NDGA的抗氧化物質。對肝臟、血液、淋巴系

統有清潔和調理的功效，適用的情況包括寄生蟲、細菌感染、病毒、重金屬中毒、藥物戒斷、輻射。

警語：可能會導致肝中毒，雖然尚無直接證據，但原因可能是服用膠囊劑型，而非傳統的藥草茶。腎病、肝病患者和孕婦禁用。能對腎臟發揮強效作用，服用時應搭配大量的水以保護腎臟。

能量：解熱、祛濕。

功效：改善體質（清血）、驅蠕蟲、抗菌、抗癌、抗氧化、抗寄生蟲、殺菌、苦味系。

購買：Frontier Herbs、Mountain Rose Herbs、San Francisco Herb Company、Starwest Botanicals、Stony Mountain Botanicals

劑型

標準藥草湯：內服二至四盎司（如果能忍受味道的話）。

酊劑：乾燥葉子（1：5，75%酒精）。每天最多服用三次，每次一至二毫升（0.2-0.4茶匙）。

藥油與藥膏：用油萃取（1：8）製成藥油或藥膏，可供外用。

外用：浸泡藥草湯之後濕敷，或視需要塗抹酊劑、藥油、藥膏或搽劑。

西洋牡荊（Chastetree；Vitex）

學名：*Vitex agnus-castus*

西洋牡荊（也稱為貞潔樹）有助於調節女性荷爾蒙，因此適合舒緩經前症候群與更年期不適。亦可平衡青少年與成年人的生殖荷爾蒙。通常比較適合女性服用，因為它能抑制雄激素（男性荷爾蒙）。服用三至六個月後效果最佳。

警語：西洋牡荊可能會削弱荷爾蒙避孕的避孕效果。

能量：排寒、祛濕。

功效：平衡荷爾蒙、抑制性欲。

購買：Bulk Herb Store、Frontier Herbs、Mountain Rose Herbs、Starwest Botanicals、Stony Mountain Botanicals

劑型

酊劑：乾燥漿果（1：5，45％酒精）。每天服用三次，每次一至三毫升（0.2-0.6茶匙）。

膠囊或藥草粉：每天服用三次，每次一千至二千毫克。

繁縷（Chickweed）

學名：*Stellaria media*

繁縷是一種黏膠系藥草，據信能分解體內的脂肪與脂肪瘤。飯前一小時服用，可溫和抑制食欲、幫助減重。可製成敷劑，舒緩受到刺激的皮膚。泡成藥草茶可沖洗眼睛，鎮定受到刺激的眼睛。可外用幫助舒緩皮膚搔癢。

警語：無已知危險。

能量：解熱、平衡。

功效：舒緩系（黏膠系）、潤膚、富營養價值。

購買：Frontier Herbs、Mountain Rose Herbs、San Francisco Herb Company、Stony Mountain Botanicals

劑型

標準藥草茶：每天最多服用三次，每次六至十二盎司。

酊劑：新鮮葉子（1：2，95% 酒精）；新製乾燥葉子（1：5，50% 酒精）。視需要服用二至五毫升（0.4-1 茶匙）。

膠囊或藥草粉：每天服用二至三次，每次一千至二千毫克。

外用：濕敷、藥油或藥膏，視需要塗抹。

芫荽（Cilantro）

學名：*Coriandrum sativum*

芫荽是一種廣泛使用的烹飪植物，藥草師會用它來為身體排毒。紐約心臟疾病研究基金會（Heart Disease Research Foundation）的醫學研究主任大村惠昭醫師早期的研究發現，每天吃四次芫荽持續兩週可降低體內重金屬。不過，後來的研究顯示孩童食用芫荽後，鉛排泄量並未增加。這方面需要更多相關研究。在那之前，先不要認為芫荽可減少體內重金屬。芫荽籽來自芫荽，可驅風和幫助消化。

警語：無已知危險。

能量：解熱、祛濕。

功效：驅風、與金屬螯合、調味。

購買：Mountain Rose Herbs、San Francisco Herb Company

劑型

標準藥草茶：每天服用三次，每次二至八盎司。

酊劑：新鮮葉子（1：2，95% 酒精）；乾燥葉子（1：5，50% 酒精）。每天最多服用三次，每次十滴至三毫升（0.6 茶匙）。

甘油劑：乾燥芫荽籽（1：5，密封滾煮法）。每天最多服用三次，每次一至五毫升（0.2-1 茶匙）。

肉桂（Cinnamon）

學名：*Cinnamomum verum, syn. C. zeylanicum*

肉桂是辛辣的芳香系藥草，傳統中醫認為肉桂有排寒的刺激效用。是刺激消化與循環的良方。現代研究已證實，肉桂能提高胰臟 β 細胞製造胰島素的能力，幫助糖尿病患者降血糖。肉桂也能收斂止血，協助控制經期大量出血與產後出血。強效抗菌，可治療幾種類型的菌群失衡。肉桂精油（Cassia，中國肉桂）有很強的抗菌與抗真菌效用。

警語：攝取大量肉桂油可能會導致肝臟損傷或昏迷。孕婦不建議服用肉桂油與肉桂皮，但做為食物的調味料沒有問題。哺乳中的母親應避免攝取肉桂。每天服用兩公克以上的肉桂皮可能會造成胃腸不適。

能量：排寒、祛濕、收縮。

功效：抗糖尿、殺菌、芳香系、收斂、驅風。

適應症：菲爾特認為肉桂可被動止血，治療伴隨脹氣的胃部不適。

購買：Bulk Herb Store、Mountain Rose Herbs、San Francisco Herb Company

劑型

綜合肉桂茶：四分之一茶匙薑泥、四分之一茶匙肉桂粉、一茶匙檸檬汁與八盎司熱水混合。每天最多服用三次，每次四至八盎司。

酊劑：乾燥樹皮（1：5，60% 酒精，5% 甘油）。每天最多服用三次，每次三十至六十滴。

甘油劑：乾燥樹皮（1：5，密封滾煮法）。每天最多服用三次，每次三至十滴。

膠囊或藥草粉：每天最多服用三次，每次五百至二千毫克。藥草粉可與食

物混合服用，切勿直接服用藥草粉。

肉桂烈酒：十毫升精油加入一百毫升濃度四十％的酒精；一茶匙兌四盎司加了甜味劑的水，每隔五、十或三十分鐘服用一次，幫助收斂產後出血。服用時間不可超過一天。

精油：不宜內服，因為肉桂精油刺激性很強。可外用，一滴精油用五十至六十滴不揮發植物油稀釋。使用前，先在一小塊皮膚上測試。

拉拉藤（Cleavers；Bedstraw）

學名：*Galium aparine*

拉拉藤（也稱為豬殃殃、鵝草）可促進排尿，刺激淋巴系統。亦可製成外用敷劑，治療皮膚發炎和淋巴結腫脹。

警語：無已知危險。

能量：解熱、祛濕。

功效：利尿、補腎、暢通淋巴。

購買：Frontier Herbs、Mountain Rose Herbs、Starwest Botanicals

劑型

榨汁：每天最多服用三次，每次二至五毫升。

標準藥草茶：每天最多服用三次，每次四至八盎司。

酊劑：新鮮藥草（1：2，95%酒精）。每天服用三次，每次五至十毫升（1-2茶匙）。

丁香（Clove）

學名：*Eugenia caryophyllata, syn. Syzygium aromaticum*

丁香是辛辣的芳香系藥草，經常與其他藥草合併使用，製成搽劑、漱口藥水和助消化藥方。丁香藥草粉可用來驅除寄生蟲。丁香精油外用，有麻痺神經的效果。丁香與橄欖油混合之後塗抹在牙齦上，可幫長牙的寶寶舒緩不適，也可以緩解牙痛。

警語：服用大量丁香可能會造成刺激。丁香油只有在專業人士的協助下才能內服。孕婦須謹慎服用丁香。精油稀釋後才可外用。

能量：排寒、祛濕。

功效：鎮痛（止痛）、殺菌、芳香系、驅風、抗刺激、刺激循環、驅蠕蟲。

購買：Bulk Herb Store、Mountain Rose Herbs、San Francisco Herb Company、Stony Mountain Botanicals

劑型

標準藥草茶：每天服用三次，每次一盎司。

酊劑：乾燥花苞（1：5，50% 酒精，10% 甘油）。每天最多服用三次，每次五至二十五滴。

甘油劑：乾燥花苞（1:5，密封滾煮法）每天最多服用三次，每次二至十滴。

外用：視需要塗抹稀釋精油（1：20）。

黨參（Codonopsis）

學名：*Codonopsis pilosula*

黨參用來取代人參，是效果更溫和也更安全的補藥，男女皆適用。黨參可

平衡腎上腺皮質活動（平衡皮質醇），改善免疫功能。扶正療法用黨參來預防化療和放療的副作用，增加血紅蛋白與紅血球。黨參可刺激食欲，鞏固免疫系統。

警語：無已知危險。

能量：平性、潤燥、滋補。

功效：適應原、養肺、調理。

購買：Mountain Rose Herbs

劑型

標準藥草湯：每天最多服用三次，每次四至十二盎司。

膠囊或藥草粉：每天服用二至三次，每次一千至三千毫克。

散裝藥草：通常與有藥性的蘑菇和黃耆一起燉煮。

北美夏枯草（Collinsonia；Stoneroot）

學名：*Collinsonia canadensis*

北美夏枯草對於直腸症狀來說是絕佳的收斂劑，例如肛門廔管與痔瘡。可口服，也可外用。可治療喉嚨痛與喉嚨發炎，適合喉嚨不舒服的講者與歌手。外用可舒緩毒橡木和毒藤（常春藤）造成的不適及其他外傷。

警語：無已知危險。

能量：解熱、收縮。

功效：收斂、強健血管。

適應症：菲爾特認為北美夏枯草可治療靜脈循環不良、喉嚨黏膜刺激收縮。伴隨門脈循環遲滯的胃腸不適。羅拉・湯瑪斯認為北美夏枯草能舒緩慢性喉嚨不適或發炎、喉嚨搔癢、一說話就想咳嗽。

購買：Starwest Botanicals

劑型

標準藥草湯：每天最多服用三次，每次一至四盎司。

酊劑：新鮮葉子（1：2，95% 酒精）；乾燥葉子（1：5，60% 酒精，效果不如新鮮葉子）。每天最多服用三次，每次一至二毫升（0.2-0.4茶匙）。

款冬（Coltsfoot）

學名：*Tussilago farfara*

因為慢性呼吸疾病而身體衰弱的人，款冬是一味良方。適應症包括氣喘和肺氣腫。款冬的活性成分能幫助因吸菸受損的支氣管纖毛加速修復。款冬萃取物已證實能夠增強免疫力，是天然的抗組織胺。

警語：孕婦和哺乳中的母親禁用。含有吡咯里西啶生物鹼，服用高劑量可能會中毒。須在專業人士協助下服用，且一年內服用時間不可超過六週。

能量：解熱、潤燥。

功效：止咳、祛痰。

購買：Frontier Herbs、Mountain Rose Herbs、Starwest Botanicals

劑型

標準藥草茶：每天服用三次，每次四盎司。

康復力（Comfrey）

學名：*Symphytum officinale*

康復力（也稱聚合草）是黏膠系藥草，略帶收斂功效。自古用來輔助傷口癒合。除了含有療傷需要的重要礦物質，康復力也含有刺激細胞生長的尿囊素。康復力以外用為主，包括濕敷、敷劑、藥膏等。雖然曾有內服的紀錄，但考慮到肝臟毒性，現在多數藥草師已不這麼做。

警語：外用非常安全。康復力含有吡咯里西啶生物鹼，據信內服對肝臟有害。有很多人內服康復力之後並未出現不良反應，短期服用可能是安全的。孕婦、哺乳中的母親、有癌症或腫瘤、有肝臟病史的人不宜服用。

能量：解熱、潤燥、微收縮。

功效：潤膚、外敷治傷。

購買：Bulk Herb Store、Frontier Herbs、Mountain Rose Herbs、San Francisco Herb Company、Starwest Botanicals

劑型

標準藥草茶：每天服用三次，每次四至八盎司，一年不超過六週。我們建議只有在骨折無法自然痊癒的情況下服用康復力，或是輔以其他較安全的藥草。

外用：將新鮮或乾燥的康復力葉製成敷劑；用標準藥草茶濕敷或浸泡；視需要塗抹藥油或藥膏。

蟲草（Cordyceps）

學名：*Cordyceps sinensis, C. militaris*

二〇〇八年中國政府在北京奧運會展示了蟲草的功效，自此蟲草進入西方醫學的視野內。當時中國選手幾乎在每一個參賽項目中都刷新了世界紀錄，他們優異的表現促使藥理學與臨床研究紛紛探索蟲草的健康益處。蟲草是一種適應原，也是一種全身性的補藥，對肺部、腎臟、腎上腺、心血管系統都有助益。野生蟲草很難買到。若買到野生蟲草，一定要確認它通過重金屬檢驗。人工培育的Cs-4蟲草粉效果一樣好，而且比較容易買到。

警語：無已知危險。

能量：平衡、微排寒。

功效：適應原、消炎、抗癌、抗膽固醇血症、抗氧化、調節免疫力、調理。

購買：Mountain Rose Herbs

劑型

藥草粉：每天服用五到十公克。

酊劑：乾燥蟲草（1：4，25%酒精）。每天服用三次，每次二至四毫升（0.4-0.8茶匙）。

膠囊或藥草粉：每天而至三次，每次一千至二千毫克。

玉米鬚（Corn Silk）

學名：*Zea mays*

溫和鎮靜的利尿劑，適用於腎臟發炎，可緩解泌尿道症狀帶來的不適，例如膀胱發炎與排尿疼痛。

警語：無已知危險。

能量：解熱、微祛濕。

功效：舒緩（黏膠系）、利尿、鎮靜。

購買：Bulk Herb Store、Frontier Herbs、Starwest Botanicals

劑型

標準藥草茶：每天服用三次，每次四至六盎司。

酊劑：新鮮玉米鬚（1：2，95%酒精）；乾燥玉米鬚（1：5，25%酒精）。每天最多服用三次，每次三至五毫升（0.6-1茶匙）。

膠囊：每天最多服用三次，每次一千至三千毫克。

延胡索（Corydalis）

學名：*Corydalis yanhusuo*

延胡索是天然的鎮痛劑。含有生物鹼THP，作用類似罌粟，但更加溫和。延胡索是中樞神經抑制劑，適用於任何原因引發的疼痛。傳統上用來治療風濕、關節炎和經痛。也可以幫助睡眠、舒緩焦慮。

警語：孕婦禁用。

能量：排寒、放鬆。

功效：鎮痛（止痛）、鎮靜、催眠（安眠）。

劑型

標準藥草湯：非常難喝，但是效果很好。視需要服用三至八盎司。

酊劑：乾燥根莖（1：3，50%酒精）。視需要服用一至五毫升（0.2-1茶匙）。

標準化萃取：每天服用THP一百至二百毫克。

膠囊或藥草粉：濃縮粉末泡茶，效果最佳；膠囊每天服用二至三次，每次一千至二千毫克。

棉花根（Cotton Root）

學名：*Gossypium herbaceum*

棉花根可舒緩經血量少時的腹部痙攣，有催產作用，亦可在分娩時輔助宮縮。

警語：孕婦禁用，棉花根會造成子宮收縮，有導致流產之虞。

能量：排寒、潤燥。

功效：催產、催經。

適應症：菲爾特認為棉花根適用於伴隨著背痛與骨盆疼痛的月經延遲；膀胱腫脹沉重，排尿困難；伴隨貧血的性冷感；伴隨骨盆鬆弛與貧血的歇斯底里。

劑型

酊劑：新製乾燥根部（1：4，50% 酒精）。每天服用一至三次，每次二至四毫升（0.4-0.8 茶匙）。

標準藥草湯：每天服用三次，每次一至二盎司。

歐洲莢蒾樹皮（Cramp Bark）

學名：*Viburnum opulus*

看名字就知道，歐洲莢蒾樹皮可放鬆肌肉痙攣（cramps）。它是女性的子宮補藥，可放鬆和調理子宮。用於緩解經痛、防止流產，對心絞痛、背痛及其他緊張造成的問題也有幫助。

警語：血壓偏低時禁用。

能量：放鬆。

功效：安胎、抗痙攣。

購買：Frontier Herbs、Mountain Rose Herbs、Starwest Botanicals、Stony Mountain Botanicals

劑型

標準藥草湯：每天服用三次，每次三至四盎司。

酊劑：乾燥樹皮（1：5，50% 酒精）。每天服用一至四次，每次一至五毫升（0.2-1 茶匙）。

蔓越莓（Cranberry）

學名：*Vaccinium macrocarpon*

蔓越莓含有抗氧化劑，可減輕體內自由基的破壞作用。蔓越莓另外含有兩種化合物，可防止大腸桿菌附著在膀胱上：甘露糖與原花青素。蔓越莓能有效預防尿道感染，可協助治療幽門桿菌與胃部大腸桿菌感染。富含維生素C，可幫助船員預防壞血病。若購買市售蔓越莓汁，無添加糖的效果會比較好。

警語：無已知危險。

能量：解熱、微祛濕。

功效：抗菌、抗氧化、富營養價值。

購買：Mountain Rose Herbs

劑型

新鮮蔓越莓：整顆蔓越莓，每天吃一‧五盎司。

果汁：無添加糖，每天喝三至八盎司。

膠囊或藥草粉：每天服用二至三次，每次一千至三千毫克。

北美腹水草（Culver's Root）

學名：*Leptandra virginica*

苦味系滋補藥草，可清潔肝臟與結腸，強效利膽劑（刺激膽汁流動）。適合搭配其他藥草短期服用。

警語：身體虛弱、消化不佳、孕婦禁用。服用高劑量會導致腹瀉、嘔吐、腹痛、暈眩和其他不良反應。

能量：微解熱、祛濕。

功效：苦味系、利膽。

劑型

酊劑：乾燥根部（1：5，65% 酒精）。每天服用三次，每次十至三十滴。

達米阿那（Damiana）

學名：*Turnera diffusa*, syn. *T. diffusa* var. *aphrodisiaca*

達米阿那（也稱為透納樹）最常見的用途是促進性欲，但其實它也是舒緩壓力、提振精神的補藥。也就是說，若性欲不振的原因是疲勞和壓力，達米阿那才能發揮提振性欲的功效。此外，也有抗憂鬱的作用。

警語：非常安全，但孕婦應避免使用。

能量：排寒。

功效：抗憂鬱、催情、鎮定神經、促進代謝。

購買：Frontier Herbs、Mountain Rose Herbs、San Francisco Herb

Company、Starwest Botanicals、Stony Mountain Botanicals

劑型

溫和藥草茶：每天服用三次，每次一杯。

酊劑：新鮮葉子（1：2，95% 酒精）；乾燥葉子（1：5，60% 酒精）。每天最多服用四次，每次一至二毫升（0.2-0.4茶匙）。

甘油劑：乾燥葉子（1：6）。每天最多服用四次，每次一至三毫升（0.2-0.6茶匙）。

膠囊或藥草粉：每天服用二至三次，每次一千至二千毫克。

西洋蒲公英（Dandelion）

學名：*Taraxacum officinale*

西洋蒲公英是草地和庭園裡常見的雜草，對消化系統、泌尿系統、胰臟都有益處。根部主要用來刺激膽汁流動、補益肝臟。葉子較常用來利尿、護腎。西洋蒲公英會影響腸道微生物，幫助刺激消化液分泌。葉子經常與異株蕁麻葉一比一混合，製成保鉀利尿劑。西洋蒲公英花酒是助消化的補藥。

警語：無已知危險。

能量：解熱、袪濕。

功效：改善體質（清血）、苦味系、利膽、助消化的補藥、利尿、保肝。

購買：Bulk Herb Store、Frontier Herbs、Mountain Rose Herbs、San Francisco Herb Company、Starwest Botanicals、Stony Mountain Botanicals

劑型

新鮮西洋蒲公英：生吃春天的嫩葉。

標準藥草茶：葉子泡茶。每天服用三次，每次四至八盎司。

標準藥草湯：根部煎煮。每天服用三次，每次二至四盎司。

酊劑：新鮮葉子（1：2，95%酒精）；乾燥葉子（1：5，30%酒精）。每天服用三次，每次二至五毫升（0.4-1茶匙）。新鮮根部（1：2，30%酒精）每天服用三次，每次四至五毫升（0.8-1茶匙）。

甘油劑：乾燥根部（1：5）。每天服用三次，每次一至三毫升（0.2-0.6茶匙）。

魔鬼爪（Devil's Claw）

學名：*Harpagophytum procumbens*

原住民使用魔鬼爪的歷史長達數千年，可治療疼痛、胃部不適、發燒。現代藥草醫學利用魔鬼爪的消炎功效，用它治療關節炎與腰痛。魔鬼爪可增進關節活動力，是發炎與關節炎藥方中常見的成分。

警語：胃潰瘍與十二指腸潰瘍患者禁用。

能量：解熱、祛濕。

功效：鎮痛（止痛）、消炎、苦味系。

購買：Mountain Rose Herbs、Starwest Botanicals

劑型

酊劑：乾燥根部（1：5，25%酒精）。每天服用三次，每次一至二毫升（0.2-0.4茶匙）。

膠囊或藥草粉：每天服用二至三次，每次五百至一千毫克。

北美刺人參（Devil's Club）

學名：*Oplopanax horridus*

美國西北部太平洋沿岸的印第安人，用北美刺人參治療多種病症，就像傳統中醫裡的人參一樣。北美刺人參有許多潛在益處，不過最常見的用途是調節血糖。此外，它也對腎上腺疲勞有幫助，尤其是黏膜乾燥的人。

警語：若是在野外採收北美刺人參，要小心被尖刺刺傷會很痛。

能量：解熱、潤燥。

功效：適應原、保健腎上腺、改善體質（清血）、抗糖尿、調理。

購買：Starwest Botanicals

劑型

酊劑：新鮮根皮（1：2，60% 酒精）；乾燥根皮（1：5，60% 酒精）。每天服用三次，每次〇·五至二毫升（0.1-0.4 茶匙）。

當歸（Dong Quai）

學名：*Angelica sinensis*

當歸是亞洲廣泛使用的藥草，可改善女性的整體健康。有補血功效，為生育年齡的女性每月失血滋補身體。當歸亦可舒緩經期的疼痛和鬱結，刺激血液流入骨盆底，幫助緩解各種生殖系統問題。

警語：孕婦和經期大量出血的人不建議使用。

能量：排寒、潤燥、滋補。

功效：抗凝血、補血、催經。

劑型

標準藥草湯：每天服用三次，每次二至四盎司。

酊劑：乾燥根部（1：5，40％酒精）。每天服用三次，每次二至四毫升（0.4-0.8茶匙）。

甘油劑：乾燥根部（1：5）。每天服用三次，每次二・五至十毫升（0.5-2茶匙）。

膠囊：每天服用三至六次，每次五百毫克。

掌藻（Dulse）

學名：*Palmaria palmata*

掌藻是一種紅藻類。含有碘和多種微量礦物質，營養豐富。可用來沐浴，也有多種外用用途，維持皮膚健康。

警語：無已知危險。

能量：解熱、潤燥、滋補。

功效：潤膚、礦化劑、富營養價值。

購買：Starwest Botanicals、Stony Mountain Botanicals

劑型

藥草粉：像撒鹽一樣把乾燥掌藻撒在食物上。味道宜人，帶鹹味。

膠囊：每天服用一千至一萬毫克，分成二至三次服用。

甘油劑：乾燥掌藻（1：6）。每天服用二至五毫升（0.4-1茶匙）。

狹葉紫錐菊（Echinacea）

學名：*Echinacea angustifolia*

藥用紫錐菊有好幾種，我們比較喜歡狹葉紫錐菊，或是狹葉紫錐菊與紫花紫錐菊（*E. purpurea*）搭配使用。淡紫花紫錐菊（*E. pallida*）欠缺前面兩者的活性成分烷基醯胺。狹葉紫錐菊治療傷口、蚊蟲叮咬的外用效果，優於紫花紫錐菊。紫錐菊有助於抗體的形成，亦可刺激白血球的製造。可強化與清除淋巴結，抑制透明質酸酶（一種細菌製造的酶，會分解將細胞結合在一起的化合物），進而抑制感染擴散。紫錐菊還能幫助身體對抗病毒感染。外用治療感染，效果奇佳。經常用來治療感冒與流感，但其實這不是紫錐菊的強項。紫錐菊備受喜愛，雖然許多症狀用其他藥草也一樣有效，大家還是會選擇紫錐菊。

警語：紫錐菊無毒，大致上無害。有自體免疫疾病的人須謹慎使用。優質的紫錐菊藥草可能會造成唾液過量分泌、喉嚨搔癢刺痛。

能量：解熱、祛濕。

功效：改善體質（清血）、殺菌、解毒、抗病毒、促進免疫、暢通淋巴。

適應症：菲爾特認為，紫錐菊能治療全身性敗血症，容易形成瘡與半活性多細胞膿腫，伴隨虛弱無力的體質。分泌物帶臭味，消瘦虛弱。舌頭呈褐色或青色，口腔長瘡。皮膚與黏膜呈黯淡青色或紫色。

購買：Bulk Herb Store、Frontier Herbs、Mountain Rose Herbs、San Francisco Herb Company、Starwest Botanicals、Stony Mountain Botanicals

劑型

標準藥草湯：每天服用三次，每次二至四盎司。

酊劑：新鮮狹葉紫錐菊根，或新鮮紫花紫錐菊藥草（1：2，95% 酒精）；

乾燥狹葉紫錐菊根，或乾燥紫花紫錐菊藥草（1：5，60%酒精）。每天服用三至六次，每次一至五毫升（0.2-1茶匙）。

甘油劑：乾燥根部或藥草（1：5）。每次二至八毫升（0.4-1.6茶匙）。

膠囊：每天服用三至四次，每次四百至一二〇〇毫克。

外用：用標準藥草湯或酊劑沖洗或濕敷。

西洋接骨木（Elder）

學名：*Sambucus canadensis, S. nigra*

西洋接骨木是一種用途多元的藥草，許多部位都可藥用。花朵是絕佳的急症藥物，可促進排汗和消炎。研究顯示，西洋接骨木花有消炎、抗病毒、抗癌功效，還可以縮短流感症狀的持續時間與嚴重程度。與西洋蓍草和胡椒薄荷搭配使用，效果特別好。也可加入乳液裡外用。

西洋接骨木漿果有溫和的通便和疏通充血功效，還能抑制多種病毒感染擴散。樹皮雖然現在不太常用，但過去曾有通便和鎮靜黏膜的用途。

警語：新鮮西洋接骨木整株植物都帶有輕微毒性，會導致噁心、腹瀉。乾燥之後，莖、樹皮、根部仍含有足以觸發噁心的殘餘化合物。花朵應先乾燥才能使用。漿果也一樣，亦可將新鮮漿果滾煮三分鐘之後保存起來。

能量：解熱、袪濕。

功效：消炎、抗病毒、疏通充血、促進排汗、解熱、富營養價值。

購買：Bulk Herb Store、Frontier Herbs、Mountain Rose Herbs、San Francisco Herb Company、Starwest Botanicals、Stony Mountain Botanicals

劑型

標準藥草茶：花朵泡成熱飲，每天最多服用三次，每次四至八盎司，可促

進排汗。

酊劑：乾燥花朵（1：5，60% 酒精）。每天服用二至四次，每次一至三毫升（0.2-0.6茶匙）。

甘油劑：乾燥花朵（1：6，密封滾煮法）；乾燥漿果（1：5，密封滾煮法）。每天服用四次，每次五至十毫升（1-2茶匙）。

糖漿：用少許的水把新鮮或乾燥漿果滾煮變軟，再用果凍袋榨汁。加入與漿果汁等量的蜂蜜，煮滾後關火，冷藏或倒入玻璃罐保存。每天服用四次，每次一至二茶匙。

外用：視需要塗抹花朵製成的藥膏。

土木香（Elecampane）

學名：*Inula helenium*

土木香是清除肺部、泌尿系統、消化系統黏液的絕佳藥草，對於呼吸系統的慢性刺激與感染特別有效。在治療咳嗽的甘油劑和糖漿裡，土木香是很有效的成分。土木香含有菊糖（inulin），能為結腸裡的益菌提供養分。

警語：無已知危險。

能量：排寒、祛濕。

功效：殺菌、苦味系、促進排汗、祛痰。

購買：Frontier Herbs、Mountain Rose Herbs、Starwest Botanicals、Stony Mountain Botanicals

劑量

酊劑：新鮮根部（1：2，75% 酒精）；乾燥葉子（1：5，60% 酒精）。每天服用二至四次，每次一至二毫升（0.2-0.4茶匙）。

甘油劑：乾燥根部（1：8）。每天服用三次，每次五毫升（1茶匙）。

刺五加（Eleuthero）

學名：*Eleutherococcus senticosus*

針對刺五加的研究已超過三千多份，居全球藥草之冠。它是第一種被俄國科學家確認為適應原的植物。刺五加可幫助身體應付壓力，還可以增強耐力，刺激大腦提高專注力。蘇聯研究人員發現，刺五加能提升運動員的表現，幫助太空人預防太空病，讓祕書減少犯錯，讓工人減少請病假的情況。也就是說，刺五加能提升耐力、免疫力、大腦功能與整體健康。刺五加是刺激性較強的適應原，僅能短期或低劑量服用，以免造成過度刺激和失眠。

警語：服用高劑量或體質較敏感的人會失眠與暴躁。

能量：平衡、微排寒。

功效：適應原、抗風濕、降血壓、調節免疫力。

購買：Bulk Herb Store、Frontier Herbs、Mountain Rose Herbs、Starwest Botanicals

劑型

酊劑：乾燥根部濃縮物（2：1，30%酒精）。每天最多服用三次，每次十滴至五毫升（1茶匙）。乾燥根部（1：4，30%酒精）。每天服用一至三毫升（0.2-0.6茶匙），通常是複方草藥裡的一味藥。

甘油劑：乾燥根部（1：5），每天服用二至三次，每次五至十毫升（1-2茶匙）。

膠囊：每天服用二至三次，每次五百至一千毫克。

加拿大蓬（Erigeron；Fleabane）

學名：*Erigeron canadensis*

加拿大蓬（也稱為小蓬草）對於微血管止血效果極佳。它也能幫助停止過度排尿，以及停止胃腸道分泌水狀分泌物。

警語：無已知危險。

能量：排寒、收縮。

功效：止瀉、抗利尿、刺激循環、止血

適應症：《國王版美洲藥譜》認為，加拿大蓬可治療黏膜大量滲液。微血管被動出血。突然湧出的水狀霍亂腹瀉，伴隨痙攣與疼痛。

劑型

酊劑：乾燥葉子（1：5，60% 酒精）。每天最多服用三次，每次五滴至二毫升（0.4茶匙）。

藍桉（Eucalyptus）

學名：*Eucalyptus globulus*

藍桉葉（尤加利葉）是沒有獲得充分利用的祛痰劑，對於有痰的咳嗽、久咳不癒的支氣管炎、氣喘和某些慢性阻塞性肺病很有幫助。藍桉油可經由擴香吸入，也可以外用為關節炎鎮痛。

警語：成年人內服藍桉葉安全無虞，孩童能服用低劑量藍桉葉，但必須搭配複方草藥。四歲以下孩童使用精油須謹慎，因為可能含有神經毒素。

能量：排寒、祛濕。

功效：抗菌、抗微生物、祛痰。

適應症：羅拉・湯瑪斯認為藍桉適用於腸道寒冷與沉重的感覺；四肢冰冷；冒冷汗；身體一邊發寒一邊出汗。

購買：Bulk Herb Store、Frontier Herbs、Mountain Rose Herbs、San Francisco Herb Company、Starwest Botanicals、Stony Mountain Botanicals

劑型

標準藥草茶：每天服用三次，每次一至二盎司。

酊劑：新鮮葉子（1：2，80% 酒精，10% 甘油）；乾燥葉子（1：5，60% 酒精，10% 甘油）。每天最多服用三次，每次一至二毫升（0.2-0.4 茶匙）。

精油：建議伴隨蒸氣吸入。以不揮發油稀釋，可用來按摩胸口。

小米草（Eyebright）

學名：*Euphrasia officinalis*

小米草經常用來治療眼睛感染、保健眼睛。常見的使用方式是內服，但製成洗眼液效果最佳。小米草若是內服，最適合用來治療上呼吸道阻塞，伴隨鼻竇急性過敏、眼睛分泌物增多、眼睛與耳朵搔癢，例如感冒初期的鼻炎。新鮮小米草製成的酊劑可暢通孩童的耳咽管，舒暢內耳，進而預防耳朵疼痛。乾燥葉子對於過敏與耳咽管組織幾乎完全無效。

警語：小米草酊劑眼藥水可能會導致眼壓升高、眼睛紅腫、流淚；如果是外用，可將小米草製成藥草茶。

能量：解熱、祛濕、微收縮。

功效：抗過敏、消炎、收斂、護眼。

適應症：埃林伍德[8]認為，小米草能治療眼睛與上呼吸道的急性黏膜發炎，伴隨刺激性的滲液。

購買：Frontier Herbs、Starwest Botanicals

劑型

酊劑：新鮮葉子（1：2，60% 酒精）。每天服用一至四次，每次一至四毫升（0.2-0.8 茶匙）。

外用：乾燥葉子泡成標準藥效的藥草茶，視需要濕敷或熱敷。

黃地百合（False Unicorn；Helonias）

學名：*Chamaelirium luteum, syn. Helonias dioica*

黃地百合有加強黃體素的效果，可為女性平衡過多的雌激素，也是預防流產的補藥。過去曾用來治療排卵疼痛、陰道分泌物、月經不調。

警語：身體虛弱或發炎的人不建議使用。

能量：解熱、潤燥。

功效：安胎、催經、保養子宮。

購買：Starwest Botanicals

劑型

標準藥草湯：每天最多服用三次，每次一至二盎司。

酊劑：乾燥根部。（1：5，50% 酒精）。每天服用三次，每次一至四毫升（0.2-0.8 茶匙）。

---

8. 芬利・埃林伍德（Finley Ellingwood），十九世紀末、二十世紀初提倡折衷療法的美國醫師。——譯者註

茴香（Fennel）

學名：*Foeniculum vulgare*

茴香的驅風效果很好，通常會搭配貓薄荷來治療絞痛。貓薄荷加上茴香是絞痛、消化不良與腹瀉良方，嬰幼兒與成年人都適用。如同大部分的驅風劑，茴香會刺激消化，減少腸道氣體。茴香還能使母乳增量、變甜。使用前，搗碎茴香籽來釋放油脂。

警語：孕婦須謹慎使用。

能量：排寒、祛濕。

功效：芳香系、祛風、調味、催乳。

購買：Bulk Herb Store、Mountain Rose Herbs、San Francisco Herb Company、Stony Mountain Botanicals

劑型

溫和藥草茶：每天最多服用三次，每次四至六盎司。

酊劑：乾燥種子（1：3，60% 酒精，10% 甘油）。每天服用三次，每次二十至四十滴。

甘油劑：乾燥種子（1：8，密封滾煮法）。視需要服用三至十毫升（0.6-2茶匙）。

葫蘆巴（Fenugreek）

學名：*Trigonella foenum-graecum*

葫蘆巴有助於增重，能強健病後或傷後復原的身體。可平衡血糖，因此對糖尿病也有幫助。葫蘆巴亦能增加母乳的營養。對潰瘍、燒燙傷、膿瘍和

其他傷口有鎮靜效果。搭配百里香使用可疏通鼻竇阻塞。

警語：孕婦不建議使用。

能量：排寒、祛濕。

功效：抗糖尿、疏通充血、催乳。

購買：Bulk Herb Store、Mountain Rose Herbs、San Francisco Herb Company、Stony Mountain Botanicals

劑型

溫和藥草湯：每天服用三次，每次四至八盎司。可加一茶匙大茴香籽會更好喝。

酊劑：乾燥種子（1：3，70% 酒精，10% 甘油）。每天服用三次，每次一至三毫升（0.2-0.6茶匙）。

外用：磨碎葫蘆巴籽製成敷劑。

小白菊（Feverfew）

學名：*Tanacetum parthenium*

小白菊是偏頭痛常用的天然藥草。在偏頭痛發作時服用，效果不是很好，但若是平時即經常服用，有助於預防偏頭痛和減輕其疼痛。之所以叫做 feverfew，是因為過去用來退燒。治療小腸發炎很有效，搭配洋甘菊和金盞花可治療胃炎與腸漏症。

警語：孕婦禁用。若口腔裡有瘡或潰瘍，降低劑量或停止服用。對身體虛弱或缺乏營養（例如貧血）導致的偏頭痛無效。

能量：解熱、祛濕。

功效：鎮痛（止痛）、驅蠕蟲、消炎、鎮定神經。

購買：Bulk Herb Store、Frontier Herbs、Mountain Rose Herbs、Starwest Botanicals、Stony Mountain Botanicals

劑型

標準藥草茶：每天服用三次，每次一至四盎司。

酊劑：新鮮葉子（1：2，95% 酒精）；乾燥葉子（1：5，60% 酒精）。每天服用二次，每次二至五毫升（0.4-1 茶匙）。

亞麻籽（Flaxseed）

學名：*Linum usitatissimum*

現磨亞麻籽治療腸道發炎效果絕佳。亞麻籽可軟化糞便，是長期便祕可使用的軟便劑。亞麻木脂素是植物雌激素，可能可以預防雌激素依賴型的癌症。

警語：亞麻籽磨碎後，氧化得非常快。最好是服用前現磨。

能量：解熱、潤燥、滋補。

功效：通便、植物雌激素。

購買：Bulk Herb Store、Mountain Rose Herbs、San Francisco Herb Company、Starwest Botanicals、Stony Mountain Botanicals

劑型

粉末：用咖啡磨豆機磨碎亞麻籽，直接服用（亞麻籽磨碎後二十分鐘內會開始氧化）。撒在食物上，或是與飲料混合。先從一茶匙開始服用，然後慢慢增加劑量到二至三湯匙，每天服用兩次。

北美流蘇樹（Fringe Tree）

學名：*Chionanthus virginicus*

苦味系補藥，有清血、通便與輕微的利尿作用。北美流蘇樹是非常有效的膽囊藥草，可刺激膽汁流動，緩解腸道脹氣、腹脹、右肋下方的鬱結感。北美流蘇樹是治療膽結石效果最好的藥草之一，尤其是與其他利膽藥草搭配使用，例如牛蒡、薑黃、西洋蒲公英、伏牛花等。

警語：膽道阻塞患者與孕婦禁用。

能量：解熱、祛濕。

功效：利膽。

適應症：菲爾特認為北美流蘇樹對皮膚黃疸和結膜有益。深壓時肝臟壓痛，糞便呈黏土色，尿液顏色鮮豔。

購買：Mountain Rose Herbs

劑型

標準藥草湯：每天服用三次，每次二至四盎司。

酊劑：乾燥根部（1：5，65% 酒精）。每天服用三次，每次十滴至二毫升（0.4 茶匙）。

大蒜（Garlic）

學名：*Allium sativum*

大蒜是味道強烈的芳香系藥草，有祛痰效果，可將黏液從肺部排出，亦可促進循環、降低血壓。搭配其他藥草，可治療特定的細菌與真菌感染。若是治療高血壓，須每天服用至少三至六個月才能發揮完整功效。新鮮蒜球

有很好的降血壓與抗菌功效。

警語：身體虛弱無力的人禁用。可能會造成胃部不適，飯後服用可減輕不適。

能量：排寒、祛濕。

功效：驅蠕蟲、抗菌、抗凝血（稀釋血液）、抗真菌、殺菌、芳香系、疏通充血、祛痰、刺激循環。

購買：Bulk Herb Store、Mountain Rose Herbs、San Francisco Herb Company、Stony Mountain Botanicals

劑型

新鮮藥草：切薄片，每天服用三次。如果太難入口，可加等量蜂蜜。

膠囊：陳放過的大蒜膠囊有輕微的降血壓效果，但是完全沒有祛痰和抗菌作用。

歐洲黃龍膽（Gentian）

學名：*Gentiana lutea*

歐洲黃龍膽是味道非常苦的藥草，通常用來刺激消化功能。常與其他苦味系和驅風藥草搭配使用。餐前服用液態劑型的歐洲黃龍膽，效果最佳。

警語：孕婦和急性胃腸發炎的人禁用。

能量：解熱、祛濕。

功效：調理（血液淨化）、抗酸、苦味系、助消化。

購買：Frontier Herbs、Mountain Rose Herbs、Starwest Botanicals、Stony Mountain Botanicals

劑型

酊劑：乾燥根部（1：5，30% 酒精）。餐前十五至三十分鐘服用，每天服用三次，每次十滴至二毫升（0.4 茶匙）。

水晶蘭（Ghost Pipe；Indian Pipe）

學名：*Monotropa uniflora*

水晶蘭的主要作用是舒緩疼痛。它不會麻痺疼痛，而是轉移你對疼痛的注意力，包括生理與心理上的疼痛。恐慌症發作時的心理痛苦，以及迷幻藥的殘餘影響，都可服用水晶蘭來緩解。水晶蘭不容易找到也不可能人工種植，因為它寄生在真菌的菌根上，至今無法人工種植。遇到其他藥草都無法解決的疼痛時，才使用水晶蘭。

警語：服用高劑量會進入夢境特別逼真的深層睡眠。

能量：放鬆、解熱。

功效：抗痙攣、鎮定神經、鎮靜。

劑型

酊劑：新鮮植物的地上部分（1：2，95% 酒精），服用三滴，若十分鐘後沒有感受到效果，慢慢增加劑量至三十滴。視需要每隔二至四小時服用一次有效劑量。

薑（Ginger）

學名：*Zingiber officinale*

刺激的芳香系藥草，可舒緩噁心、嘔吐、暈車暈船。搭乘交通工具前服用

膠囊或薑萃取物，可預防頭暈。用餐時或用餐前服用，可刺激消化分泌物。研究顯示薑能增強免疫功能，增加膽汁與胃液的分泌，藉由抑制血小板聚集來促進血液循環。消炎的效果很好，有研究發現它的止痛效果不亞於布洛芬，可減輕關節炎帶來的疼痛與發炎。生薑也是有效的抗病毒與抗菌藥草，可治療流感、感冒、細菌和病毒性腸胃炎。

警語：有些作者認為孕婦應謹慎服用薑，但孕婦用薑抑制孕吐未曾出現過不良反應的案例。

能量：排寒、祛濕。

功效：鎮痛（止痛）、止吐、芳香系、驅風、抗刺激、促進排汗、助消化的補藥、刺激循環。

劑型

新鮮薑汁：生薑榨汁，四盎司薑汁與等量的熱水混合，每天服用三次。可加蜂蜜與萊姆調味。生薑汁可冷凍成冰塊保存，也可以加入酒精保存，酒精濃度維持在二十％以上（95% 酒精 25 毫升，加上 75 毫升的新鮮薑汁）。

酊劑：生薑汁加入濃度二十五％的酒精保存，每天最多服用八次，每次一至五毫升（0.2-1 茶匙）。乾燥根部（1：5，60% 酒精），每天服用三次，每次〇・八至一・五毫升（0.1-0.3 茶匙），配水服用。

甘油劑：乾燥根部（1：5，密封滾煮法），視需要服用一至三毫升（0.2-0.6 茶匙），配水服用。用五十％的甘油保存新鮮薑汁，與體積二十％的白蘭地或蘭姆酒混合，視需要服用半茶匙至一茶匙，配水服用。

膠囊：視需要服用，每天最多八次，每次五百至一千毫克。

薑粉：當成食物食用，薑可以助消化、促進整體健康。

銀杏（Ginkgo）

學名：*Ginkgo biloba*

銀杏裡的類黃酮濃縮萃取物在歐洲經過大量研究，這種藥草最好的劑型是標準萃取法。主要的用途是提升記憶力與大腦功能，可促進血液流向大腦，發揮抗氧化作用為腦細胞抵禦傷害。此外，亦可促進末梢循環，對糖尿病視網膜病變、耳鳴、暈眩和頭暈都有幫助。持續服用二至三個月，可見到最佳效果。銀杏是減緩老化、保護神經與心血管系統的絕佳良方。

警語：服用血液稀釋劑的人須謹慎使用銀杏。孕期服用的安全性尚無定論。

能量：微解熱。

功效：抗凝血（稀釋血液）、抗氧化、補腦、降血壓、血管舒張。

購買：Bulk Herb Store、Frontier Herbs、Mountain Rose Herbs、San Francisco Herb Company、Starwest Botanicals、Stony Mountain Botanicals

劑型

標準化萃取：濃縮與標準化萃取的銀杏才有療效。直接吃銀杏、製成藥草粉、酊劑、藥草茶或藥草湯都沒有療效的相關證據，只有對銀杏酸的不良過敏反應。常見的劑量是每天服用一二〇毫克的50：1標準化銀杏萃取物，相當於二十七至三十毫克的類黃酮配醣體與大約十毫克的類萜。

西洋參（Genseng, American）

學名：*Panax quinquefolius*

西洋參（也稱為花旗參）是強身健體的補藥，可增進活力與抵抗疾病。小劑量服用有助於抵擋老化作用、促進整體健康。西洋參的刺激性低於亞洲

人參（高麗參）。可調節血糖、改善消化、幫助身體應付壓力、鞏固腎上腺與內分泌功能。人參以小劑量服用最佳。

警語：雖然無毒，但是有高血壓、發燒、急性發炎、感冒與流感等急症的人不宜服用。經常服用高劑量可能會導致失眠與神經過度刺激。

能量：解熱、潤燥。

功效：適應原、保健腎上腺、抗糖尿、降血壓、調理。

適應症：羅拉・湯瑪斯認為西洋參可治療神經性消化不良、頭腦遲鈍、無法控制隨意肌等症狀。

購買：Mountain Rose Herbs、Stony Mountain Botanicals

劑型

標準藥草湯：身體虛弱的人，每天服用以二至十公克西洋參煎煮的藥草湯，持續二至三天，可幫助得了急症需要康復的身體。

酊劑：乾燥根部（1：4，30% 酒精）。每天服用一至三次，每次二至五滴，長期服用。

甘油劑：乾燥根部（1：5）。每天服用一至三次，每次三至七滴，長期服用。

膠囊：對多數人來說，一顆膠囊即為高劑量。若長期服用，每天服用一至二次，每次一百毫克就已足夠。

人參（Geinseng, Asian and Korean）

學名：Panax ginseng

人參（也稱為高麗參）是世上最珍貴的藥草之一。人參已證實能夠增加耐力、消除疲勞、強健體力、提升靈活度，甚至還能加強身體療癒外傷的能力。小劑量的人參能延緩老化、減輕壓力、平衡情緒、促進整體健康。可

降低罹癌機率，補強被削弱的免疫系統。人參比西洋參排寒，適合容易發冷、蒼白、疲勞的年長者。紅參是蒸乾之前的人參，在能量上偏向排寒；去皮乾燥之後的白參在能量上偏平性。

警語：無毒，但是急症、高燒或發炎患者有發熱時禁用。

能量：排寒、潤燥。

功效：適應原、升血壓、促進免疫、調理。

購買：Mountain Rose Herbs、Starwest Botanicals、Stony Mountain Botanicals

劑型

標準藥草湯：每天服用兩次，每次二至四盎司。

酊劑：乾燥根部（1：4，30% 酒精）。每天服用一至三次，每次一至二毫升（0.2-0.4 茶匙）。

甘油劑：乾燥根部（1：5）。每天服用一至三次，每次一至三毫升（0.2-0.6 茶匙）。

膠囊：每天服用一至二次，每次五百毫克。

一枝黃花（Goldenrod）

學名：*Solidago virgaurea, S. canadensis,* and other species

一枝黃花的鎮靜與療癒效果很好。它是很有用的利尿劑，能處理泌尿道問題、泌尿道阻塞、腎結石與發炎。對舒緩花粉熱，以及貓過敏很有效。或許也可對上呼吸道感染和黴菌感染（如念珠菌）發揮效用。外用時，可幫痠痛的肌肉消炎。

警語：腎臟衰竭造成的水腫禁用。

能量：排寒、祛濕。

功效：消炎、殺菌、利尿、補腎。

購買：Mountain Rose Herbs、Starwest Botanicals

劑型

標準藥草茶：每天服用三次，每四至八盎司。

酊劑：新鮮花朵（1：2，95% 酒精）；乾燥花朵（1：5，50% 酒精）。每天服用一至四次，每次二至四毫升（0.4-0.8 茶匙）。

甘油劑：乾燥花朵（1：8）每天服用二至四次，每次二‧五至十毫升（0.5-2 茶匙）。

外用：乾燥花朵（1：4，藥油或藥膏）。每天使用二至三次。

北美黃蓮 （Goldenseal）

學名：*Hydrastis canadensis*

北美黃蓮（也稱金印草）是一種局部發揮作用的抗生素，這意味著它必須與受感染的組織接觸。它是一種溫和的免疫刺激藥草，可用於尿道感染和消化道感染。它對黏膜組織發揮強烈的祛濕效果，特別適合急性感染之後的呼吸道、消化道或尿道黏膜凝滯不暢。北美黃蓮有降血糖功效，而且如同大多數苦味系藥草，它可以刺激消化。毛鞭蟲引起的腹瀉，北美黃蓮是特效藥。眼睛發紅、疼痛，可用北美黃蓮沖洗。口腔潰瘍也可塗抹北美黃蓮。

北美黃蓮有過度採收的問題，不妨使用功能相似的藥草來取代它，例如黃連根、奧勒岡葡萄和伏牛花都含有生物鹼小檗鹼，與北美黃蓮有類似的抗菌功效。

警語：遵循建議的劑量和時間服用北美黃蓮，沒有任何危險。若服用單方

草藥，時間不宜超過兩週。有乾燥病症的人禁用。長期服用可能會造成維生素B吸收不良，導致疲勞與精神不振。孕婦須在專業人士的協助下才可服用北美黃蓮。

能量：解熱、祛濕、微收縮。

功效：改善體質（清血）、抗菌、殺菌、助消化的補藥。

適應症：菲爾特認為，北美黃蓮適用於鬆弛的黏膜，循環不良，大量的黃色或黃綠色濃稠黏液。胃部不適與厭食症。

購買：Frontier Herbs、Mountain Rose Herbs、San Francisco Herb Company、Starwest Botanicals、Stony Mountain Botanicals

劑型

標準藥草湯：每天服用三次，每次二至四盎司。

酊劑：乾燥根部（1：5，60%酒精）。每天服用二至四次，每次十滴至二毫升（0.4茶匙）。

甘油劑：乾燥根部（1：8）。每天服用二至四次，每次二‧五至十毫升（0.5-2茶匙）。

膠囊：每天服用二至三次，每次五百至二千毫克。

藥草粉：乾燥藥草粉可做為鼻吸劑；搭配蠟楊梅效果良好；也可外用，治療皮膚潰瘍，或是做為敷劑的成分之一。

雷公根（Gotu Kola）

學名：*Centella asiatica, syn. Hydrocotyle asiatica*

雷公根以改善記憶力、增進大腦功能聞名。可對腎上腺發揮平衡功效。印度人用雷公根治療皮膚病與導致體虛的病，例如痲瘋病。是傷口癒合及預

防傷疤的外用良方。

警語：過量使用會導致頭暈。若正在服用抗凝血的藥物，須謹慎使用雷公根。動物研究顯示孕期和哺乳期使用並無危險，人類尚未出現不良反應案例，但有些資料建議孕婦和哺乳中的母親謹慎使用。

能量：解熱、袪濕。

功效：適應原、補腦。

購買：Frontier Herbs、San Francisco Herb Company、Starwest Botanicals、Stony Mountain Botanicals

劑型

標準藥草茶：每天服用三次，每次四至八盎司。

酊劑：新鮮藥草（1：2，95%酒精）；乾燥藥草（1：5，40%酒精）。每天服用三次，每次一至四毫升（0.2-0.8茶匙）。

膠囊：每天服用三次，每次五百至一千毫克。

紫澤蘭（Gravel Root）

學名：*Eupatorium purpureum*

紫澤蘭（也稱為碎石根）是利尿劑，可幫助排出尿路結石、暢通尿道。適用於腎臟感染、攝護腺炎、骨盆腔發炎、痛風、糖尿病。

警語：含有吡咯里西啶生物鹼。不建議長期使用，孕婦和哺乳中的母親不宜使用。

能量：解熱、袪濕。

功效：利尿、溶解結石。

適應症：費佛認為，紫澤蘭可治療泌尿器官功能紊亂，排尿少，排尿灼熱

感。

購買：Frontier Herbs、Mountain Rose Herbs、Starwest Botanicals、Stony Mountain Botanicals

劑型

標準藥草湯：每天服用三次，每次四至八盎司。

酊劑：乾燥根部（1：5，60% 酒精）。每天服用二至四次，每次一至三毫升（0.2-0.6 茶匙）。

甘油劑：乾燥根部（1：8）。每天服用二至四次，每次五至十五毫升（1-3 茶匙）。

膠草（Grindelia；Gumweed）

學名：*Grindelia* spp.

這種樹脂草藥可祛痰、疏通充血，打散呼吸道裡的頑固黏液非常有效。可讓支氣管炎與氣喘患者呼吸順暢。有抗痙攣效果，可打開肺部裡微小氣管，暢通氣息。搭配大車前草使用，可抽出肺部的濃痰。製成藥膏可治療毒藤造成的皮膚不適與紅疹，對蚊蟲叮咬效果也很好。

警語：服用高劑量可能會中毒。不宜長期使用，有腎臟病與心臟病的人禁用。

能量：排寒、祛濕、收縮。

功效：殺菌、收斂、疏通充血、祛痰。

適應症：羅拉·湯瑪斯認為，膠草可治療氣喘，呼吸困難，臉色潮紅，久久不癒的潰瘍，組織充血。

購買：Starwest Botanicals

劑型

酊劑：乾燥葉子（1：5，70%酒精）；新鮮未開花苞（1：2，95%酒精）。
每天服用二至四次，每次一至三毫升（0.2-0.6茶匙）。咳嗽發作時，每隔
十五至三十分鐘服用五滴。

藥油：乾燥葉子與花苞（1：4），亦可製成藥膏。

瓜拿納（Guarana）

學名：*Paullinia cupana, P. sorbilis*

瓜拿納含有咖啡因，但它或許是比咖啡更好的興奮劑，因為它將咖啡因慢
慢釋放進身體，提供更持久的能量。

警語：不可與麻黃鹼合併使用，有高血壓、心臟病以及對咖啡因敏感的人
禁用。對咖啡因敏感的人服用後可能會心律不整、焦慮、焦躁不安、失眠。

能量：排寒、祛濕。

功效：利尿、促進代謝。

購買：Frontier Herbs、Starwest Botanicals、Stony Mountain Botanicals

劑型

標準化萃取：一五〇毫克乾燥萃取物濃縮成十一至十三％的濃縮草藥，每
天服用一次。

膠囊：每天服用一至二次，每次五百毫克。

印度沒藥（Guggul）

學名：*Commiphora mukul*

研究發現印度沒藥能夠降低膽固醇與三酸甘油酯。它可抑制血小板聚集，協助預防且甚至有可能逆轉動脈粥樣硬化。可溫和刺激甲狀腺，對減重或許有幫助。

警語：印度沒藥會稀釋血液，容易流血的人和孕婦禁用。甲狀腺亢進患者應避免使用。

能量：排寒、祛濕。

功效：消炎、抗菌、抗膽固醇血症、抗風濕。

購買：Mountain Rose Herbs

劑型

酊劑：乾燥樹脂（1：3，95% 酒精）。每天服用二至四次，每次一至三毫升（0.2-0.6 茶匙）。

膠囊：七十五毫克標準化萃取的香膠甾酮（guggulsterone），每天服用。

武靴藤 （Gymnema）

學名：*Gymnema sylvestre*

阿育吠陀治療師利用武靴藤（也稱為武靴葉）治療第二型糖尿病，至少已有兩千年之久。武靴藤與舌頭接觸後，會讓舌頭嘗不到糖味。據信它不但能阻斷舌頭的甜味受體，還能減緩消化道吸收糖的速度。有多項經過同儕審核的研究，支持用武靴藤來治療高血糖。

警語：武靴藤大致上被視為安全無虞。

能量：解熱、祛濕。

功效：抗糖尿。

購買：Mountain Rose Herbs、Starwest Botanicals

劑型

酊劑：乾燥葉子（1：5，30% 酒精）。每天服用二至四次，每次一至三毫升（0.2-0.6 茶匙）。低劑量頻繁服用可降低對甜食的渴望，控制食欲。

甘油劑：乾燥葉子（1：8）。每天服用二至四次，每次二・五至十毫升（0.5-2 茶匙）。

膠囊：每天服用三次，每次一千至二千毫克。

歐山楂（Hawthorn）

學名：*Crataegus oxyacantha, C. monogyna*

世界各地的研究均證實，歐山楂果能調理心臟肌肉、改善心臟的氧氣吸收和血液循環、提升心臟細胞活力、舒張四肢血管來減輕心臟的負擔。因此，歐山楂果是鞏固心臟肌肉的絕佳藥草。定期服用才能達到最好的效果。大致而言，歐山楂可改善心臟功能，包括胸痛與沒有胸痛的心臟疾病。除了有益心臟，歐山楂也有助於降低壓力、促進消化。

警語：長期服用非常安全。

能量：解熱、潤燥。

功效：抗心律不整、殺菌、強心、升血壓、降血壓。

適應症：費佛認為，歐山楂可治療心臟衰弱與心悸，脈搏不規律、時快時慢，心跳加速、呼吸困難、神經衰弱。

購買：Bulk Herb Store、Frontier Herbs、Mountain Rose Herbs、San Francisco Herb Company、Starwest Botanicals、Stony Mountain Botanicals

劑型

標準藥草湯：每天服用三次，每次四至八盎司。

酊劑：乾燥葉子與花朵（1：5，45%酒精）。每天服用二至四次，每次一至五毫升（0.2-1茶匙）。

萃取液：乾燥果實與花朵（1：1，50%酒精）。每天服用二至四次，每次一至二毫升（0.2-0.4茶匙）。

甘油劑：乾燥果實與花朵（1：8）。每天服用二至四次，每次五至二十毫升（1-4茶匙）。

固體萃取物：每天最多服用三次，每次〇‧五至一茶匙。

膠囊：每天服用三次，每次一千至二千毫克。

何首烏（He Shou Wu；Ho Shou Wu；Fo-Ti）

學名：*Polygonum multiflorum*

何首烏被視為抗老化補藥，據信定期服用可預防（甚至逆轉）頭髮變白。何首烏有助於平衡血糖、改善甲狀腺功能。

警語：腹瀉、消化不佳、黏液阻塞的人禁用。有些人擔心服用高劑量何首烏會導致肝臟中毒。

能量：平性、潤燥。

功效：抗膽固醇血症、補血、調節內分泌、調理。

購買：Frontier Herbs、Mountain Rose Herbs、Starwest Botanicals、Stony Mountain Botanicals

劑型

標準藥草湯：每天服用三次，每次四至八盎司。

酊劑：乾燥根部（1：5，60%酒精）。每天服用二至四次，每次一至五毫升（0.2-1茶匙）。

膠囊：每天服用三次，每次一千毫克。

神聖羅勒（Holy Basil）

學名：*Ocimum sanctum*

神聖羅勒是阿育吠陀療法大量使用的藥草。西方藥草醫學認為它是一種適應原，也是全身性的補藥。它能保護心臟不受壓力影響，降低血壓和膽固醇，穩定血糖。漸少壓力的焦躁感，減輕免疫系統對花粉熱（過敏性鼻炎）與氣喘過度反應。此外，它還能促進消化，提升腦部血液循環，加強記憶力、專注力與和心理敏銳度。伊本‧西那醫師認為，所有的羅勒都能振奮心情，有助於增加喜悅和快樂。

警語：無已知危險。

能量：解熱、祛濕。

功效：適應原、抗菌、抗病毒、驅風、降血壓、調節免疫力。

購買：Bulk Herb Store、Frontier Herbs、Mountain Rose Herbs、Starwest Botanicals、Stony Mountain Botanicals

劑型

標準藥草茶：每天服用三次，每次四至八盎司。

酊劑：乾燥葉子（1：5，60% 酒精）。每天服用三次，每次二至四毫升（0.4-0.8茶匙）。

啤酒花（Hops）

學名：*Humulus lupulus*

啤酒花鎮定神經、輔助睡眠的效果很強，可搭配其他驅風藥草來舒緩緊張、過酸的胃部。它是一種雌激素，可用來增加女性的性欲、降低男性的性欲。啤酒花可治療燥熱的消化系統與過敏的神經系統。體質燥熱、潮濕、過胖、脾氣火爆而臉色潮紅、消化不良、失眠的人，服用啤酒花效果最好。

警語：啤酒花的禁忌症是臨床憂鬱症、雌激素過剩，以及啤酒花過敏。對孩童來說，啤酒花不是最適合的藥草，但是做為複方草藥的成分沒問題。因雌激素作用的緣故，孕婦須謹慎使用。

能量：解熱、放鬆。

功效：鎮痛（止痛）、抑制性欲、制酸、驅蟯蟲、抗痙攣、鎮定神經、植物雌激素、鎮靜、催眠（安眠）。

適應症：菲爾特認為，啤酒花可治療神經緊張、易怒、失眠。胃酸逆流。膀胱不適。

購買：Bulk Herb Store、Mountain Rose Herbs、Starwest Botanicals、Stony Mountain Botanicals

劑型

標準藥草茶：每天最多服用三次，每次四至八盎司。

酊劑：乾燥葉子（1：5，75% 酒精），每天服用三次，每次一至三毫升（0.2-0.6茶匙）。

膠囊：每天服用三次，每次一千至二千毫克。

歐夏至草（Horhound）

學名：*Marrubium vulgare*

傳統上，歐夏至草用來製作咳嗽喉糖或糖漿。現在有些店裡仍能找到歐夏

至草喉糖。它能增加稀黏液的分泌，疏通鼻塞。咳嗽、氣喘、呼吸困難的良方。刺激消化，有溫和的強心作用。

警語：孕婦須謹慎使用。

能量：解熱、祛濕。

功效：抗心律不整、苦味系、強心、疏通充血、祛痰。

購買：Frontier Herbs、Mountain Rose Herbs、Starwest Botanicals、Stony Mountain Botanicals

劑型

標準藥草茶：每天服用三次，每次四至八盎司。加入蜂蜜或檸檬會更好喝。

酊劑：乾燥葉子（1：5，60% 酒精）。每天服用三次，每次〇‧五至三毫升（0.1-0.6茶匙）。

淫羊藿（Horny Goat Weed；Epimedium）

學名：*Epimedium grandiflorum*

淫羊藿傳統上用來治療性功能障礙、疲勞和關節炎。淫羊藿的活性成分叫淫羊藿苷（icarrin），已在動物實驗中證實能幫助並維持勃起。淫羊藿也能刺激成骨細胞的製造，這是建構骨質的特化細胞。淫羊藿裡的類黃酮可刺激神經，加強觸覺。

警語：服用高劑量淫羊藿可能會導致呼吸困難、頭暈、嘔吐、口乾舌燥。

能量：排寒、祛濕、微放鬆。

功效：催情、血管舒張。

購買：Mountain Rose Herbs、Starwest Botanicals、Stony Mountain Botanicals

劑型

膠囊：每天服用三次，每次一千至二千毫克。

歐洲七葉樹（**Horse Chestnut**）

學名：*Aesculus hippocastanum*

歐洲七葉樹（也稱為馬栗）是針對血管的補藥，可調理靜脈，控制靜脈曲張、瘀傷和痔瘡。可內服，亦可外用。

警語：歐洲七葉樹具有毒性，但是以標準化萃取的歐洲七葉樹種子，只要依照指示服用就沒有問題。孩童、孕婦和哺乳中的母親禁用。正在服用抗凝血藥物的人須謹慎使用。

能量：解熱、祛濕、微收縮。

功效：收斂、強健血管。

適應症：羅拉・湯瑪斯認為，歐洲七葉樹能刺激神經系統，可舒緩非陣發性氣喘導致的呼吸困難；治療痔瘡效果很好。

購買：Mountain Rose Herbs、Starwest Botanicals、Stony Mountain Botanicals

劑型

酊劑：乾燥種子（1：5，40% 酒精）。每天服用一至三次，每次一至二毫升（0.2-0.4茶匙）。種子酊劑是有毒的植物藥，只有在專業人士的協助下才能服用。

標準化萃取：每天服用二至四顆膠囊或錠劑（或是依照產品標示）。

藥油：乾燥種子（1：4）。每天塗抹一至二次。

辣根（Horseradish）

學名：*Armoracia Rusticana*

辣根可刺激消化，幫助代謝蛋白質。可治療感冒、流感與其他急症，對過敏、花粉熱、肺部淤塞或許也有幫助。

警語：服用高劑量可能會導致胃腸不適。

能量：排寒、祛濕。

功效：驅風、疏通充血、祛痰。

購買：Mountain Rose Herbs

劑型

新鮮藥草：新鮮根部去皮磨碎。乾燥的辣根會失去藥效。磨成泥之後，與醋混合（請在通風良好的地方處理），冷藏保存，當作調味料。

酊劑：新鮮根部（1：2，95% 酒精）。每天服用二至四次，每次一至三毫升（0.2-0.6 茶匙）。

甘油劑：新鮮根部（1：4，100% 甘油，密封滾煮法）。每天服用二至四次，每次二‧五至十毫升（0.5-2 茶匙）。

問荊（Horsetail）

學名：*Equisetum arvense*

問荊富含礦物質二氧化矽，它與鈣質一起建構骨骼、指甲、頭髮、皮膚。二氧化矽為組織增加彈性，使組織強健而不硬脆。問荊有收斂之效，對內出血（如血尿）有幫助。溫和利尿。

警語：過度攝取可能會造成缺乏硫胺素。孩童不建議服用藥草粉，但藥草

茶沒問題。

能量：解熱、袪濕、微收縮。

功效：利尿、止血、補腎、礦化劑、外敷治傷。

適應症：羅拉‧湯瑪斯認為，問荊是溫和的利尿劑，非常適合治療尿結石與泌尿器官不適，排尿不順疼痛，抑制泌尿系統感染和水腫。

購買：Bulk Herb Store、Frontier Herbs、Mountain Rose Herbs、San Francisco Herb Company、Starwest Botanicals、Stony Mountain Botanicals

劑量

標準藥草茶：每天服用三次，每次四至八盎司。

酊劑：乾燥藥草（1：5，35%酒精）。每天服用三次，每次一至二毫升（0.2-0.4茶匙）。

喬木繡球（Hydrangea）

學名：*Hydrangea arborescens*

喬木繡球（也稱為野繡球）是利尿劑和泌尿器官的止痛劑。可幫助身體排除腎結石。舒緩背痛與關節炎的效果也很好。

警語：不建議長期使用。

能量：解熱、袪濕。

功效：鎮痛（止痛）、利尿、溶解結石。

適應症：菲爾特認為喬木繡球可治療伴隨背部悶痛的膀胱與尿道不適、血尿。

購買：Frontier Herbs、Mountain Rose Herbs、Starwest Botanicals、Stony Mountain Botanicals

劑型

酊劑：乾燥根部（1：3，60% 酒精）。每天服用三次，每次一至四毫升
（0.2-0.8 茶匙）。

標準藥草茶：每天服用三次，每次二至四盎司。

膠囊：每天服用三次，每次一千至二千毫克。

藥草粉：二公克藥草粉兌三盎司熱檸檬水，急性腎結石每二十分鐘喝一次。

牛膝草（Hyssop）

學名：*Hyssopus officinalis*

牛膝草（也稱為神香草）被視為呼吸道疾病的萬靈丹，可清除肺部濃痰和
瘀滯，恢復呼吸順暢。牛膝草有殺菌功效，有助於割傷、擦傷的治療，亦
可立即舒緩蚊蟲叮咬。

警語：牛膝草精油有毒。遵循指示使用安全無虞，但孕婦應避免使用。

能量：排寒、祛濕。

功效：殺菌、抗病毒、驅風、疏通充血、催經、祛痰。

購買：Frontier Herbs、Mountain Rose Herbs、San Francisco Herb
Company、Starwest Botanicals、Stony Mountain Botanicals

劑型

標準藥草茶：每天服用三次，每次四至八盎司。

酊劑：乾燥葉子，（1：5，60% 酒精）。每天服用二至四次，每次一至三毫
升（0.2-0.6 茶匙）。

鹿角菜（Irish Moss）

學名：*Chondrus crispus*

鹿角菜（也稱為愛爾蘭苔菜、角叉菜）是一種富含碘與微量礦物質的海藻，提供蛋白質、胺基酸和錳。可鎮靜乾燥、受刺激的組織，對慢性、乾燥的肺部疾病與喉嚨痛亦有幫助。鹿角菜可止瀉，但若是糞便乾燥堅硬，也可發揮溫和的通便效果。含有鹿角菜膠，這種膠質是乳製品與化妝品常用的安定劑。

警語：無已知危險。

能量：解熱、潤燥、滋補。

功效：消炎、潤膚、軟便、黏液系（黏膠系）、營養價值高。

購買：Frontier Herbs、Starwest Botanicals、Stony Mountain Botanicals

劑型

藥草粉或膠囊：每天最多服用三次，每次一千至五千毫克。

菘藍（Isatis）

學名：*Isatis tinctoria*

菘藍是效果很好的抗病毒藥草，可治療有發燒與發炎症狀的感染。解熱效果強，但長期服用會有一種腹內有冰塊的寒冷感，以至於失控顫抖。因此通常只能短期服用，或是搭配薑一起服用。

警語：菘藍的禁忌症包括感冒、慢性病，不建議長期使用。

能量：非常解熱。

功效：抗病毒、冷卻。

劑型

酊劑：乾燥根部（1：5，75% 酒精）。每天服用三次，每次一至三毫升（0.2-0.6茶匙）。

毒魚豆（Jamaican Dogwood）

學名：*Piscidia erythrina, P. piscipula*

毒魚豆（也稱為牙買加山茱萸）是溫和的麻醉、止痛藥草，是一種相對有效的鎮靜劑，可治療偏頭痛、神經痛、疼痛造成的失眠、神經緊張、壓力引起的失眠等。樹皮可消炎、抗痙攣，亦可舒緩經痛。搭配其他藥草可治療關節炎與風濕導致的肌肉骨骼疼痛。毒魚豆與延胡索合併使用，緩解疼痛的效果很好。

警語：低血壓、孩童和孕婦須謹慎使用。

能量：解熱、放鬆。

功效：鎮痛（止痛）、抗痙攣、麻醉、鎮靜、催眠（安眠）。

適應症：艾米敦（Amidon）認為，毒魚豆可治療失眠與神經性焦慮、痙攣、疼痛、神經性易怒、三叉神經痛與頸神經叢疼痛。

購買：Mountain Rose Herbs、Starwest Botanicals

劑型

酊劑：乾燥樹皮（1：5，80% 酒精）。每四小時服用一次，每次十滴至三毫升（0.6茶匙）。請勿超過建議劑量。

甘油劑：乾燥樹皮（1：8）。每四小時服用一次，每次五至十毫升（0.5-1茶匙）。

肯氏蒲桃（Jambul）

學名：*Syzygium cumini*

肯氏蒲桃有助於維持血糖值，已有第二型糖尿病的相關研究。種子可調節澱粉轉換成糖的機制，控制葡萄糖的製造。果實可降低尿糖、緩解口渴。對膽汁不足、膽囊問題與肝炎有益處。

警語：無已知危險。

能量：解熱、收縮。

功效：抗糖尿、止瀉、收斂、苦味系。

劑型

酊劑：乾燥葉子（1：5，60% 酒精）。每天服用三次，每次一至四毫升（0.2-0.8 茶匙）。

膠囊或藥草粉：每天服用三千至一萬毫克（3-10 公克）。

杜松果（Juniper Berry）

學名：*Juniperus* spp.

杜松（也稱歐刺柏）果是刺激腎臟功能的強效藥草，亦有殺菌功效。通常用來治療水腫與其他泌尿問題。亦可促進消化。有一種刺柏（*J. monosperma*）別名雪松，雪松果會用於降低血糖的複方草藥。杜松果須熟成（乾燥）一年才可使用。

警語：若長期服用，刺柏的不揮發油可能會刺激腎臟與神經系統。腎臟發炎或是腎炎與腎病患者不建議使用。孕婦不宜使用。

能量：排寒、祛濕。

功效：抗真菌、殺菌、芳香系、驅風、利尿。

購買：Frontier Herbs、Mountain Rose Herbs、San Francisco Herb Company、Starwest Botanicals、Stony Mountain Botanicals

劑型

標準藥草茶：杜松果磨成粉，沖泡熱水服用。每天服用一至四次，每次四至八盎司。

酊劑：乾燥果實（1：5，65% 酒精，10% 甘油）。每天服用二至四次，每次一至二毫升（0.2-0.4 茶匙）。

甘油劑：乾燥果實（1：8）。每天服用三至四次，每次十至二十毫升（1-2 茶匙）。

膠囊：每天服用三次，每次一千至二千毫克。

卡瓦胡椒（Kava-Kava）

學名：*Piper methysticum*

卡瓦胡椒（也稱卡瓦醉椒）用來治療壓力、焦慮和失眠的歷史很悠久。波里尼西亞人的宗教儀式會用它來減輕焦慮、放鬆肌肉，同時維持精神敏銳度。可提振心情。卡瓦胡椒是利尿劑，可減輕尿道感染與間質性膀胱炎的疼痛。

警語：長期服用高劑量卡瓦胡椒可能會導致肝臟問題與皮疹。服用高劑量卡瓦胡椒後切勿開車或操作重型機具，因為卡瓦胡椒可能會降低運動功能。有肝臟問題或經常飲酒的人，應避免服用卡瓦胡椒。

能量：放鬆、祛濕、排寒。

功效：刺激、鎮痛（止痛）、麻醉、抗痙攣、利尿、鎮靜。

適應症：菲爾特認為，卡瓦胡椒可治療尿道受刺激、發炎、鬆弛，痛苦的頻尿，寡尿和排尿不規律。組織蒼白水腫。

購買：Mountain Rose Herbs、Starwest Botanicals、Stony Mountain Botanicals

劑型

標準藥草茶：視需要服用四至八盎司。

酊劑：新鮮根部（1：2，95% 酒精）；乾燥根部（1：5，65% 酒精）。視需要服用一至五毫升（0.2-1 茶匙）。

膠囊：視需要服用五百至一千毫克。若是標準化萃取產品，每日服用一百至二百毫克卡瓦內酯。

海帶（Kelp）

學名：*Laminaria* spp.

海帶是一種生長快速的巨大海藻，富含碘、礦物質、微量礦物質、維生素與葉綠素。因為海帶含有多種營養素，有些人認為海帶是超級食物。

警語：有甲狀腺疾病的人應避免服用。橋本氏甲狀腺炎與硒不足的人須謹慎使用。

能量：解熱、潤燥、滋補。

功效：潤膚、營養價值高。

購買：Bulk Herb Store、San Francisco Herb Company、Starwest Botanicals、Stony Mountain Botanicals

劑型

乾燥藥草或磨成粉：每天服用二至五公克，可撒在食物上。

藥草粉或膠囊：每天最多服用三次，每次一千至五千毫克。

阿密茴（Khella）

學名：*Ammi visnaga*

阿密茴是治療心血管疾病的血管擴張劑和鈣離子通道阻斷劑。可抗痙攣，有助於舒緩氣喘與痙攣。對排出膽囊結石與腎結石或許有幫助。

警語：孕婦禁用。

能量：排寒、放鬆。

功效：抗心律不整、抗痙攣、舒張支氣管、強心、降血壓、血管舒張。

劑型

酊劑：乾燥種子（1：5，65%酒精）。每天服用三次，每次一至三毫升（0.2-0.6茶匙）。

葛根（Kudzu）

學名：*Pueraria lobata, P. thunbergiana*

傳統中醫應用葛根（葛藤）歷史悠久，可用來消解酒精的影響。葛根花萃取物可治療酒精中毒、緩解宿醉。根部能中和毒素與病毒感染，亦可治療靜脈問題、頭痛、暈眩、高血壓造成的麻木。葛根對腸漏症、肌肉疼痛、頸部與上背部疼痛也有功效。此外亦可緩解腹瀉、痢疾，為動脈硬化患者刺激血液循環。

警語：無已知危險。

能量：解熱、收縮。

功效：收斂、舒緩系（黏膠系）、滋補。

購買：Mountain Rose Herbs、Starwest Botanicals

劑型

酊劑：乾燥根部（1：5，50% 酒精）。每天服用三次，每次一至四毫升（0.2-0.8 茶匙）。

藥草粉或膠囊：每天最多服用三次，每次一千至三千毫克。

斗篷草（Lady's Mantle）

學名：*Alchemilla vulgaris*

斗篷草是子宮的補藥，可治療陰道分泌物與經期大量出血，包括內出血和外出血。有止血作用，所以也適用於其他類型的出血。可利尿、消水腫。

警語：孕婦應避免使用。

能量：祛濕、收縮。

功效：止瀉、收斂、保養子宮、外敷治傷。

購買：Mountain Rose Herbs、Starwest Botanicals、Stony Mountain Botanicals

劑型

標準藥草茶：每天服用三次，每次四至八盎司。

酊劑：新鮮根部（1：2，75% 酒精）；乾燥葉子（1：5，50% 酒精）。每天服用三次，每次五滴至三毫升（0.6 茶匙）。

狹葉薰衣草（Lavender）

學名：*Lavandula officinalis, syn. L. angustifolia*

狹葉薰衣草可放鬆神經，紓解緊張和焦慮。高度緊繃、緊張、自我中心的人需要放鬆時，服用狹葉薰衣草很有效。可提振心情，有稍微抗憂鬱的作用。狹葉薰衣草有溫和鎮痛的效果，最好是在頭痛與偏頭痛剛發作時服用。狹葉薰衣草精油可抗真菌，治療燒燙傷效果極佳。

警語：無已知危險。

能量：放鬆、微排寒。

功效：鎮痛（止痛）、抗真菌、芳香系、鬆弛。

購買：Bulk Herb Store、Frontier Herbs、Mountain Rose Herbs、San Francisco Herb Company、Starwest Botanicals、Stony Mountain Botanicals

劑型

標準藥草茶：每天服用一至四次，每次四至八盎司。

酊劑：乾燥花葉（1：5，75% 酒精）。每天服用三次，每次一至三毫升（0.2-0.6茶匙）。

精油：搭配浴鹽一起泡澡可舒緩壓力、緊張、憂鬱、焦慮。混合不揮發油用來按摩可釋放壓力。不稀釋直接使用，可治療燒燙傷與皮膚刺激。

檸檬（Lemon）

學名：*Citrus limon*

檸檬汁可對抗感冒與流感。對身體發揮解熱效果，對於鈣質沉澱、膽結石、腎結石有療效。

警語：無已知危險。

能量：解熱。

功效：殺菌、退燒、溶解結石、營養價值高、冷卻。

購買：Bulk Herb Store、Mountain Rose Herbs、San Francisco Herb Company、Starwest Botanicals、Stony Mountain Botanicals

劑型

現榨檸檬汁：視需要用水稀釋一盎司檸檬汁服用。

酊劑：新鮮檸檬皮（1：3，95% 酒精）。每天服用一至三次，每次一至五毫升（0.2-1 茶匙）。

甘油劑：乾燥檸檬皮（1：6，密封滾煮法）。每天服用一至三次，每次二至十毫升（0.4-2 茶匙）。

精油：可外用。若要內服，用一杯水稀釋一滴檸檬精油，每天喝一次。內服檸檬精油以七天為上限。

香蜂草（Lemon Blam）

學名：*Melissa officinalis*

香蜂草是一種帶有檸檬香氣的芳香系藥草，有溫和的收斂作用。能舒緩許多急症，例如感冒、消化不良、流感等。搭配北美地筍可鎮靜過度活躍的甲狀腺。可舒緩影響心臟和消化的緊張。香蜂草可發揮局部抗病毒作用，可塗抹在唇疱疹和帶狀疱疹上。可紓解悲傷、憂鬱，鎮靜狂躁、歇斯底里，助眠、幫助記憶力和專注力。

警語：無已知危險。

能量：解熱、微放鬆。

功效：抗憂鬱、殺菌、抗促甲狀腺、抗病毒、芳香系、驅風、促進排汗、鎮定神經。

購買：Bulk Herb Store、Frontier Herbs、Mountain Rose Herbs、San Francisco Herb Company、Starwest Botanicals、Stony Mountain Botanicals

劑型

溫和藥草茶：熱飲，浸泡三十分鐘。每天服用一至四次，每次八盎司。

冷泡藥草茶：浸泡四至八小時。每天服用一至四次，每次四至八盎司。

酊劑：新鮮葉子（1：2，85% 酒精，10% 甘油）；乾燥葉子（1：5，65% 酒精，10% 甘油）。每天服用三次，每次二至五毫升（0.4-1 茶匙）。

甘油劑：新鮮葉子（1：6，80% 甘油，密封滾煮法）；乾燥葉子（1：6）。每天服用三次，每次二‧五至十毫升（0.5-2 茶匙）。

光果甘草（Licorice）

學名：*Glycyrrhiza glabra*

光果甘草是強效的黏膜消炎劑，可治療胃部、食道、泌尿系統、呼吸系統的發炎。光果甘草茶和光果甘草糖漿可舒緩乾咳、喉嚨痛。光果甘草根有助於穩定血糖，對於低血糖與糖尿病都有益處。許多傳統中醫藥方都使用少量光果甘草。

警語：雖然光果甘草是安全的藥草，但長期服用高劑量光果甘草仍須謹慎。高血壓和正在服用毛地黃的人應避免服用光果甘草。光果甘草會導致水分和鈉不易排出、鉀的流失，進而造成水腫、高血壓、心悸、心跳變慢等症狀。暈眩和頭痛，是光果甘草服用過度的早期症狀。光果甘草與鉀補充劑搭配服用，有助於抵消部分影響。服用光果甘草萃取物或光果甘草衍

生藥物，比較容易出現上述副作用。去甘草酸的甘草（DGL）不會造成不良反應。孕婦若想服用光果甘草，必須諮詢合格的藥草師。含有少量光果甘草的複方草藥，孕婦可安心服用。

能量：解熱、潤燥。

功效：適應原、消炎、止咳、舒緩系（黏膠系）、升血壓。

購買：Bulk Herb Store、Frontier Herbs、Mountain Rose Herbs、San Francisco Herb Company、Starwest Botanicals、Stony Mountain Botanicals

劑型

溫和藥草湯：每天服用三次，每次四至六盎司。

酊劑：乾燥根部（1：5，40% 酒精）。每天服用一至四次，每次一至五毫升（0.2-1 茶匙）。

甘油劑：乾燥根部（1：5）。每天服用一至四次，每次二‧五至十毫升（0.5-2 茶匙）。

膠囊：每天最多服用四次，每次五百至一千毫克。

鈴蘭（Lily of the Valley）

學名：*Convallaria majalis*

鈴蘭如同毛地黃一樣含有強心苷，但是毒性較低。可幫助低血壓的人調節心臟活動、增加血壓。新鮮鈴蘭葉搗碎後，可外用消炎、吸出傷口裡的碎片。

警語：鈴蘭有毒，僅供專業人士使用。有毒性的劑量可能會導致噁心、嘔吐、心律不整、高血壓、焦躁不安、顫抖、神智混亂、身體虛弱、憂鬱、循環崩壞、死亡。只有在專業人士的協助下，才能服用含有鈴蘭的藥方。

能量：排寒。

功效：強心、利尿、吸取。

適應症：羅拉‧湯瑪斯認為鈴蘭可治療痛苦的心臟感染，包括呼吸困難，心臟激動，心悸，水腫。

購買：Starwest Botanicals

劑型

酊劑：新鮮根部（1：2，95% 酒精）；新製乾燥根部（1：5，65% 酒精）。每天服用三次，每次五至二十滴。

椴樹（Linden）

學名：*Tilia* spp.

椴樹是神經鎮靜劑，可舒緩緊張、降低血壓。對頭痛有幫助。製成藥草茶非常好喝，是極具療效但尚未獲得充分應用的藥草。

警語：無已知危險。

能量：解熱、祛濕、放鬆。

功效：抗痙攣、降血壓、鎮定神經、鬆弛。

購買：Frontier Herbs、Mountain Rose Herbs、Starwest Botanicals、Stony Mountain Botanicals

劑型

標準藥草茶：每天服用一至四次，每次八盎司。

酊劑：乾燥葉子（1：5，40% 酒精）。每天服用二至四次，每次一至五毫升（0.2-1 茶匙）。

北美山梗菜（Lobelia）

學名：*Lobelia inflata*

北美山梗菜是強效抗痙攣藥草，可擴張支氣管，舒緩氣喘發作與緊繃引發的疼痛。有助於暢通淋巴阻塞，可外用治療蚊蟲叮咬與螫傷。

警語：美國FDA認為北美山梗菜有毒，許多資料都說北美山梗菜會導致抽搐、昏迷、死亡。這是因為北美山梗菜含有的主要生物鹼是山梗菜鹼（lobeline），而這些情況都是山梗菜鹼的潛在作用。事實上，目前沒有整株北美山梗菜導致上述問題的紀錄。北美山梗菜有催吐作用，過量攝取會使人嘔吐。服用北美山梗菜的劇烈症狀包括噁心、盜汗、嘔吐、深度鬆弛等，但這些症狀通常很快就會消失，而且消失後會舒服許多。但也因為這些症狀的緣故，北美山梗菜不適合身體虛弱或深度鬆弛的人服用。北美山梗菜不建議長期服用，孕婦須謹慎使用。若要避免噁心嘔吐等不舒服的反應，應頻繁服用低劑量，而不是偶爾服用高劑量，亦可服用含有北美山梗菜的複方草藥。

能量：放鬆、微排寒、微祛濕。

功效：刺激、抗心律不整、抗痙攣、止咳、舒張支氣管、催吐、祛痰、降血壓、鎮定神經、血管舒張。

適應症：羅拉・湯瑪斯認為，需要使用刺激性劑量的症狀包括心前區的腫脹壓迫感；胸悶、呼吸困難；心臟劇烈刺痛，且擴散到左肩與左臂；喉嚨有痰；脈形飽滿、重按無力，脈象虛弱。心絞痛的單次劑量為十至二十滴。普通病症在四盎司的水裡滴入十滴。搭配狹葉薰衣草可治療小兒的體虛性支氣管炎。

購買：Bulk Herb Store、Mountain Rose Herbs、Starwest Botanicals、Stony Mountain Botanicals

劑型

強效藥草茶：強效藥草茶通常用來催吐，每隔幾分鐘服用二盎司。

酊劑：新鮮花朵與種子（1：2，95% 酒精）；乾燥花朵與種子（1：5，65% 酒精，5% 醋）。視需要服用五至二十滴。

甘油劑：乾燥藥草（1：6）。視需要服用十至三十滴。

膠囊：每劑四分之一至一顆（100-400毫克）。膠囊劑型難以掌握劑量，一顆膠囊可能就是高劑量。

外用：酊劑可外用。藥油或藥膏應使用九十五％酒精做為中間溶劑。

歐洲山芹（Lomatium）

學名：*Lomatium dissectum*

歐洲山芹有很強的抗病毒與殺菌功效，適用於多種病毒感染病症，對呼吸道問題也有助益。外用可舒緩疼痛，促進傷口、扭傷、割傷及其他外傷癒合。

警語：孕婦禁用。若冒出紅疹，應立即停用。

能量：解熱。

功效：殺菌、抗病毒。

購買：Starwest Botanicals

劑型

酊劑：新鮮根部（1：2，95% 酒精）；乾燥根部（1：5，70% 酒精）。每天服用三次，每次十至二十滴。

馬卡（MACA）

學名：*Lepidium meyenii*

馬卡（祕魯人參）是生殖系統恢復青春活力的補藥，男女皆適用。研究顯示，馬卡對男性勃起障礙、女性提升性欲均有助益。馬卡是適應原，有滋補功效。

警語：若服用者碘攝取不足，馬卡可能會稍微抑制甲狀腺功能。

能量：排寒、滋補。

功效：增加睪固酮、調理。

購買：Mountain Rose Herbs、Starwest Botanicals

劑型

散裝藥草粉：每天服用一至四湯匙（5-20公克）。

舞菇（Maitake）

學名：*Grifola frondosa*

舞菇增進免疫功能的效果很好，可調節免疫系統。它含有 β - 葡聚醣，可刺激並增加免疫細胞的製造，例如巨噬細胞、T 細胞、自然殺手細胞、嗜中性白血球等。這些細胞幫助免疫系統快速有效地打擊疾病。舞菇或許也對糖尿病、血壓和膽固醇的控制有幫助。

警語：無已知危險。

能量：祛濕、滋補。

功效：抗癌、抗真菌、抗病毒、保肝、調節免疫力、調理。

購買：Mountain Rose Herbs、Starwest Botanicals

劑型

新鮮藥草：新鮮舞菇撒上麵粉，用奶油與橄欖油炒一炒。

散裝乾燥藥草：放進湯和燉菜裡，舞菇會有雞肉般的肉質風味。

標準藥草湯：每天服用一至四次，每次四至八盎司。

藥蜀葵（Marshmallow）

學名：*Althaea officinalis*

藥蜀葵是黏膠系藥草，對腸道、黏膜、肺部、腎臟有益。可鎮靜發炎與過敏的組織，消除腫脹。藥蜀葵搭配其他護腎藥草可鎮靜排尿灼熱感與肝臟發炎，幫助腎結石排出。可舒暢呼吸道阻塞與乾咳。哺乳中的母親服用，可為母乳增加營養。藥蜀葵是溫和的滋補食材。

警語：無已知危險。非常溫和且安全，嬰幼兒與老人均可服用。

能量：解熱、潤燥。

功效：舒緩系（黏膠系）、利尿、潤膚、催乳、營養價值高、外敷治傷。

購買：Bulk Herb Store、Frontier Herbs、Mountain Rose Herbs、San Francisco Herb Company、Starwest Botanicals、Stony Mountain Botanicals

劑型

散裝藥草粉：每天最多服用一萬兩千毫克。

冷泡藥草茶：每天服用一至四次，每次二至八盎司。

酊劑：乾燥根部（1：5，40% 酒精）。每天服用一至四次，每次十至六十滴。黏液用酒精不易萃取。酊劑可用來軟化變硬的淋巴結。

藥草粉或膠囊：每天最多服用三次，每次一千至五千毫克。

旋果蚊子草（Meadowsweet）

學名：*Filipendula ulmaria*

旋果蚊子草含有水楊苷，這是一種類似阿斯匹靈的化合物，但沒有阿斯匹靈的不良副作用。可用來緩解疼痛與發炎，服用後六至八小時見效。舒緩胃部不適，是天然的制酸劑。含二氧化矽，對皮膚、關節、結締組織有益處。

警語：因為含有水楊苷，有些藥草師認為罹患感冒、流感和水痘的孩童不宜服用旋果蚊子草。服用高劑量可能會導致噁心、嘔吐。

能量：解熱、潤燥。

功效：鎮痛（止痛）、制酸、消炎、健胃。

購買：Frontier Herbs、Mountain Rose Herbs、Starwest Botanicals、Stony Mountain Botanicals

劑型

標準藥草茶：每天服用一至四次，每次四至八盎司。

酊劑：新鮮葉子（1：2，95% 酒精）；乾燥葉子（1：5，50% 酒精）。每天服用一至四次，每次一至五毫升（0.2-1 茶匙）。

藥草粉或膠囊：每天最多服用三次，每次一千至二千毫克。

水飛薊（Milk Thistle）

學名：*Carduus marianus, syn. Silybum marianum*

有充分的科學證據顯示，水飛薊含有的水飛薊素可幫助肝臟對抗各種化學物質與毒素，有助於治療肝臟疾病。水飛薊可防止肝臟細胞因四氯化碳等毒素而死亡，甚至可抵禦鵝膏菌的毒性反應。水飛薊含有類黃酮，可增加

麩胱甘肽的製造，這是一種強效的抗氧化劑。

警語：無已知危險。

能量：潤燥、解熱。

功效：改善體質（清血）、利膽、催乳、保肝。

購買：Bulk Herb Store、Frontier Herbs、Mountain Rose Herbs、San Francisco Herb Company、Starwest Botanicals、Stony Mountain Botanicals

劑型

酊劑：乾燥種子（1：3，70% 酒精）。每天最多服用四次，每次三至八毫升（0.6-1.6 茶匙）。

標準化萃取物：每天服用三次水飛薊素，每次一四○至一八○毫克。

合歡（Mimosa；Albizia；Silk Tree）

學名：*Albizia julibrissin*

合歡是傳統中藥的一味藥，用來安神、緩解收縮與疼痛、活血、療癒骨折。可治療壓抑情緒導致的壞脾氣、憂鬱、失眠、暴躁易怒、健忘。現代西方藥草師用合歡舒緩心臟疼痛、壓力和憂鬱。合歡樹皮可溫和地助人提振心情、專注於當下；可將能量往上延伸、軟化心臟。合歡花則是能將能量集中於頭部，帶來輕微的興奮感和輕飄飄的感覺。服用合歡能立刻使人心情舒暢，想到大自然裡散散步、享受生命的喜悅。

警語：孕婦和哺乳中的母親禁用。

能量：解熱、潤燥、微放鬆。

功效：抗憂鬱、鎮靜、欣快、鬆弛、外敷治傷。

劑型

酊劑：新製乾燥花朵（1：2，50% 酒精）；乾燥樹皮（1：5，50% 酒精）。
每天服用一至四次，每次十滴至五毫升（1茶匙）。

槲寄生（Mistletoe）

學名：*Viscum album*

槲寄生鎮定神經的效果很好，對於（無水腫的）高血壓、血管收縮性的頭
痛、癲癇小發作、耳鳴都有益處。服用高劑量槲寄生會誘發高血壓。有催
產作用，在分娩時用來加強和調節子宮收縮。槲寄生搭配少量神經鎮定藥
草一起使用，是絕佳的鎮靜藥方。

警語：只有在專業藥草師或醫師的協助下才可使用槲寄生。

槲寄生是墮胎藥，孕婦禁用。動物與幼兒服用槲寄生曾有不良反應甚至死
亡的案例，不過後來判定這些案例攝取的物質應該是另一種非藥用的槲寄
生。成年人除非攝取的劑量很大，否則沒有中毒之虞。

正在服用單胺氧化酶抑制劑（MAOI）處方藥的人若服用了槲寄生，可能
會血壓驟降。槲寄生不可與處方血壓藥一起服用。

能量：放鬆。

功效：強心、降血壓、鎮定神經、鎮靜。

購買：Frontier Herbs、Mountain Rose Herbs、Stony Mountain Botanicals

劑型

酊劑：乾燥葉子（1：5，50% 酒精）。每天服用三次，每次十五至三十滴。

歐益母草（Motherwort）

學名：*Leonurus cardiaca*

歐益母草可鎮定神經，用來降低血壓、治療與神經系統有關的心臟問題。可紓解焦慮和緊張。因含有醣苷，可暫時降低血壓、舒緩心臟肌肉緊繃，因此對心跳過速、心悸有幫助，亦可預防心臟疾病。歐益母草可治療熱潮紅、經痛、經血不足、因虛弱、緊張易怒和壓力造成的陰道疼痛。

警語：孕婦和經期大量出血的女性禁用。

能量：解熱、袪濕、放鬆。

功效：抗心律不整、強心、催經、降血壓、鎮靜、血管舒張。

購買：Frontier Herbs、Mountain Rose Herbs、Starwest Botanicals、Stony Mountain Botanicals

劑型

標準藥草茶：每天服用一至四次，每次二至四盎司。

酊劑：新鮮葉子（1：2，95% 酒精）；乾燥葉子（1：5，60% 酒精）。每天服用三次，每次一至四毫升（0.2-0.8茶匙）。

巴西榥榥木（Muira Puama）

學名：*Ptychopetalum olacoides*

巴西榥榥木是治療男性不舉和性表現焦慮、女性缺乏性欲的補藥。亞馬遜雨林的原住民用它來提振性能量和性欲。有放鬆作用，可舒緩神經性肌肉疼痛與抽搐、風濕病與血液循環不良。曾用來治療憂鬱、神經衰弱和某些輕度癱瘓的情況。

警語：孕婦禁用。

能量：排寒、放鬆。

功效：抗風濕、催情、鎮定神經、調理。

購買：Mountain Rose Herbs、Starwest Botanicals、Stony Mountain Botanicals

劑型

冷泡藥草茶：每天早上服用三至六盎司。

酊劑：乾燥樹皮（1：5，70% 酒精）。每天早上服用一至三毫升（0.2-0.6 茶匙）。

毛蕊花（Mullein）

學名：*Verbascum* spp.

毛蕊花的葉子最常見的用法是治療呼吸道問題，對肺部有鎮靜、滋潤的作用，含有化痰的皂苷。毛蕊花經常用於慢性肺部問題，例如氣喘和慢性阻塞性肺病，此外對感冒、咳嗽（尤其是乾咳）亦有療效。毛蕊花的花朵可製成滴耳液，舒緩耳朵疼痛。根部可減輕下背部疼痛和感染。

警語：毛蕊花種子含有魚藤酮（rotenone），這是一種有毒物質。葉子與花朵大致無害。

能量：潤燥、解熱。

功效：舒緩系（黏膠系）、祛痰、養肺。

購買：Bulk Herb Store、Frontier Herbs、Mountain Rose Herbs、San Francisco Herb Company、Starwest Botanicals、Stony Mountain Botanicals

劑型

標準藥草茶：每天服用二至四次，每次四至八盎司。以這種方式製作的藥草茶可處理肺部問題。

酊劑：新鮮根部（1：2，95% 酒精）；乾燥根部（1：5，65% 酒精）。每天服用三次，每次十滴至三毫升（0.6茶匙），可處理背部問題。

甘油劑：乾燥根部（1：8）。每天服用三次，每次二・五至十毫升（0.5-2茶匙），可處理背部問題。

藥油：新鮮花朵（1：4，橄欖油）。可做為滴耳液。

沒藥（Myrrh）

學名：*Commiphora molmol, syn. C. myrrha*

沒藥是一種芳香系和苦味系的樹脂，可殺菌消毒。沒藥搭配北美黃蓮、紫錐菊等其他藥草，是治療感染的良方。如同其他有殺菌效果的藥草，沒藥必須直接接觸細菌才能發揮效用。製作成漱口藥水、漱口水或搽劑特別有效。沒藥能幫助傷口癒合，可以與蘆薈凝膠混合塗抹在傷口上發揮鎮靜和保護作用。亦是一味苦口的助消化藥草。

警語：孕婦應避免內服。

能量：排寒、祛濕。

功效：抗菌、殺菌、驅風、助消化的補藥、消毒。

適應症：羅拉・湯瑪斯認為，沒藥可增加黏膜分泌物，使黏膜豐盈鬆弛；脈形飽滿、重按無力；體表與四肢血液循環不良。

購買：Frontier Herbs、Mountain Rose Herbs、San Francisco Herb Company、Starwest Botanicals、Stony Mountain Botanicals

劑型

酊劑：樹脂（1：5，95% 酒精）。每天服用三次，每次五滴至二毫升（0.4 茶匙）。

膠囊：每天最多服用三次，每次五百毫克。

印度苦楝樹（Neem）

學名：*Azadirachta indica*

印度苦楝樹在印度是廣泛使用的藥草，用途多元，被稱為鄉村萬用藥。抗菌、抗真菌、消炎的效果很好。是菌群失衡與胃腸感染的良藥之一。

警語：幼兒、老人、身體虛弱的人不建議服用印度苦楝樹。僅適合短期服用（七至十四天）。

能量：解熱、祛濕。

功效：消炎、抗菌、抗真菌。

購買：Frontier Herbs、Starwest Botanicals、Stony Mountain Botanicals

劑型

乾燥藥草粉：每天服用兩次，每次一至二公克。

膠囊：每天服用兩次，每次一千至二千毫克。

酊劑：乾燥葉子（1：5，50% 酒精）。每天服用兩次，每次一至二毫升（0.2-0.4 茶匙）。

異株蕁麻（Nettle；Stinging）

學名：*Urtica dioica*

異株蕁麻（也稱蕁麻）是營養豐富的藥草，富含鐵、鈣、鎂、蛋白質和其他營養素。異株蕁麻有助於血液、骨骼、關節與皮膚的保養，是治療貧血、低血壓、全身虛弱的良方。異株蕁麻能增加尿酸分泌，對風濕和痛風有幫助。有消炎與抗過敏功效，因此對於呼吸道過敏、氣喘、皮疹和青春痘等皮膚病很有幫助。異株蕁麻、覆盆子、紫花苜蓿混合製成藥草茶，對孕婦有滋補功效。

異株蕁麻籽可減緩、停止或甚至部分逆轉進行性腎衰竭。有研究發現在服用異株蕁麻根的男性受試者之中，八十一％的良性攝護腺肥大症狀有所改善（安慰劑組的數字是十六％）。

警語：異株蕁麻非常安全。活異株蕁麻可能會造成皮膚搔癢（所以英文俗名也叫 stinging），但是乾燥的異株蕁麻不會如此。

能量：平性、滋補。

功效：抗過敏、消炎、抗組織胺、利尿、補腎、穩定肥大細胞、礦化、調理。

適應症：羅拉‧湯瑪斯認為，異株蕁麻可治療伴隨黏液排出的慢性腹瀉與痢疾，伴隨大量黏液排出的慢性膀胱炎。

購買：Bulk Herb Store、Frontier Herbs、Mountain Rose Herbs、San Francisco Herb Company、Starwest Botanicals、Stony Mountain Botanicals

劑型

標準藥草茶：每天服用一至四次，每次八盎司。

酊劑（葉）：新鮮葉子（1：2，95% 酒精），治療過敏每天服用三次，每次一至三毫升（0.2-0.6 茶匙）。乾燥葉子（1：4，50% 酒精），補腎每天服用三次（但藥草茶效果較佳），每次二至五毫升（0.4-1 茶匙）。

酊劑（根）：乾燥根部（1：4，50% 酒精）。治療攝護腺問題每天服用三次，每次一至三毫升（0.2-0.6 茶匙）。

酊劑（籽）：乾燥種子（1：4，50% 酒精）。補腎每天服用三次，每次一至二毫升（0.2-0.4 茶匙）。

甘油劑：乾燥葉子（1：6），治療過敏、補充礦物質每天服用三次（但藥草茶效果較佳），每次十至二十毫升（1-2 茶匙）。

夜后仙人掌（Night Blooming Cereus；Cactus）

學名：*Selenicereus grandiflorus*

這種仙人掌適用於各種心肺疾病，例如心絞痛、心跳過速、心悸、瓣膜疾病等。作用與洋地黃相似，但是更溫和。能刺激心臟活動，夜后仙人掌（也稱為西施仙人柱）搭配歐山楂和歐益母草可用於心臟病發作後的修養康復。仙人掌、玫瑰與合歡合併使用，對情感上極度悲傷的人有幫助。

警語：僅供專業人士使用。

能量：解熱。

功效：抗心律不整、強心、利尿、鬆弛、鎮靜。

適應症：菲爾特認為夜后仙人掌可治療伴有憂鬱、憂慮、心前區壓迫感的心臟活動受損、心臟耗弱、心跳不規則、心跳雜亂。

劑型

酊劑：新鮮夜后仙人掌莖（1：2，95% 酒精）。每天服用一至四次，每次用一至十五滴兌少量的水。

刺梨仙人掌（Nopal；Prickly Pear）

學名：*Opuntia streptacantha, O. ficus-indica*

刺梨仙人掌對第二型糖尿病（降血糖）有幫助，而且升糖指數很低。含有可消炎的強效抗氧化劑，發炎是多數慢性疾病的主因。加熱過的葉片敷在傷口上，減輕感染的效果很好；切記，一定要讓膠狀的那面接觸皮膚。使用刺梨仙人掌之前，一定要把固定的大刺與毛毛的小刺去除乾淨。許多墨西哥商店都買得到刺梨仙人掌。

警語：無已知危險。

能量：解熱、潤燥。

功效：鎮痛（止痛）、消炎、抗糖尿。

購買：Starwest Botanicals

劑型

藥草粉或膠囊：每天最多服用三次，每次一千至二千毫克。

外用：用銳利的刀子或削皮刀去除葉片上的尖刺。剩下的毛刺可放在火焰上方燒掉。將葉片對切，加熱後敷於患部。視需要更換葉片。葉片的果肉亦可放在皮革托盤上，送進乾果機烘乾；加水即能立刻還原成舒緩鎮痛劑。

燕麥（Oat）

學名：*Avena sativa*

未成熟的燕麥粒是治療神經系統虛弱的藥草。燕麥粒有滋補效果，幾乎與每一種鎮定神經的藥草都能搭配使用。在身心耗弱、暴躁易怒、注意力不集中的身上，效果最為顯著。這樣的人可能也會有心悸和性欲衰減的問題。燕麥粒亦有助於戒斷毒癮。

如同問荊，燕麥稈富含二氧化矽。可做為礦化劑與溫和的神經鎮定劑。燕麥麩是軟便劑，亦可降低膽固醇。

警語：對麩質敏感或過敏的人須謹慎使用。

能量：平性、潤燥、滋補。

功效：軟便、礦化、保健神經。

適應症：羅拉・湯瑪斯認為燕麥能治療伴隨暴躁易怒的失眠、神經緊繃引起的神經衰弱、頭痛、憂鬱、歇斯底里。

購買：Bulk Herb Store、Frontier Herbs、Mountain Rose Herbs、San Francisco Herb Company、Starwest Botanicals、Stony Mountain Botanicals

劑型

標準藥草茶：每天服用一至四次，每次四至八盎司。

酊劑：新鮮種子（1：2，95% 酒精）。每天服用三至五次、每次十至三十滴。

甘油劑：乾燥青燕麥稈（1：6）。每天服用三次，每次十至二十毫升（1-2 茶匙）。

福桂樹（Ocotillo）

學名：*Fouquieria splendens*

福桂樹是生活於美國西南沙漠的植物。用於治療內分泌與淋巴系統發炎。福桂樹促進淋巴系統的液體流動，對腹部淋巴管與生殖器官發揮的效用超越其他藥草。

警語：孕婦禁用。

能量：解熱、微祛濕。

功效：止瀉、收斂、暢通淋巴。

劑型

酊劑：新鮮樹皮（1：2，95% 酒精）。每天最多服用四次，每次十至三十滴。

橄欖（Olive）

學名：*Olea europaea*

橄欖樹的葉子搭配其他藥草，可用來治療高血壓與心絞痛。橄欖葉是很多人推薦的廣效型抗病毒與抗菌藥草，不過它的抗菌效果頂多算是溫和，應先考慮其他藥草。

橄欖油營養豐富，有助於降低膽固醇，而且經常與檸檬汁搭配使用，做為天然的膽結石療法。橄欖油是藥草藥膏常見的基底油。

警語：無已知危險。

能量：解熱、祛濕、微放鬆。

功效：抗病毒、降血壓。

購買：Bulk Herb Store、Frontier Herbs、Mountain Rose Herbs、Starwest Botanicals、Stony Mountain Botanicals

劑型

標準藥草茶：每天服用一至四次，每次四至八盎司。

酊劑：乾燥葉子（1.5，60% 酒精），每天服用三次，每次二至三毫升（0.2-0.6 茶匙）。

膠囊：每天服用兩次，與餐食一起服用，每次五百至一千毫克。

橙皮 （Orang Peel）

學名：*Citrus sinensis*

橙皮是芳香系和苦味系藥草，可刺激食欲和消化，許多呼吸道藥方裡都有橙皮。

警語：液體流失與過度口渴的人禁用橙皮。孕婦須謹慎使用。製作萃取物應使用有機橙皮。

能量：排寒、祛濕。

功效：芳香系、苦味系、驅風、疏通充血、助消化的補藥。

購買：Bulk Herb Store、Mountain Rose Herbs、San Francisco Herb Company、Starwest Botanicals、Stony Mountain Botanicals

劑型

酊劑：新鮮橙皮（1：2，95% 酒精，10% 甘油）；乾燥橙皮（1：5，65% 酒精，10% 甘油）。每天最多服用三次，每次一至二毫升（0.2-0.4 茶匙）。

甘油劑：乾燥橙皮（1：6）。每天最多服用三次，每次二至四毫升（0.4-0.8 茶匙）。

牛至 （Oregano）

學名：*Origanum vulgare*

牛至可殺菌，可治療呼吸道和消化道感染。對真菌感染、咳嗽、扁桃腺炎、支氣管炎、氣喘、胸悶有很好的舒緩效果。用牛至油來沐浴或吸入蒸氣可清肺。

警語：孕婦應避免攝取大量牛至。牛至精油對肝臟有毒，不可內服。

能量：排寒、祛濕。

功效：抗真菌、抗菌、芳香系、祛痰。

購買：Bulk Herb Store、Frontier Herbs、Mountain Rose Herbs、San Francisco Herb Company、Stony Mountain Botanicals

劑型

溫和藥草茶：每天服用一至四次，每次二至四盎司。

酊劑：乾燥葉子（1：5，65% 酒精，10% 甘油）。每天服用三至四次，每次一至二毫升（0.2-0.4 茶匙）。

甘油劑：新鮮葉子（1：8，80% 甘油，密封滾煮法）；乾燥葉子（1：6）。每天服用三至四次，每次一至二毫升（0.2-0.4 茶匙）。

奧勒岡葡萄（Oregon Grape）

學名：*Berberis repens, B. aquifolium*

奧勒岡葡萄經常被用來取代北美黃蓮。具有抗菌功效，是暢通淋巴的良方。可刺激膽汁流動，若搭配其他改善體質的藥草則有保肝效果。可內服，亦可外用舒緩皮膚症狀，例如痘痘、瘡、濕疹、搔癢。

警語：身體虛弱和消化不良的人禁用。孕婦須謹慎使用。

能量：解熱、祛濕。

功效：改善體質（清血）、殺菌、利膽、暢通淋巴。

購買：Frontier Herbs、Mountain Rose Herbs、Starwest Botanicals、Stony Mountain Botanicals

劑型

酊劑：乾燥藥草（1：5，45% 酒精）。每天服用三次，每次五滴至四毫升（0.8
茶匙）。

甘油劑：乾燥藥草（1：5）。每天服用三次，每次二至五毫升（0.4-1 茶匙）。

奧沙（Osha）

學名：*Ligusticum porter*

奧沙是治療病毒感染的良藥，例如感冒、流感、喉嚨痛、上呼吸道阻塞。
可刺激消化系統與免疫系統，有助於排除黏液。可在嘔吐後鎮定胃部，搭
配小米草可預防和治療孩童的耳痛。

野生的奧沙面臨過度採收的問題，這種藥草很難種植，甚至無法種植。聯
合植物保護者將奧沙列為高風險植物。松樹、膠草和薑合併使用，是替代
奧沙的好藥方。在野生奧沙數量恢復穩定之前，請盡量不要使用這種有益
的植物。

警語：孕婦禁用。

能量：排寒、祛濕。

功效：抗病毒、疏通充血、祛痰。

購買：Mountain Rose Herbs、Starwest Botanicals

劑型

酊劑：新鮮根部（1：2，85% 酒精，10% 甘油）；乾燥根部（1：5，60% 酒精，
10% 甘油）。每天服用一至四次，每次一至三毫升（0.2-0.6 茶匙）。

糖漿：新鮮根部（1：2，100% 純蜂蜜）。每天服用一至四次，每次二·五
至十毫升（0.5-2 茶匙）。

木瓜（Papaya）

學名：*Carica papaya*

木瓜含有幫助消化蛋白質的酶。木瓜籽驅除寄生蟲的效果很強。

警語：無已知危險。

能量：解熱、滋補。

功效：抗寄生蟲、助消化。

購買：Mountain Rose Herbs、Starwest Botanicals

劑型

酊劑：新鮮種子（1：2，95%酒精）。每天服用三次，每次二至五毫升（0.4-1 茶匙）。

巴西利（Parsley）

學名：*Petroselinum crispum*

巴西利（也稱為歐芹）富含鈉與鉀，兩者都是調節體液的必要營養素。巴西利的精油可刺激腎臟功能，此外亦有助於降低血壓與脈搏。

警語：體液不足、身體虛弱或乾燥的人不建議使用。巴西利可用來退奶，因此哺乳中的母親應避免服用。

能量：微排寒、微祛濕、滋補。

功效：退奶、利尿、營養價值高。

購買：Mountain Rose Herbs、San Francisco Herb Company、Starwest Botanicals、Stony Mountain Botanicals

劑型

新鮮藥草：可生吃，亦可煮熟再吃。

標準藥草茶：每天服用一至四次，每次四至八盎司。

酊劑：新鮮葉子（1：2，95% 酒精）；乾燥葉子（1：5，65% 酒精）。每天服用三次，每次二至四毫升（0.4-0.8 茶匙）。

藥草粉或膠囊：每天最多三次，每次一千至二千毫克。

美國蔓虎刺（Partridge Berry；Squaw Vine）

學名：*Mitchella repens*

傳統上，美國原住民女性會在孕期服用美國蔓虎刺，它可在懷孕後期舒緩孕期不適，也可使分娩更加快速順利。餵奶後，腫痛的乳頭可塗抹美國蔓虎刺藥膏，效果極佳。美國蔓虎刺可調理子宮，紓解經期的疼痛與沉重感，調節不規律的經期。

警語：無已知危險。

能量：排寒、祛濕。

功效：催經、保養子宮。

適應症：羅拉·湯瑪斯認為，美國蔓虎刺能治療骨盆不適，包括拉扯感、壓痛、頻尿、排尿困難。

購買：Mountain Rose Herbs、Starwest Botanicals、Stony Mountain Botanicals

劑型

標準藥草茶：每天服用三次，每次二至四盎司。

酊劑：新鮮藥草（1：2，95% 酒精）；乾燥藥草（1：5，50% 酒精）。每天

服用三次，每次二至五毫升（0.4-1茶匙）。

西番蓮（Passionflower）

學名：*Passiflora incarnata, P. quadrangularis*

西番蓮是有放鬆效果的神經鎮定劑，經常搭配其他鎮定神經的藥草來減輕壓力與緊張，亦可輔助睡眠。它能幫助你關掉腦袋裡的雜音。對於伴隨和不伴隨肌肉抽搐和痙攣焦躁不安、身心疲勞，西番蓮均有安撫效果。

警語：無已知危險。

能量：解熱、放鬆。

功效：鎮定神經、鬆弛、鎮靜。

適應症：羅拉‧湯瑪斯認為，西番蓮可鎮定受刺激的大腦與神經系統；減輕失眠；需要無害的助眠藥物時，西番蓮是個好選擇；孩童抽搐；神經性頭痛與神經痛；嬰兒神經刺激、破傷風、癲癇。

購買：Bulk Herb Store、Frontier Herbs、Mountain Rose Herbs、San Francisco Herb Company、Starwest Botanicals、Stony Mountain Botanicals

劑型

標準藥草茶：每天最多服用四次，每次四至八盎司。

酊劑：新鮮葉子（1：2，95%酒精）；乾燥葉子（1：5，50%酒精）。每天最多服用四次，每次二至八毫升（0.4-1.6茶匙）。

甘油劑：乾燥葉子（1：6）。每天最多服用四次，每次三至十毫升（0.6-2茶匙）。

萃取液：乾燥葉子（1：1，50%酒精）。每天最多服用四次，每次一至三毫升（0.2-0.6茶匙）。

風鈴木（Pau D'arco）

學名：*Tabebuia impetiginosa, T. avellanedae, T. ipe, T. cassinoides, Tecoma ochracea*

風鈴木常見的用途是抗癌、抗真菌。對消化道感染有幫助，包括細菌與真菌感染。活性成分包括拉帕酚（lapachol）與 β-拉帕醌（beta-lapachone），在實驗室的測試中，它們展現了強大的抗真菌功效。

警語：禁忌症包括凝血障礙。孕婦禁用。服用高劑量可能會有副作用，包括噁心、嘔吐、腸道不適、抗凝血等。

能量：祛濕、微解熱。

功效：改善體質（清血）、抗癌、抗真菌、消毒、收斂。

購買：Bulk Herb Store、Frontier Herbs、Mountain Rose Herbs、San Francisco Herb Company、Starwest Botanicals、Stony Mountain Botanicals

劑型

冷泡藥草茶：每天最多服用四次，每次四至八盎司。

酊劑：乾燥樹皮（1：5，50% 酒精）。每天服用三次，每次三至八毫升（0.6-1.6茶匙）。

萃取液：乾燥樹皮（1：1，50% 酒精）。每天最多服用四次，每次一至二毫升（0.2-04茶匙）。

普列薄荷（Pennyroyal）

學名：*Mentha pulegium*

普列薄荷（也稱為唇萼薄荷）茶可促進排汗，治療發燒與流感很有效。普

列薄荷精油適當稀釋後，可外用做為防蚊液。普列薄荷可調節月經，減輕經痛。

警語：普列薄荷可能會導致流產，孕婦應避免使用。服用普列薄荷精油造成的死亡案例時有所聞，絕對不可內服普列薄荷精油。

能量：排寒、祛濕、放鬆。

功效：抗痙攣、促進排汗。

購買：Frontier Herbs、San Francisco Herb Company、Starwest Botanicals、Stony Mountain Botanicals

劑型

溫和藥草茶：每天最多服用四次，每次四至八盎司。

酊劑：新鮮葉子（1：2，95% 酒精）；新製乾燥葉子（1：5，50% 酒精）。每次用一至二毫升（0.2-0.4茶匙）兌熱水飲用。

白芍（Peony）

學名：*Paeonia lactiflora*

傳統中醫將白芍是為女性補藥，通常會與地黃、當歸和奧沙合併使用。可治療腹部疼痛、閉經，促進血液流動。白芍可補血，緩解熱潮紅和夜間盜汗。亦可舒緩腹部痙攣和疼痛。

警語：解熱、放鬆。

功效：改善體質（清血）、鎮痛（止痛）、消炎、抗痙攣。

劑型

標準藥草湯：每天最多服用四次，每次一至四盎司。

酊劑：新鮮根部（1：2，95% 酒精）；乾燥根部（1：5，60% 酒精）。每天最多服用四次，每次十滴至一毫升（0.2茶匙）。

胡椒薄荷（Peppermint）

學名：*Mentha × piperita*

胡椒薄荷是舒緩的芳香系藥草，主要作用於神經系統、胃部和結腸。適合加入急症的複方草藥。可舒緩胃部、排出氣體，對感冒、發燒、頭痛有溫和的緩解效果。

警語：有些人服用胡椒薄荷可能會加劇火燒心和胃食道逆流症狀。

能量：解熱、祛濕。

功效：制酸、止吐（抗噁心）、芳香系、驅風、促進排汗、助消化的補藥。

購買：Bulk Herb Store、Frontier Herbs、Mountain Rose Herbs、San Francisco Herb Company、Starwest Botanicals、Stony Mountain Botanicals

劑型

標準藥草茶：每天服用一至四次，每次四至八盎司。

酊劑：乾燥葉子（1：5，50% 酒精，10% 甘油）。每天服用三次，每次一至三毫升（0.2-0.6茶匙）。

甘油劑：新鮮葉子（1：8，80% 甘油，密封滾煮法）；乾燥葉子（1：8）。每天服用三至四次，每次十至二十毫升（1-2茶匙）。

小蔓長春花（Periwinkle；Lesser）

學名：*Vinca minor*

小蔓長春花可刺激血液和氧流向腦部。可治療血管收縮造成的偏頭痛。臨床研究顯示，小蔓長春花可能對失智、阿茲海默症、藥物造成的短期失憶、高血壓、與年齡有關的失聰和暈眩有幫助，亦可減少洗腎導致的鈣質堆積。小蔓長春花對停止內出血也有幫助。

警語：孕婦禁用。低血壓與肝臟和腎臟疾病患者應避免使用。小蔓長春花最好是在專業人士的協助下使用。

能量：祛濕、放鬆。

功效：收斂、降血壓、鎮靜、止血。

購買：Mountain Rose Herbs、Starwest Botanicals、Stony Mountain Botanicals

劑型

溫和藥草茶：每天最多服用三次，每次二至四盎司。

酊劑：新鮮葉子（1：2，95% 酒精）；乾燥葉子（1：5，50% 酒精）。每天最多服用三次，每次五滴至一毫升（0.2 茶匙）。

白松（Pine, White）

學名：*Pinus strobus* 與親緣物種

松樹皮的主要用途是止咳化痰。可幫助排出黏液、對抗感染。對慢性支氣管炎尤其有效，對於排出肺部與鼻竇裡濃稠、綠色的老痰效果也很好。

松樹膠也適用於傷口癒合、吸出膿血和碎片。松樹花粉可強健肌肉與肌腱，幫助組織再生和修復。花粉含有睪固酮，是男性內分泌的補藥。

警語：無已知危險。

能量：排寒、祛濕。

功效：殺菌、芳香系、吸取、祛痰、增加睪固酮。

劑型

標準藥草茶： 新鮮或乾燥松葉。每天服用一至四次，每次四至八盎司。

酊劑： 樹膠（1：2，95%酒精）。每天最多服用四次，每次十滴至一毫升（0.2 茶匙）。

甘油劑： 樹膠（1：4）；乾燥或新鮮樹皮（1：8）。每天服用三至四次，每次十至二十毫升（1-2茶匙）。

傘形喜冬草（Pipsissewa）

學名： *Chimaphila umbellata*

傘形喜冬草可抗菌、收斂，主要用於發炎相關的泌尿問題，例如膀胱炎、攝護腺炎、尿道炎等。是治療膀胱不適的良方。它與熊果含有一樣的抗泌尿系統感染化合物，不過傘形喜冬草的單寧含量更少，對腎臟的負擔比較小。

警語： 無已知危險。

能量： 解熱、祛濕。

功效： 殺菌、利尿。

購買： Mountain Rose Herbs、Starwest Botanicals

劑型

標準藥草茶： 每天服用一至四次，每次四至八盎司。

酊劑： 新鮮葉子（1：2，95%酒精）；乾燥葉子（1：5，50%酒精）。每天服用三次，每次一至二毫升（0.2-0.4茶匙）。

大車前草（Plantain）

學名：*Plantago major*

這種尋常的青草和庭院雜草，是治療瘀傷、蚊蟲咬傷與傷口的珍貴外用藥。大車前草可內服治療潰瘍、腸道發炎症狀、咳嗽等。對於吸出肺部濃痰效果很好，尤其是搭配膠草一起使用。

警語：無已知危險。

能量：解熱、潤燥、微收縮。

功效：消毒、解毒、收斂、疏通充血、舒緩系（黏膠系）、吸取、潤膚、外敷治傷。

適應症：《國王版美洲藥譜》認為，大車前草可治療小兒夜間遺尿，伴隨尿白、尿多，膀胱括約肌不適與鬆弛。

購買：Bulk Herb Store、Mountain Rose Herbs、Starwest Botanicals、Stony Mountain Botanicals

劑型

新鮮藥草：搗碎新鮮大車前草做為敷劑。

標準藥草茶：每天服用一至四次，每次四至八盎司。

酊劑：新鮮葉子（1：2，95%酒精）。每天最多服用四次，每次二至五毫升（0.4-1茶匙）。

藥油與藥膏：乾燥葉子（1：4）。用藥油製作藥膏，以供外用。

外用：標準藥草茶可用來濕敷。

柳葉馬利筋（Pleurisy Root）

學名：*Asclepias tuberosa*

美國原住民用柳葉馬利筋（也稱為胸膜炎根）治療與心臟、支氣管、肺臟有關的疾病。如同它的英文俗名，這種藥草治療胸膜炎（pleurisy）的效果極佳，可舒緩胸痛與胸腔燥熱。柳葉馬利筋的發汗效果很好，可放鬆微血管、增加排汗。

警語：服用過量可能會嘔吐。孕婦不建議使用。

能量：解熱、潤燥。

功效：消炎、促進排汗、利尿、祛痰。

適應症：菲爾特認為，柳葉馬利筋可治療皮膚發熱、潮濕、面部潮紅、支氣管區的血管刺激、小便量少；漿液或滑液發炎。

購買：Mountain Rose Herbs、Starwest Botanicals

劑型

冷泡藥草茶：每天服用三次，每次一至四盎司。

酊劑：乾燥根部（1：5，50%酒精）。每天最多四次，每次五滴至一毫升（0.2茶匙）。

美洲商陸根（Poke Root）

學名：*Phytolacca decandra*

美洲商陸根是傳統的抗腫瘤藥草，亦可用來疏通淋巴系統。有抗病毒和刺激免疫系統的效果。若是外用，美洲商陸根藥油適用於淋巴結腫脹、乳腺炎和乳癌。用途類似蓖麻油，但效果更強。嚴重的淋巴阻塞和乳腺炎，可

內服美洲商陸果實或美洲商陸根製作的酊劑。

警語：美洲商陸的主要有毒化合物是商陸分裂素（凝集素〔lectins〕）與醣皂苷素，以及叫做商陸鹼（phytolaccin）的生物鹼。這些生物鹼會刺激黏膜、促進有絲分裂，影響大腦的髓質，造成癱瘓、心搏過緩、呼吸減弱、骨骼肌協調能力下降。生物鹼可能會在體內累積長達兩週。若發現中毒反應，請立刻停止服用美洲商陸。中毒反應包括嘔吐、腹瀉、噁心、胃痙攣、頭暈、低血壓、呼吸減弱、頭痛。有腎臟疾病的人應避免使用。美洲商陸有毒，只有專業人士能夠使用，尤其是內服。孕婦禁用。

能量：解熱。

功效：改善體質（清血）、消炎、抗癌、促進免疫、暢通淋巴。

適應症：費佛認為，美洲商陸可治療腺體結構腫大與發炎；黏膜蒼白。腺體的分泌與功能受損。

購買：Mountain Rose Herbs、Starwest Botanicals

劑型

酊劑：新製乾燥根部（1：10，45% 酒精）。每天最多服用三次，每次一至十滴。一週不可服用超過十毫升。

藥油：新鮮根部（1：4）。注意：在切與處理美洲商陸根的時候，請戴上橡膠手套。浸漬六週。

遠志（Polygala）

學名：*Polygala tenuifolia*

遠志是治療焦慮與恐慌的傳統中醫藥草，但是未被充分利用。它的藥效超越許多常用的抗焦慮藥物，也是鎮靜神經藥方裡重要的一味藥。對壓力引

起的失憶有幫助。有初步研究顯示，遠志對於治療年齡相關的認知衰退以及阿茲海默症極佳功效。

警語：高劑量可能會導致噁心與嘔吐。胃炎和胃潰瘍患者禁用。孕婦禁用。

能量：排寒、祛濕。

劑型

酊劑：乾燥根部（1：5，50% 酒精）。每天服用三次，每次一至二毫升（0.2-0.4茶匙）。

美洲花椒（Prickly Ash）

學名：*Zanthoxylum americanum*

美洲花椒可促進末梢循環，適應症包括四肢末梢冰冷與雷諾氏症候群（Raynaud's disease）。適用於末梢神經疾病或坐骨神經痛，症狀包括神經受損、麻痺、刺痛，以及讓人痛到坐立難安的劇痛。

警語：孕婦不建議使用。

能量：排寒、祛濕。

功效：改善體質（清血）、鎮痛（止痛）、驅風、促進排汗、刺激循環。

適應症：菲爾特認為，美洲花椒的適應症包括伴隨分泌過度的黏膜鬆弛。神經系統鬆弛。腹部鼓脹，胃腸遲緩，分泌不足；口乾舌燥。

購買：Mountain Rose Herbs、Starwest Botanicals、Stony Mountain Botanicals

劑型

標準藥草湯：每天服用三次，每次一至三盎司。

酊劑：乾燥樹皮（1：5，65%酒精）。每天服用三次，餐前服用，每次五滴至一毫升（0.2茶匙）。

蜂膠（Propolis）

蜂膠不是藥草，而是密封收集的植物樹脂。排寒，具刺激性。可強效抗菌，提升免疫力。抗菌活性主要來自酚類醣苷配基（phenolic aglycones）。

警語：對蜜蜂過敏的人應避免使用蜂膠。

能量：排寒、祛濕。

功效：抗菌、抗真菌、祛痰、調節免疫力。

劑型

酊劑：蜂膠脂（1：5，95%酒精）。每天最多服用五次，每次五滴至二毫升（0.4茶匙）。直接噴在扁桃腺或傷口上，形成一層像液體OK繃的膠質保護層。內服可加些許蜂蜜。切勿兌水服用。

蜂膠粉或膠囊：每天最多服用三次，每次一千至二千毫克。

洋車前子（Psyllium）

學名：*Plantago* spp.

洋車前子是可做為軟便劑的黏膠系藥草，有止瀉功效，亦可舒緩腸道不適。最好一大早空腹服用，或是睡前服用。餐前服用可幫助調節食欲和血糖。有助於降低膽固醇。服用洋車前子一定要搭配大量的水或其他液體。

警語：洋車前子可溫和通便，適合孩童、老人、孕婦服用。腸道阻塞或穿孔的人應避免使用。脫水的人服用可能會導致便祕。

能量：解熱、潤燥。

功效：吸收、止瀉、舒緩系（黏膠系）、軟便。

購買：Bulk Herb Store、Frontier Herbs、Mountain Rose Herbs、San Francisco Herb Company、Starwest Botanicals、Stony Mountain Botanicals

劑型

藥草粉或膠囊：與水或果汁混合，每天最多服用三次，每次一千至五千毫克。服用後，請喝一大杯水。

歐白頭翁（Pulsatilla）

學名：*Pulsatilla vulgaris*

歐白頭翁可以舒眠，消除疲勞、過度情緒化、過度緊繃與緊張。對於震驚、意志消沉、對即將到來的危險充滿無謂的恐懼、憂鬱、經前症候群、無來由哭泣等相關情緒狀態有幫助。可幫助緩解壓力引起的頭痛，以及與月經相關的頭痛。

警語：歐白頭翁會對胃造成刺激，劑量過高會導致強烈的胃腸炎、嘔吐和腹瀉，也可能會造成心跳加速、焦慮和痙攣。建議只有專業人士可以使用。孕婦和哺乳中的母親禁用。

能量：解熱、祛濕。

功效：抗憂鬱、抗風濕、鎮定神經。

適應症：菲爾特認為，歐白頭翁可治療伴隨沮喪、悲傷、愛哭、無來由哭泣或睡眠中哭泣的神經緊張；莫名恐懼；對即將到來的危險或死亡感到恐懼；伴隨神經耗弱的失眠；伴隨虛弱的疼痛；頭痛伴隨緊張，與血液是否流向頭部無關；閉經，伴隨發寒與精神憂鬱；經痛，情緒陰鬱、體寒；舌

苔濃稠、呈乳白色，味道油膩；濃稠、無色、無味的黏液；便祕與腹瀉交
替出現，伴隨靜脈充血。

劑型
酊劑：新製乾燥藥草（1：5，50% 酒精）。每天服用三次，每次一至三滴，
用水稀釋，或是少量加入複方草藥。

非洲刺李（Pygeum Bark）

學名：*Pygeum africanum, P. gardneri*
非洲刺李是來自非洲的泌尿系統藥草，對攝護腺腫大有幫助。最常見的使
用方法是與其他藥草搭配使用。
警語：無已知危險。
能量：解熱。
功效：消炎、利尿。

劑型
酊劑：乾燥樹皮（1：5，50% 酒精）。每天服用三次，每次一至二毫升
（0.2-0.4 茶匙）。
藥草粉或膠囊：每天最多服用三次，每次一千至二千毫克。

牙買加苦木（Quassia）

學名：*Picrasma excelsa*
牙買加苦木通常用來治療寄生蟲、厭食症與消化不良。有助於抑制致病性

腸道菌，對完整的消化過程有幫助。經常與其他胃部抗菌藥草搭配使用，例如穿心蓮與伏牛花。

警語：服用過量樹皮，可能會刺激消化道、造成嘔吐。孕婦應避免使用。

能量：解熱、祛濕。

功效：抗菌、抗痙攣、抗病毒。

購買：San Francisco Herb Company、Starwest Botanicals

劑型

冷泡藥草茶：每天服用三次，每次二至四盎司。

酊劑：乾燥樹皮（1：5，50% 酒精）。每天服用三次，每次一至三毫升（0.2-0.6 茶匙）。

紅花苜蓿（Red Clover）

學名：*Trifolium pratense*

紅花苜蓿是味道很好的清血藥草，搭配其他清血藥草一起使用的適應症，包括皮膚症狀、癌症、淋巴腺腫脹、肝臟解毒。紅花苜蓿含有阻斷雌激素受體位置的植物雌激素，或許能抑制雌激素依賴性癌症。

警語：因為含有植物雌激素，有些藥草師建議孕婦避免服用紅花苜蓿。

能量：解熱、平衡。

功效：改善體質（清血）、暢通淋巴、雌激素。

適應症：羅拉・湯瑪斯認為，紅花苜蓿藥草茶對痙攣性咳嗽、百日咳、麻疹咳嗽特別有效。

購買：Bulk Herb Store、Frontier Herbs、Mountain Rose Herbs、San Francisco Herb Company、Starwest Botanicals、Stony Mountain Botanicals

劑型

標準藥草茶：每天服用三次，每次四至八盎司。

酊劑：新製乾燥花朵（1：5，40%酒精），每天服用三次，每次一至五毫升（0.2-1茶匙）。

甘油劑：乾燥花朵（1：8）。每天最多服用三次，每次五至十毫升（1-2茶匙）。

覆盆子（Red Raspberry）

學名：*Rubus idaeus*

覆盆子葉富含錳，這是細胞充氧的必要元素。覆盆子是用來強化子宮肌肉好為生產做準備的補藥。亦可舒緩和預防孕吐。

果實含有花青素，這種化合物可強健心臟、保護眼睛、預防癌症和糖尿病。

警語：無已知危險。

能量：解熱、微祛濕、微收縮。

功效：制酸、止吐、止瀉、保養子宮。

購買：Bulk Herb Store、Stony Mountain Botanicals

劑型

標準藥草茶：每天服用三次，每次四至八盎司。

甘油劑：乾燥葉子（1：8）。每天服用三次，每次十至三十毫升（1-3茶匙）

膠囊：每天服用三次，每次一千至二千毫克。

美洲茶（Red Root）

學名：*Ceanothus americanus*

美洲茶（也稱為紅根）暢通淋巴的效果很好，有助於縮小腫脹的淋巴結。搭配紫錐菊一起使用，對扁桃腺炎、囊腫與淋巴線感染非常有效。血小板數量偏低、脾臟腫大或淋巴結腫脹的愛滋病患，服用美洲茶也有益處。

警語：脾臟急性發炎的人禁用。

能量：祛濕、收縮。

功效：收斂、暢通淋巴。

適應症：菲爾特認為，美洲茶適用於胃和肝臟症狀，伴隨脾臟肥厚、表情冷漠；皮膚蠟黃、無彈性。伴隨大量黏液的黏膜炎。止血。

購買：Mountain Rose Herbs、Starwest Botanicals

劑型

標準藥草湯：每天服用三次，每次二至四盎司。

酊劑：乾燥樹皮（1：5，50% 酒精）。每天服用三次，每次一至三毫升（0.2-0.6茶匙）。

地黃（Rehmannia）

學名：*Rehmannia glutinosa*

這味中藥用來為血液解熱、退燒，失血後有補血之效。亦可滋補肝臟與腎臟。

警語：欠缺食欲與腹瀉的人禁用。

能量：解熱、滋補。

功效：抗菌、補血、調節免疫力。

購買：Mountain Rose Herbs、Starwest Botanicals

劑型

酊劑：乾燥根部（1：5，50%酒精）。每天最多服用三次，每次一至三毫升（0.2-0.6茶匙）。

靈芝（Reishi；Ganoderma）

學名：*Ganoderma lucidum*

靈芝是一種藥用真菌，已證實有增強免疫的效果，亦可做為普通的健康補藥。研究顯示靈芝可放鬆肌肉、改善睡眠、緩解慢性疼痛、輔助心臟功能、降低膽固醇、抗氧化。若要發揮放鬆與抗氧化作用，以酒精萃取為宜。若要加強免疫力，煎煮成藥草湯服用。亦可使用二次萃取，但效果不如單獨用酒精或水萃取。

警語：靈芝大致上被視為安全無毒，但是缺乏水分與體質乾燥的人禁用。

能量：平衡、微祛寒、滋補。

功效：適應原、改善體質（清血）、抗過敏、調節免疫力、營養價值高。

購買：Mountain Rose Herbs、Starwest Botanicals

劑型

標準藥草湯：每天服用三次、每次六至八盎司。

酊劑（二次萃取）：乾燥靈芝（1：5，75%酒精）。每天服用三次，每次二至八毫升（0.4-1.6茶匙）。

紅景天（Rhodiola）

學名：*Rhodiola rosea*

屬於適應原的補藥，可輔助心智清明、記憶力、製造能量、減輕壓力。

警語：無已知危險。

能量：解毒、祛濕、收縮。

功效：適應原、抗憂鬱、收斂。

購買：Mountain Rose Herbs、Starwest Botanicals

劑型

酊劑：乾燥藥草（1：5，50% 酒精）。每天服用三次，每次一至三毫升（0.2-0.6 茶匙）。

膠囊：每天最多服用三次，每次一千至二千毫克。

玫瑰（Rose）

學名：*Rosa* spp.

玫瑰果（玫瑰的果實）可鞏固微血管，且富含生物類黃酮與維生素 C。玫瑰果有輕微的收斂作用，對於感冒等急症有幫助。

玫瑰花瓣加入藥草茶可提振精神，有助於減輕壓力、舒緩頭痛。

警語：無已知危險。

能量：解熱、祛濕、微收縮。

功效：消炎、抗菌、抗憂鬱、收斂。

購買：Bulk Herb Store、Frontier Herbs、Mountain Rose Herbs、San Francisco Herb Company、Starwest Botanicals、Stony Mountain Botanicals

劑型

溫和藥草茶：視需要每天最多服用三杯。

酊劑：（1：5，40% 酒精）。每天服用三次，每次五滴至二毫升（0.4 茶匙）。

膠囊：每天服用三次，每次一千至二千毫克。

迷迭香（Rosemary）

學名：*Rosmarinus officinalis*

迷迭香被視為老人的滋補藥草，或可幫助腦部血液循環。德國的 E 委員會[9]核准迷迭香用於治療消化不良、關節疾病與胃部問題。迷迭香亦具有抗氧化功效，可保護大腦與血管。

警語：無已知危險。

能量：排寒、祛濕、微收縮。

功效：抗憂鬱、抗氧化、抗風濕、殺菌、驅風、補腦、祛痰。

購買：Bulk Herb Store、Mountain Rose Herbs、San Francisco Herb Company、Stony Mountain Botanicals

劑型

溫和藥草茶：每天最多服用三次，每次一杯。

酊劑：乾燥葉子（1：5，65% 酒精，10% 甘油）。每天最多服用三次，每次十滴至三毫升（0.6 茶匙）。

甘油劑：新鮮葉子（1：6，80% 甘油，密封滾煮法）；乾燥葉子（1：6）。每天服用一至三次，每次一至五毫升（0.2-1 茶匙）。

---

9. Commission E 是德國藥物暨醫療器材管理局的諮詢委員會，為傳統療法使用的物質與產品能否獲得核准提供科學上的專業知識。——譯者註

膠囊：每天最多服用三次，每次五百至一千五百毫克。

外用：用藥油製作藥膏（1：4），視需要塗抹患部。精油可直接外用，無須稀釋，亦可摻入藥膏和藥油裡。

紅花（Safflower）

學名：*Carthamus tinctorius*

紅花可幫助消化、排除乳酸。紅花茶可有效舒緩過度疲勞引發的肌肉痠痛，亦可減輕乳房腫脹，在月經延遲時催經，促進凝滯的血液流動（如瘀血和血塊），幫助傷口癒合。

警語：無已知危險。

能量：解熱。

功效：消炎、驅風、健胃、外敷治傷。

購買：Frontier Herbs、Mountain Rose Herbs、San Francisco Herb Company、Starwest Botanicals

劑型

標準藥草茶：每天服用三次，每次二至八盎司。

膠囊：每天服用三次，每次一千至二千毫克。

番紅花（Saffron）

學名：*Crocus sativus*

番紅花是消炎效果最強大的藥草之一，減少與憂鬱相關的發炎細胞激素特別有用。由於其價格昂貴而無法被廣泛應用，但其實僅需要很小的劑量就

能發揮效果，因此每一劑的成本並不如大家所想的那麼高昂。

警語：孕婦禁用。

能量：排寒，祛濕。

功效：消炎。

購買：Mountain Rose Herbs

劑型

酊劑：乾燥藥草（1：10，40% 酒精），以滲漉萃取最佳。每天服用三次，每次五至二十滴。

普通鼠尾草（Sage）

學名：*Salvia officinalis*

普通鼠尾草對感冒和發燒有幫助，尤其是身體忽冷忽熱、聲音沙啞、夜間盜汗等症狀。若要治療夜間盜汗，最好是喝冷泡普通鼠尾草茶；若要促進排汗，可飲用熱茶。普通鼠尾草茶也可以治療喉嚨痛、聲音沙啞、喉嚨發炎，也可以當成漱口水或漱口藥水來舒緩喉嚨與口腔不適。普通鼠尾草茶可保養神經，提升抗壓能力。普通鼠尾草可殺菌，外用能預防傷口感染發炎。

警語：孕婦不建議以藥用的方式服用普通鼠尾草。普通鼠尾草會減少母乳分泌量，因此哺乳中的母親應避免使用。

能量：排寒、祛濕、微收縮。

功效：退奶、殺菌、止汗、芳香系、驅風、促進排汗、催經、鎮定神經。

適應症：羅拉・湯瑪斯認為，對大量出汗、皮膚失能、腳汗、夜間盜汗等症狀特別有效。

購買：Bulk Herb Store、Frontier Herbs、Mountain Rose Herbs、San Francisco Herb Company、Starwest Botanicals、Stony Mountain Botanicals

劑型

標準藥草茶：每天服用三次，每次四至八盎司。

酊劑：乾燥藥草（1：5，70% 酒精，10% 甘油）。每天服用二至四次，每次一至二毫升（0.2-0.4茶匙）。

甘油劑：乾燥藥草（1：6）。每天服用二至四次，每次二至五毫升（0.4-1茶匙）。

膠囊：每天服用二至三次，每次五百至一千毫克。治療夜間盜汗，睡前服用一千至二千毫克。

菝葜（Sarsaparilla）

學名：*Smilax* spp.

菝葜是傳統沙士（root beer）的主要調味劑。這種微苦微甜的藥草可用來保肝、清血、平衡內分泌。可舒緩關節炎的疼痛、解決皮膚問題。有平衡荷爾蒙的效用，原因或許是它對腸道菌發揮的作用。

警語：無已知危險。

能量：排寒、潤燥。

功效：改善體質（清血）、利尿。

購買：Frontier Herbs、Mountain Rose Herbs、San Francisco Herb Company、Starwest Botanicals

劑型

標準藥草湯：每天服用一至三次，每次六至八盎司。

酊劑：乾燥根部（1：5，40% 酒精）。每天服用二至三次，每次一至三毫升（0.2-0.6 茶匙）。

甘油劑：乾燥根部（1：5）。每天服用二至三次，每次五至十毫升（1-2 茶匙）。

膠囊：每天服用三次，每次一千至二千毫克。

鋸葉棕櫚（Saw Palmetto）

學名：*Sabal serrulate, syn. Serenoa serrulate*

鋸葉棕櫚（也稱為鋸棕櫚）經常用來治療男性的攝護腺肥大與泌尿問題，是年長男性的一般補藥，對其他與老化相關的問題或有益處。可促進消化，幫助身體虛弱的人增重，對女性的乳房組織有輕微刺激作用。

警語：哺乳中的母親應避免服用鋸葉棕櫚，它會抑制泌乳素（prolactin），因此或許會干擾泌乳。

能量：潤燥、滋補。

功效：退奶、助消化的補藥、祛痰。

適應症：羅拉・湯瑪斯認為鋸葉棕櫚對生殖系統的腺體特別有效，例如乳房、卵巢、攝護腺、睪丸等，可增加它們的功能活性；對攝護腺肥大效果尤佳。對睪丸和子宮萎縮，以及各種攝護腺問題都很有效。

購買：Bulk Herb Store、Frontier Herbs、Mountain Rose Herbs、San Francisco Herb Company、Starwest Botanicals

劑型

藥草湯：一茶匙藥草用八盎司的水煎煮十五分鐘，浸泡三十分鐘。每天服用二至三杯。

酊劑：乾燥果實（1：5，50%酒精）。每天服用三次，每次二至五毫升（0.4-1茶匙）。

甘油劑：乾燥果實（1：8）。每天服用二至四次，每次〇‧一至十毫升（0.5-2茶匙）。

膠囊：每天服用三次，每次一千至二千毫克。標準化萃取膠囊（85%-95%脂肪酸與固醇），每天服用一至二次，總劑量三二〇毫克。

五味子（Schisandra；Schizandra）

學名：*Schisandra chinensis*

五味子是刺激性的適應原，也是一般性的補藥。可促進血液循環、增強心臟功能、幫助消化、增加膽汁分泌。傳統中醫認為五味子能調理身體、幫助維持能量。對神經系統的平衡有幫助，同時發揮刺激與抑制作用。種子的保肝效果與水飛薊類似。

警語：有感冒、流感與發燒等急症的人禁用。過度服用可能會導致失眠與焦慮。

能量：解熱、潤燥。

功效：適應原、止咳、保肝、調節免疫力、養肺、滋潤。

購買：Frontier Herbs、Mountain Rose Herbs、Starwest Botanicals、Stony Mountain Botanicals

劑型

乾燥果實：每天服用一次，每次十顆。

標準藥草茶：每天服用三次，每次四至八盎司。

酊劑：乾燥果實（1：3，40% 酒精）。每天服用三次，每次一至三毫升（0.2-0.6 茶匙）。

膠囊：每天服用一至二次，每次五百至一千五百毫克。

美黃芩（Scullcap；Skullcap）

學名：*Scutellaria lateriflora*

美黃芩可放鬆神經，鎮靜大腦功能，對失眠與慢性壓力有幫助。對血管收縮（或緊繃）造成的頭痛與偏頭痛來說是一味良藥。十九世紀的藥草師用美黃芩來治療歇斯底里、癲癇、抽搐與思覺失調症。需要服用美黃芩的人通常欠缺專注力，或是在頭顱的前方或底部感到鈍痛。聲音、氣味與光線都會加劇症狀，但多休息即可改善症狀。覺得每一個聲音、每一次觸碰和每一道光線都是衝著自己來的人，美黃芩似乎能發揮很好的放鬆效果。這種人對刺激過度敏感，甚至連睡夢中也一樣神經兮兮。新鮮美黃芩做成的酊劑似乎有較好的保健作用，乾燥美黃芩則是鎮靜效果較佳。

警語：無已知危險。

能量：解熱、放鬆。

功效：鎮痛（止痛）、抗痙攣、鎮定神經、鎮靜、催眠（安眠）。

適應症：羅拉·湯瑪斯認為，美黃芩能治療無法控制隨意肌的歇斯底里；反映在肌肉動作上的神經緊張。

購買：Frontier Herbs、Mountain Rose Herbs、Starwest Botanicals、Stony Mountain Botanicals

劑型

標準藥草茶：每天服用三次，每次四至八盎司。

酊劑：新鮮地上部位（1：2，95%酒精）；新製乾燥葉子與花朵（1：5，60%酒精）。每天服用二至四次，每次十滴至五毫升（1茶匙）。

甘油劑：乾燥藥草（1：6）。每天服用二至四次，每次二至五毫升（0.4-1茶匙）。

番瀉葉（Senna Leaves）

學名：*Cassia senna, syn. Senna alexandrina*

番瀉葉是刺激性很強的通便劑，最好搭配其他藥草使用。

警語：可能會導致抽筋與習慣性依賴。僅供短期使用。

能量：祛濕、解熱。

功效：通便（清腸）、刺激排泄。

購買：Frontier Herbs、Mountain Rose Herbs、San Francisco Herb Company、Starwest Botanicals

劑型

標準藥草茶：每天服用半杯至一杯。

酊劑：乾燥葉子（1：5，50%酒精）。每天服用一至二次，每次十滴至二毫升（0.4茶匙）。

膠囊：每天服用一至二次，每次一百至五百毫克。

天門冬（Shatavari）

學名：*Asparagus racemosus*

天門冬是某一種蘆筍的根部。它是保養深植系統的補藥，源自阿育吠陀療法。可幫助精神耗弱的人恢復健康，曾應用於多種病症。

警語：孕婦應避免使用天門冬。

能量：解熱、滋補。

功效：適應原、利尿。

購買：Mountain Rose Herbs、Starwest Botani Cals

劑型

標準藥草湯：每天服用三次，每次二至四盎司。

膠囊：每天服用三次，每次一千至二千毫克。

小酸模（Sheep's Sorrel）

學名：*Rumex acetosella*

小酸模是著名抗癌藥方護士茶（Essiac）裡的成分之一。可解毒，如同其他酸模屬的植物一樣富含鐵質。跟皺葉酸模一樣有溫和的通便與保健腸道效果。也可當成綠葉蔬菜食用。

警語：含有草酸，有腎結石病史的人禁用。

能量：解熱、微袪濕。

功效：抗癌、消毒、保肝。

購買：Frontier Herbs、Mountain Rose Herbs

劑型

標準藥草茶：每天服用三次，每次二至四盎司。一年內服用時間勿超過三週。

酊劑：新製乾燥地上部位（1：5，50%酒精）。每天最多服用三次，每次十滴至二毫升（0.4茶匙）。

薺菜（Shepherd's Purse）

學名：*Capsella bursa-pastoris*

薺菜是治療經期大出血的最佳藥草之一。對助產士來說，薺菜是一味重要的藥草，可幫助產婦分娩後排出胎盤，減少產後出血。薺菜可收縮血管，是少數能夠增加血壓的藥草之一。亦可舒緩膀胱、治療血尿。

警語：孕婦禁用。

能量：排寒、祛濕、收縮。

功效：收斂、升血壓、止血、收縮血管。

購買：Frontier Herbs、Mountain Rose Herbs、San Francisco Herb Company、Starwest Botanicals

劑型

標準藥草茶：每天服用二至三杯。

酊劑：新鮮藥草（1：2，95%酒精）；乾燥藥草（1：5，60%酒精）。每天服用二至四次，每次一至二毫升（0.2-0.4茶匙）。

香菇（Shiitake）

學名：*Lentinula edodes*

香菇用來治療癌症與其他健康問題的情況愈來愈常見。香菇有助於降低膽固醇、對抗多種癌症。可刺激免疫系統，加強身體對抗感染的能力。

警語：無已知危險。

能量：平衡、滋補。

功效：適應原、改善體質（清血）、抗過敏、調節免疫力、修養康復。

購買：Mountain Rose Herbs、Starwest Botanicals；許多超市都有賣新鮮香菇。

劑型

新鮮香菇：超市常見，可煮熟食用，烹調方式多元。

標準藥草湯：每天服用三次，每次四至八盎司。

地湧金蓮（Skunk Cabbage）

學名：*Symplocarpus foetidus*

地湧金蓮（也稱臭菘）是強效的抗痙攣藥草，對各種抽筋與肌肉痙攣都很有效。與情緒悲痛有關的嚴重支氣管氣喘發作，以及咳到嘔吐的劇烈咳嗽，服用地湧金蓮的效果特別顯著。對於水腫、頭痛、暴躁易怒、精神緊張、胸悶、百日咳等病症或許也有幫助。

警語：新鮮根部可能會刺激黏膜。有腎結石病史的人應謹慎使用。

能量：放鬆、微排寒。

功效：刺激、抗痙攣、催吐、祛痰。

劑型

酊劑：新鮮開花植物（1：2，95% 酒精）；乾燥開花植物（1：5，50% 酒精）。
每天三次加進水裡服用，每次五滴至一毫升（0.2茶匙）。

北美滑榆（Slippery Elm）

學名：*Ulmus rubra*

北美滑榆是舒緩和滋補的黏膠系藥草，可幫助吸收胃酸與刺激物質。內服
可治療胃腸刺激、腹瀉（尤其是孩童），對於身體虛弱的人來說，北美滑
榆是一種溫和滋補的食材。

北美滑榆受到過度採收，屬於高風險植物。除非剛好有一棵北美滑榆樹倒
在你家院子裡，否則請使用藥蜀葵取代北美滑榆。藥蜀葵的根部與北美滑
榆的藥效一模一樣，可永續種植，而且通常比較便宜。

警語：是既溫和又非常安全的藥草。

能量：解熱、潤燥、滋補。

功效：吸收、舒緩（黏膠系）、潤膚、營養價值高、鎮靜、外敷治傷。

購買：Bulk Herb Store、Frontier Herbs、Mountain Rose Herbs、San
Francisco Herb Company、Starwest Botanicals、Stony Mountain Botanicals

劑型

散裝藥草：可煮成糊狀，與果汁或蘋果醬混合服用。

冷泡藥草茶：每天服用一至四次，每次四至八盎司。如果質地不夠黏滑，
這表示你沒用對方法。

膠囊：每天服用三次，每次一千至二千毫克。

外用：藥草粉與足夠的水充分混合成藥泥，敷在患部。

所羅門的印章（Solomon's Seal）

學名：*Polygonatum multiflorum*

所羅門的印章有助於調整緊繃的韌帶與肌腱。消炎效果絕佳，可外用，亦可內服。特別適合治療與修復結締組織。所羅門的印章是治療退化性關節炎與類風濕性關節炎最有效的藥草。

警語：無已知危險。

能量：解熱、平衡。

功效：舒緩（黏膠系）、潤膚。

購買：Mountain Rose Herbs

劑型

標準藥草湯：每天服用三次，每次二至四盎司。

酊劑：新鮮根部（1：3，95% 酒精）；乾燥根部（1：5，50% 酒精）。每天服用三次，每次五滴至三毫升（0.6茶匙）。

外用：用萃取油（1：4）製作藥膏，效果絕佳。酊劑或藥草湯可用來濕敷，藥草湯亦可用來浸泡患部或沐浴。可試試混合卡瓦胡椒與所羅門的印章藥草湯來沐浴。

美洲楤木（Spikenard）

學名：*Aralia racemosa*

美洲楤木具有祛痰功效，是絕佳的養肺補品，對感冒、慢性咳嗽、支氣管炎、氣喘有幫助。伴隨咳嗽的慢性肺病，或是戒菸之後，都可服用美洲楤木。美洲楤木也用來為關節炎患者改善體質，並且（像菝葜一樣）可用於

治療皮膚病。

能量：排寒、祛濕。

功效：消炎、祛痰。

購買：Mountain Rose Herbs

劑型

標準藥草茶：一至二茶匙藥草粉泡成一杯茶（低劑量），每天服用半杯至一杯，一整天都可以喝。

酊劑：乾燥根部（1：5，50% 酒精）。每天服用二十至四十滴（1-2毫升）保養身體。若是急性呼吸道問題，每天服用二至三次，每次六十至八十滴（3-4毫升），或是做為複方草藥裡的一味藥。

金鈕扣（Spilanthes）

學名：*Spilanthes acmella*

金鈕扣是一種殺菌和抗真菌的藥草，可刺激黏膜分泌與免疫系統對抗呼吸道感染。可發揮局部麻醉作用來減輕疼痛，同時消炎。又叫牙痛草，可塗抹在受感染的牙齒上緩解疼痛，幫助對抗感染。

警語：無已知危險。

能量：排寒、收縮。

功效：鎮痛（止痛）、殺菌、抗真菌、收斂。

劑型

新鮮藥草：咀嚼花朵或葉子，可舒緩牙痛。

標準藥草茶：每天服用一至四次，每次一至四盎司。

酊劑：新鮮藥草（1：2，95% 酒精）；乾燥藥草（1：5，50% 酒精）。每天服用三次，每次五滴至一毫升（0.2 茶匙）。

聖約翰草（St. John's Wort）

學名：*Hypericum perforatum*

曾有研究指出聖約翰草（也稱貫葉連翹）可能對輕度至中度憂鬱症有幫助，於是聖約翰草變成一種受歡迎的藥草。它確實對某些種類的憂鬱症有幫助，尤其是伴隨焦慮的憂鬱症，但是聖約翰草本身另有許多珍貴的功效。它能夠鎮定神經，幫助調節太陽神經叢，也就是調節消化的神經。聖約翰草也對失眠、恐懼、神經疼痛與神經損傷有幫助。可刺激神經再生與修復，幫助傷口癒合。聖約翰草可以抗病毒，帶狀疱疹、疱疹、單核白血球增多症、流感等感染性疾病，都可服用聖約翰草。

警語：新鮮的聖約翰草有光毒性。它含有一種化學物質，接觸到陽光時會在體內變成毒素。若是內服聖約翰草，似乎不會有這個問題。正在服用 SSRI 抗憂鬱藥物的人應避免服用聖約翰草。

能量：微排寒。

功效：抗憂鬱、消毒、抗病毒、助消化的補藥、鎮定神經、外敷治傷。

適應症：羅拉・湯瑪斯認為，聖約翰草對舒緩脊椎損傷、四肢刺傷或撕裂傷的不適效果顯著，可預防破傷風。能夠減輕這些傷害的疼痛。

購買：Bulk Herb Store、Mountain Rose Herbs、San Francisco Herb Company、Starwest Botanicals

劑型

標準藥草茶：每天服用一至四次，每次四至八盎司。

酊劑：新鮮藥草（1：2，95% 酒精）。每天服用三次，每次五滴至三毫升（0.6 茶匙）。

注意：若使用優質藥草，酊劑與藥草茶都會變成深紅色。如果沒有變成深紅色，就表示你使用的藥草不夠新鮮，或是用錯了物種。

藥油：新鮮花朵（1：4），外用。

膠囊：每天服用三至四次，每次五百至一千五百毫克。含〇‧三％金絲桃素（hypericin）標準化萃取膠囊，每天服用三至四次，每次三百毫克。

草烏桕（Stillingia）

學名：*Stillingia* spp.

草烏桕又叫做皇后女王根（queen's root），是霍克西（Hoxsey）抗癌藥方裡的一味藥。主要用來為慢性感染患者暢通淋巴液，並刺激免疫系統。

警語：無已知危險。

能量：排寒、平衡。

適應症：羅拉‧湯瑪斯認為草烏桕可治療上咽（咽門後方）不適造成的咳嗽；喉頭炎引發聲音嘶啞的陣發咳嗽，有一種喉部受到劇烈刺激的感覺；皮膚病，有明顯紅疹，伴隨膿水。

購買：Starwest Botanicals

劑型

酊劑：新鮮根部（1：2，95% 酒精）；乾燥根部（1：5，50% 酒精）。每天服用六次，每次五滴至一毫升（0.2 茶匙）。

小返魂（Stone Breaker）

學名：*Phyllanthus niruri*

小返魂（也稱為珠子草）已證實能夠抑制草酸鈣結晶的生長，預防腎結石形成或變大。可刺激膽汁流動，幫助身體消化脂肪。具有保肝功效，對腎臟發揮的作用可能對高血壓也有幫助。

警語：無已知危險。

能量：解熱、祛濕。

功效：利膽、利尿、抗脂肪肝。

劑型

標準藥草湯：每天服用三次，每次二至四盎司。

膠囊：每天搭配食物服用一至二次，每次一千至二千毫克。

黃花蒿（Sweet Annie；Ching-Hao）

學名：*Artemisia annua*

黃花蒿（乾燥的地上部位稱為青蒿）是苦艾的近親，用來治療瘧疾與多種細菌感染。驅除腸道寄生蟲的效果也很好。

警語：孕婦和哺乳中的母親禁用。蒿屬植物若服用高劑量均有可能中毒。

能量：解熱、祛濕。

功效：驅蟯蟲、殺菌、抗寄生蟲、消毒。

劑型

酊劑：新鮮葉子（1：2，95% 酒精）；乾燥葉子（1：5，60% 酒精）。每天

服用三次，每次十滴至二毫升（0.4茶匙）。

膠囊：每天搭配食物服用一至二次，每次五百至一千毫克。每天不得超過三公克。

標準化萃取：黃花蒿萃取液。體重每兩磅（約0.9公斤）服用一至二毫克，每天搭配脂肪類食物服用二次。

川續斷（Teasel）

學名：*Dipsacus asper*

川續斷的根，傳統上用來治療肌肉與關節疼痛，也是一種補品，能幫助修復受傷的組織。亦用於萊姆病的治療，但不是用來治癒萊姆病，而是緩解疼痛與症狀。

能量：解熱、祛濕。

功效：補腎、外敷治傷。

購買：Mountain Rose Herbs

劑型

標準藥草茶：每天服用一至三次，每次四至八盎司。

酊劑：乾燥根部（1：5，40%酒精）。每天服用一至三次，每次五至五十滴。

北美香柏（Thuja）

學名：*Thuja occidentalis*

北美香柏的葉子有強大的抗真菌效果，治療念珠菌、香港腳和股癬的效果很好。北美香柏也有驅除寄生蟲的功效，可治療金錢癬、阿米巴痢疾與鞭

毛蟲感染。葉子有抗病毒的效果。

警語：在一九三〇年代的歐洲和北美，北美香柏被當成墮胎藥。孕婦不建議服用。亦不建議長期使用，因為北美香柏可能會刺激腎臟。酊劑或許具有毒性，藥草茶無毒。

能量：排寒、祛濕。

功效：抗蠕蟲、抗真菌、抗寄生蟲、芳香系、催經、祛痰。

適應症：羅拉・湯瑪斯認為，北美香柏可治療梅毒與其他血液感染疾病，伴隨贅生疣或潰瘍，皮膚上有明顯乳突。

劑型

標準藥草茶：每天服用三次，每次四至八盎司。

酊劑：新鮮葉子（1：2，95%酒精）。每天服用三次，每次〇・五至一毫升（0.1-0.2茶匙）。

外用：精油以1：5的比例稀釋，塗抹在性病疣（HPV）、尋常疣、皮膚息肉與皮膚搔癢處。

百里香（Thyme）

學名：*Thymus vulgaris*

百里香是治療各種感染的強效良藥，尤其是肺部與消化道感染。適應症包括呼吸道痙攣，以及泌尿道的感染症狀。抗真菌效果良好，可用來治療腸道菌群失衡。百里香搭配葫蘆巴一起使用，暢通鼻竇阻塞的效果絕佳。外用可治療蚊蟲叮咬、螫傷與輕微疼痛。

警語：孕婦避免服用高劑量百里香（料理使用的分量與營養補充劑的標準劑量安全無虞）。

能量：排寒、祛濕。

功效：殺菌、抗真菌、抗病毒、芳香系、驅風、疏通充血、催經、刺激血液循環。

購買：Bulk Herb Store、Mountain Rose Herbs、San Francisco Herb Company、Stony Mountain Botanicals

劑型

標準藥草茶：每天服用三次，每次二至四盎司。

酊劑：乾燥葉子（1：5，50%酒精，10%甘油）。每天服用三次，每次十滴至四毫升（0.8茶匙）。

甘油劑：新鮮葉子（1：8，80%甘油，密封滾煮法）；乾燥葉子（1：6，80%甘油，密封滾煮法）。每天服用三次，每次一至三毫升（0.2-0.6茶匙）。

外用：精油稀釋至一％以下，可當成漱口水，或是沖洗黴菌感染的陰道。

三七 (Tienchi Ginseng)

學名：*Panax notoginseng*

三七可用來控制與停止各種出血。它是雲南白藥的主要成分，雲南白藥是越共士兵獲贈的知名藥方，可為子彈造成的傷口止血。溫和刺激血液循環，或許對心絞痛有益處。

警語：無已知危險。

能量：排寒、收縮。

功效：刺激血液循環，止血。

劑型

標準藥草湯：每天服用三次，每次二至四盎司。

酊劑：乾燥藥草（1：3，60% 酒精）。每天服用三次，每次一至二毫升（0.2-0.4茶匙）。

蒺藜（Tribulus）

學名：*Tribulus terrestris*

蒺藜做為性愛補品與用來恢復身體活力的歷史很長。現代藥草師用蒺藜來鞏固男性生殖系統，促進健康與耐力。蒺藜可支援睪固酮代謝與荷爾蒙功能，尤其是老年男性。蒺藜的果實，則是用來治療尿道感染與導致排尿疼痛的腎結石。

警語：無已知危險。

能量：祛濕、微排寒、微放鬆。

功效：催情、降血壓、增加睪固酮。

購買：Mountain Rose Herbs、Starwest Botanicals、Stony Mountain Botanicals

劑型

酊劑：乾燥種子（1：5，60% 酒精）。每天服用三次，每次一至二毫升（0.2-0.4茶匙）。

膠囊：每天搭配食物服用一至二次，每次五百至一千毫克。

三果實（Triphala）

學名：*Emblica officinalis, Terminalia bellirica, and Terminalia chebula*

三果實（也稱為三果寶、三聖果）不是一種藥草，而是混在一起的三種果實，是阿育吠陀療法的一味溫和通便劑、腸道補品和清血藥。第一種果實叫做訶子（haritaki，*Terminalia chebula*），具有平衡能量，含有五味（苦、酸、澀、鹹、甜）。有溫和的通便效果，亦可調理腸道黏膜，潤滑組織，放鬆肌肉痙攣。

第二種果實叫做毗黎勒（bibhitaki，*Terminalia bellirica*），這種辛辣系、排寒的藥草有抗痙攣的效果。可祛痰、疏通充血，用來治療氣喘、支氣管問題與過敏。

第三種果實是油甘（amalaki，*Emblica officinalis*，也稱為餘甘子），又叫印度鵝莓（Indian gooseberry），具有平衡能量，含有五味（酸、澀、甜、辣、苦）。含少量蒽醌，但亦有收斂作用，所以既能通便也調理腸道活動，也就是便祕與腹瀉均可治療。有解熱效果，亦可治療潰瘍、腸道發炎、燒灼感、皮疹與皮膚感染。

三果實在各種藥方裡的名字不盡相同，例如毗黎勒訶子果（belleric myrobalan fruit）、訶子果（chebulic myrobalan fruit）、印度鵝莓，或是哈拉達果（harada fruit）、阿姆拉果（amla fruit）、比哈達果（behada fruit）等。叫什麼名字都無所謂，三果實可能是目前調理胃腸功能最理想的藥方。除了調理結腸功能，三果實還能改善肝功能、幫助肝臟抵禦環境毒素、促進消化。有抗氧化和消炎功效，所以能夠減緩老化，預防退化性疾病。促進血液循環、降血壓、保健心臟。幫助呼吸道排出黏液，對抗感染。阿育吠陀療法將三果實用於便祕、消化不良、脹氣、食欲不振、消化性頭痛、鼻竇阻塞、關節疼痛與一般的中毒。

警語：無。

能量：微解熱、微祛濕。

功效：消炎、抗氧化、溫和通便、疏通充血、祛痰、保肝。

購買：Mountain Rose Herbs、Starwest Botanicals

劑型

膠囊或藥草粉：每天服用一至二次，每次一千至二千毫克。

掌葉大黃（Turkey Rhubarb）

學名：*Rheum palmatum*

苦味系藥草，刺激性通便劑裡常見的成分，服用低劑量亦有保健消化系統的功效。

警語：有些人服用掌葉大黃會腹痛。薑與鎮定神經的藥草可改善前述腹痛。

能量：祛濕、解熱。

功效：制酸、通便（刺激性）。

購買：Frontier Herbs、Mountain Rose Herbs、Starwest Botanicals、Stony Mountain Botanicals

劑型

酊劑：乾燥葉子（1：5，60% 酒精）。每天服用一至二次，每次一至三毫升（0.2-0.6 茶匙）。

膠囊：每天隨餐服用一至二次，每次五百至一千毫克。

薑黃（Turmeric）

學名：*Curcuma longa, syn. C. domestica*

薑黃可促進消化和同化作用（assimilation）。是非常好的肝臟與膽囊藥草，

對肝功能有幫助，亦可溶解和預防膽結石。減輕發炎與緩解慢性疼痛的效果非常好，因此對於治療關節炎和好幾種慢性發炎病症相當有效。是少數幾種能夠穿過血腦障壁的消炎藥之一，另有研究顯示薑黃對於炎症引發的憂鬱症也有療效。

警語：體質燥熱的人若過度服用薑黃，可能會造成神經性焦躁。

能量：排寒、微祛濕。

功效：消炎、抗突變、抗氧化、利膽、保肝。

購買：Bulk Herb Store、Mountain Rose Herbs、San Francisco Herb Company、Stony Mountain Botanicals

劑型

標準藥草湯：每天服用三次，每次二至四盎司。（可用水煎煮，但更適合的溶劑是椰奶。）

酊劑：新鮮根部（榨汁後煎煮至體積減少50%，再加入25%的酒精保存）。每天服用三次，每次一至五毫升（0.2-1茶匙）。

藥草粉或膠囊：每天服用三次，每次一千至三千毫克。

松蘿鳳梨（Usnea）

學名：*Usnea* spp.

松蘿鳳梨是地衣，也就是一種藻類與真菌的共生植物。松蘿鳳梨在中國、希臘和埃及的藥用歷史長達數千年，用於治療各種檢康問題。具有殺菌與抗真菌功效，或許有助於治療腸胃感染、喉嚨痛、尿道感染。可有效殺死口腔細菌，維持口腔衛生。

警語：無已知危險。

能量：解熱、祛濕。

功效：殺菌、抗真菌。

購買：Mountain Rose Herbs、Starwest Botanicals、Stony Mountain Botanicals

劑型

酊劑：乾燥葉子（1：5，50%酒精，高溫酒精萃取）。每天服用三次，每次一至五毫升（0.2-1茶匙）。

熊果（Uva Ursi）

學名：*Arctostaphylos uva-ursi*

效果可靠的利尿劑，消毒殺菌、對抗感染的效果很強，治療腎臟與膀胱感染、女性器官不適和其他泌尿生殖問題的效果很好。

警語：水分不足、身體虛弱或體質乾燥的人禁用。因為收斂效果強，不建議長期使用。長期使用可能會造成胃部不適與便祕。孕婦不建議使用。

能量：排寒、祛濕、收縮。

功效：殺菌、利尿。

購買：Frontier Herbs、Mountain Rose Herbs、San Francisco Herb Company、Starwest Botanicals、Stony Mountain Botanicals

劑型

標準藥草茶：每天服用三次，每次四至八盎司。

酊劑：乾燥葉子（1：5，50%酒精）。每天服用一至四次，每次十滴至三毫升（0.6茶匙）。

甘油劑：乾燥葉子（1：6）。每天服用一至四次，每次一至六毫升（0.2-1茶匙）。

膠囊：每天服用三次，每次一千至二千毫克。

纈草（Valerian）

學名：*Valeriana officinalis*

纈草是一種廣泛使用的強效神經鎮定藥草，對中樞神經系統有很強的鎮靜作用。可治療各式各樣的神經系統疾病、失眠與輕微疼痛。纈草似乎能對交感神經過度亢奮的人（瞳孔放大）最為有效。副交感神經過度敏感的人（瞳孔縮小），也比較容易受到纈草的刺激。

警語：有「熱」症的人不建議使用，例如高度緊繃、緊張、容易受刺激的人。（他們比較適合服用美黃芩和西番蓮。）雖然沒有上癮之虞，但不建議高劑量長期服用。通常不會造成影響駕駛的睏倦。有些人對纈草產生「逆向」反應，也就是感受到刺激，而不是鎮靜效果。這似乎與甲狀腺功能低下和劑量有關。有些人服用纈草之後會有宛如飄浮在空中的「輕飄飄」的感覺，他們可能會在夜裡出現幻覺。

能量：放鬆、為排寒。

功效：鎮痛（止痛）、抗痙攣、鎮定神經、鎮靜、催眠（安眠）。

購買：Frontier Herbs、Mountain Rose Herbs、San Francisco Herb Company、Starwest Botanicals、Stony Mountain Botanicals

劑型

標準藥草茶：睡前三十分鐘服用四至八盎司。

酊劑：新鮮根部（1：2，95% 酒精）；乾燥根部（1：5，60% 酒精）。每次

服用十滴至三毫升（0.6茶匙）。治療失眠，睡前三十分鐘服用。紓解輕微疼痛或壓力，每天最多服用四次。

膠囊：每次服用五百至一千毫克。治療失眠，睡前三十分鐘服用。紓解輕微疼痛或壓力，每天最多服用四次。

捕蠅草（Venus Fly Trap）

學名：*Dionaea muscipula*

捕蠅草使用於惡性疾病，例如晚期腫瘤（乳癌、膀胱癌、攝護腺癌、骨肉瘤）與固態瘤。亦用於何杰金氏淋巴瘤與非何杰金氏淋巴瘤，以及其他相關病症的治療。研究顯示捕蠅草刺激免疫系統的效果很強，但是相關研究數量並不多。

警語：孕婦禁用。

能量：解熱。

功效：鎮痛（止痛）、抗突變、抗病毒、細胞毒性、刺激免疫。

劑型

酊劑：新鮮藥草（1：2，95%酒精）。每天服用三次，每次一至四毫升（0.2-0.8茶匙）。

香菫菜（Violet）

學名：*Viola odorata* 與親緣物種

香菫菜是解熱、舒緩淋巴與呼吸系統阻塞的良方。

警語：無已知危險。

能量：解熱、潤燥。

功效：舒緩（黏膠系）、暢通淋巴。

購買：Mountain Rose Herbs、Stony Mountain Botanicals

劑型

標準藥草茶：每天服用三次，每次四至八盎司。

酊劑：新鮮葉子（1：2，95% 酒精）；乾燥葉子（1：5，60% 酒精）。每天服用三次，每次一至五毫升（0.2-1 茶匙）。

白橡木（White Oak）

學名：*Quercus alba* 與親緣物種

白橡木樹皮收斂效果強大，內服可治療痔瘡與靜脈曲張。痔瘡患者可將白橡木樹皮煎煮成藥草湯灌入直腸，做為止血的灌洗劑，或是熱敷在腫脹患部、靜脈曲張和其他傷口上。可製成漱口藥水緩解喉嚨痛，用來漱口亦可為牙齦止血。白橡木樹皮粉搭配黑胡桃粉做成牙粉刷牙，可治療牙齦出血與牙齒鬆動。

警語：內服可能引發便祕。可能會阻礙消化（餐間服用）。含有大量單寧，而長期、持續服用單寧可能與口腔癌和胃癌有關。僅可短期內服。外用無已知危險。

能量：袪濕、收縮。

功效：止瀉、殺菌、解毒、收斂、止血。

購買：Mountain Rose Herbs、Starwest Botanicals、Stony Mountain Botanicals

劑型

樹皮粉：白橡木樹皮粉可當成鼻吸劑治療鼻息肉，或是撒在濕疹上使患部保持乾燥。

標準藥草湯：每天服用三次，每次二至四盎司。

酊劑：乾燥樹皮（1：5，30%酒精，10%甘油）。每天服用三次，每次一至四毫升（0.2-0.8茶匙）。

甘油劑：乾燥樹皮（1：5）。每天服用三次，每次一至四毫升（0.2-0.8茶匙）。

外用：酊劑可塗抹蚊蟲叮咬與螫傷。藥草湯可用來濕敷或浸泡。

香睡蓮（White Pond Lily）

學名：*Nymphaea odorata*

香睡蓮和白睡蓮（*Nymphaea alba*）是解熱、收縮的藥草，用於減輕焦躁不安、發炎、組織不適。對性欲亦有鎮靜作用。

警語：無已知危險。

能量：解熱、收縮。

功效：抑制性欲、消炎、收斂、保養子宮。

劑型

酊劑：新鮮根部（1：2，95%酒精）。每天服用三次，每次一至二毫升（0.2-0.4茶匙）。

標準藥草湯：每天服用三次，每次二至四盎司。

外用：藥草湯可做為陰道灌洗劑。

野生黑櫻桃（Wild Cherry）

學名：*Prunus serotina*

野生黑櫻桃是芳香系、具收斂效果的藥草，用於治療咳嗽歷史悠久。（你是否曾好奇為什麼有這麼多櫻桃口味的止咳藥？）這味解熱藥草可祛痰、鎮靜黏膜、使黏膜保持乾燥，因此適用於各種呼吸系統與消化系統問題。可能也對調節過敏的組織胺反應有幫助。傳統中醫的適應症包括伴隨心悸、心神不寧、暴躁、失眠、脈搏快速、舌苔泛黃但舌尖發紅的心火亢盛。

警語：野生黑櫻桃帶有輕微毒性，不宜高劑量服用，也不宜長期服用。含有氫氰酸，若服用高劑量可能會導致痙攣與呼吸困難。沒有證據顯示藥用劑量會造成傷害。孕婦不建議使用。

能量：解熱、祛濕。

功效：收斂、祛痰。

適應症：費佛認為野生黑櫻桃可治療不規律或間歇性的心跳。伴隨咳嗽、支氣管不適的胃部問題。食慾不振。肌肉缺乏張力。

購買：Bulk Herb Store、Frontier Herbs、Mountain Rose Herbs、Starwest Botanicals、Stony Mountain Botanicals

劑型

許多作者堅信乾燥樹皮製作的酊劑最安全、藥效最好。做過多次實驗後，我們認為新鮮樹皮酊劑效果更勝一籌。

強效冷泡藥草茶：每天服用三至五次，每次一至五盎司。

酊劑：新鮮樹皮（1：3，40% 酒精）。每天服用一至四次，每次十至四十滴。

藥酒：乾燥樹皮（1：5 浸泡雪莉酒）。每天服用三至五次，每次一至二盎司。

甘油劑：新鮮或乾燥樹皮（1：8，60% 甘油，低溫浸漬三週，切勿加熱）。

每天服用三至五次，每次一至二茶匙。

糖漿：製作強效冷泡藥草茶，加50%蜂蜜混合。

北美靛藍（Wild Indigo；Baptista）

學名：*Baptisia tinctoria*

北美靛藍對於引發毒性和血液中毒的嚴重感染來說，是一味非常珍貴的藥草，特別適合處理伴隨汙血與類似腐肉氣味的病症。許多細菌感染用北美靛藍治療的效果都很好，尤其是搭配狹葉紫錐菊和美洲商陸一起使用。

警語：北美靛藍應謹慎使用。可能含有毒性，高劑量北美靛藍是強效瀉藥與催吐劑。

能量：解熱、祛濕。

功效：苦味系、清腸、催吐、暢通淋巴。

適應症：菲爾特認為，北美靛藍可治療顏色暗沉、死灰色、青紫色的腫脹組織；容易潰爛、脫皮；臉部腫脹發青，血液循環衰弱無力，分泌物惡臭。

購買：Mountain Rose Herbs、Starwest Botanicals

劑型

酊劑：新鮮藥草（1：2，95%酒精）；乾燥藥草（1：5，60%酒精）。每天服用三次，每次十滴至一毫升（0.2茶匙）。

野生山藥（Wild Yam）

學名：*Dioscorea villosa*

不同於大眾迷思，野生山藥並非黃體素來源，也不是可靠的節育藥草。它

含有用來合成製造黃體素等荷爾蒙的化合物，但這些化合物不會在體內轉化成黃體素，也不具有類似黃體素的作用。

不過，野生山藥是效果很好的抗痙攣與消炎藥草，一直用於舒緩經痛與卵巢疼痛，也能幫助腸躁與腸道痙攣。亦適用於關節炎與神經痛等症狀。

警語：服用過量會導致噁心、嘔吐、腹瀉。

能量：解熱、微潤燥、放鬆。

功效：鎮痛（止痛）、消炎、抗痙攣。

適應症：菲爾特認為，野生山藥可治療痙攣性腹部絞痛、噁心、皮膚與結膜發黃。以肚臍為中心的絞痛、劇痛。

購買：Bulk Herb Store、Frontier Herbs、Mountain Rose Herbs、Starwest Botanicals、Stony Mountain Botanicals

劑量

標準藥草湯：滾煮至藥草湯出現肥皂泡沫般的泡泡，顏色變紅，散發耶誕節的氣味。每天服用三次，每次三至六盎司。

酊劑：新鮮根部（1：2，95% 酒精）；乾燥根部（1：5，60% 酒精）。每天服用三次，每次十滴至三毫升（0.6 茶匙）。

柳樹（Willow）

學名：*Salix alba, Salix lucida* 與親緣物種

長久以來，柳樹皮被用來緩解疼痛、發燒與發炎。柳樹皮的活性成分水楊苷是最初用來合成阿斯匹靈的原料。白柳的藥效發揮得比合成藥物慢了許多，但是比較不會導致胃不舒服。服用後約八小時開始見效。搭配其他鎮痛藥草使用效果最佳。

警語：有潰瘍或消化系統衰弱的人不建議使用。孕婦亦不建議使用。

能量：解熱、微祛濕。

功效：鎮痛（止痛）、消炎、殺菌、退燒。

購買：Bulk Herb Store、Frontier Herbs、Mountain Rose Herbs、San Francisco Herb Company、Starwest Botanicals、Stony Mountain Botanicals

劑型

標準藥草湯：每天服用三次，每次四至八盎司。

膠囊：每天最多服用三次，每次五百至二千毫克。

甘油劑：乾燥樹皮（1：5）。每天最多服用三次，每次十至三十毫升（1-3 茶匙）。

冬青（Wintergreen）

學名：*Gaultheria procumbens*

冬青含有天然阿斯匹靈水楊酸（salicylic acid），可幫助減輕發炎與疼痛。過去經常製成藥草茶內服，但現在已很少見。不過，冬青藥油是常見的外用鎮痛劑。

警語：有些人使用冬青精油可能會觸發皮膚炎。精油絕對不可內服。對阿斯匹靈敏感的人應避免服用冬青。

能量：解熱。

功效：鎮痛（止痛）、麻醉、消炎。

購買：Starwest Botanicals

劑型

外用：冬青精油稀釋至十％，視需要用來緩解肌肉疼痛。

北美金縷梅（Witch Hazel）

學名：*Hamamelis virginiana*

北美金縷梅以外用為主，可收斂止血。亦可做為治療痔瘡與肛裂的栓劑。

警語：無已知危險。

能量：祛濕、收縮。

功效：消炎、收斂、止血、外敷治傷。

購買：Mountain Rose Herbs、Stony Mountain Botanicals

劑型

外用：藥草湯或酊劑濕敷或熱敷於患部，亦可製成乳液使用。

酊劑：乾燥樹皮（1：5，40% 酒精）。僅供外用。

藥水蘇（Wood Betony）

學名：*Betonica officinalis, syn. Stachys officinalis*

藥水蘇有鎮痛、鎮定神經的效果，可放鬆肌肉緊繃。經常用於治療頭痛的藥方，可舒緩中背部疼痛與緊張、臉部疼痛、肌肉緊繃。對腦袋過度活躍、壓力大的人有幫助，亦有助於放鬆思緒和情緒。

警語：無已知危險。

能量：解熱、放鬆。

功效：鎮痛（止痛）、鎮定神經、鎮靜。

購買：Mountain Rose Herbs、Starwest Botanicals

劑型
標準藥草茶：每天服用三次，每次四至八盎司。

酊劑：乾燥藥草（1：5，50%酒精）。每天服用三次，每次十滴至三毫升（0.6茶匙）。

苦艾（Wormwood）

學名：*Artemisia absinthium*

藥如其名，苦艾有很強的除寄生蟲效果，可驅除條蟲和其他體內蟯蟲與寄生蟲。亦可刺激消化、促進食欲。

警語：效果強烈，可能有毒，孕婦、哺乳中的母親、身體虛弱的人不宜使用。僅供短期服用，最好是搭配其他藥草。一次連續服用時間不應超過四到五週。

能量：解熱、祛濕。

功效：抗寄生蟲、苦味系、健胃、驅蟯蟲。

購買：Bulk Herb Store、Frontier Herbs、Mountain Rose Herbs、San Francisco Herb Company、Starwest Botanicals、Stony Mountain Botanicals

劑型
標準藥草茶：每天服用三次，每次二至四盎司。

酊劑：乾燥藥草（1：5，70%酒精）。視需要服用，每次五滴至二毫升（0.4茶匙）。

西洋蓍草（Yarrow）

學名：*Achillea millefolium*

西洋蓍草有止血功效，因此成為古代軍人治傷的首選藥物。傳統作法是將西洋蓍草葉敷在傷口上止血。不過，適當的包紮與加壓的止血效果更加可靠，因此現在很少使用西洋蓍草止血。話雖如此，西洋蓍草內服可防止內出血。西洋蓍草的花朵也是強效的發汗劑，發高燒時可用來退燒，還能幫助身體對抗感染。一杯溫熱的西洋蓍草茶，是發汗與退燒的最佳草藥。可加一點胡椒薄荷來調味。天氣乾燥時，花朵裡的揮發油含量最高，因此在乾燥天氣持續三週後採收新鮮花朵製成酊劑或密封滾煮的甘油劑，會是藥效很強的草藥。

警語：使用西洋蓍草很安全，但僅限藥用，且不應經常服用。

能量：解熱、袪濕、收縮。

功效：消炎、抗病毒、促進排汗、退燒、止血、外敷治傷。

適應症：羅拉·湯瑪斯認為，西洋蓍草可治療泌尿器官症狀、小便灼熱頻尿、排尿困難。服用藥草茶效果最佳。

購買：Bulk Herb Store、Frontier Herbs、Mountain Rose Herbs、San Francisco Herb Company、Starwest Botanicals、Stony Mountain Botanicals

劑型

新鮮西洋蓍草葉：可搗碎治成敷劑，外敷在傷口與蚊蟲叮咬處。

標準藥草茶：每天服用三次，每次四至八盎司。加入等量的胡椒薄荷味道更佳。

酊劑：新鮮花朵與葉子（1：2，95% 酒精）；乾燥花朵與葉子（1：5，40% 酒精）。每天服用三次，每次五滴至二毫升（0.4 茶匙）。

甘油劑：新鮮花朵（1：6，80% 甘油，密封滾煮法）；每天服用三次，每次〇·二五至一毫升（0.05-0.2 茶匙）。乾燥花朵（1：6）；每天服用三次，每次一至三毫升（0.2-0.6 茶匙）。完整劑量摻入一杯熱水中飲用，可立刻發汗。

外用：藥草茶可用來浸泡或濕敷。酊劑可塗抹在蚊蟲叮咬或螫傷處，也可用來沖洗傷口（會有灼熱感）。

皺葉酸模（Yellow Dock）

學名：*Rumex crispus*

皺葉酸模富含有機鐵化合物，似乎能釋放出儲存於肝臟的鐵。因此它對治療貧血有幫助，尤其是搭配紫花苜蓿、甜菜與其他富含鐵的藥草一起使用。皺葉酸模也有清血功效，可治療皮膚問題（痘痘、瘡等）與一般肝臟問題。可刺激膽汁流動，發揮溫和通便效果，並且減輕消化道的高溫與不適。尤其適用於有地圖舌（厚舌苔與鮮紅色區域交雜於舌面）和腸道發炎並伴有便祕的患者。

警語：無已知危險。

能量：解熱、微祛濕。

功效：改善體質（清血）、溫和通便、利膽、保肝。

適應症：菲爾特認為，皺葉酸模可治療受汙染的血液，伴隨皮膚症狀；腺體與細胞沉澱量低，且容易形成潰瘍。呼吸困難，伴隨上腹腫脹、胸悶。厭食，營養不良。

購買：Bulk Herb Store、Mountain Rose Herbs、San Francisco Herb Company、Starwest Botanicals、Stony Mountain Botanicals

劑型

標準藥草湯：每天服用二次，每次二至四盎司。

酊劑：新鮮根部（1：2，95% 酒精）；乾燥根部（1：5，60% 酒精）。每天服用三次，每次十滴至二毫升（0.4茶匙）。

藥草粉或膠囊：每天服用三次，每次一百毫克。糞便愈軟，劑量愈低。

塔銀蓮（Yerba Mansa）

學名：*Anemopsis californica*

塔銀蓮有很強的消炎與殺菌效果。對於口腔、喉嚨、鼻竇與胃部感染很有幫助。可外用治療皮膚上的瘡與膿瘍。

能量：排寒、祛濕。

功效：殺菌、消炎、抗真菌。

購買：Starwest Botanicals

劑型

酊劑：新製乾燥藥草（1：4，75% 酒精）；新鮮根部（1：2，95% 酒精，10% 甘油）。每天服用三次，每次十滴至二毫升（0.4茶匙）。

北美聖草（Yerba Santa）

學名：*Eriodictyon californicum*

北美聖草是具有排寒和刺激性的祛痰藥草，可清除胸口淤積的痰，暢通氣管。對大部分的呼吸道問題均能發揮療效，但是對氣喘、大量的痰與症狀不明顯的呼吸道症狀效果尤其顯著。亦可利尿、為尿道殺菌。外用可治療

蚊蟲咬傷與螫傷、毒櫟和毒藤造成的不適、瘀傷、扭傷、切傷等。

警語：無已知危險。

能量：排寒、祛濕。

功效：疏通充血、祛痰。

適應症：羅拉‧湯瑪斯認為，北美聖草可治療伴隨痰多、易咳痰的咳嗽。

購買：Mountain Rose Herbs、Starwest Botanicals

劑型

標準藥草茶：每天服用三次，每次二至四盎司。

酊劑：新鮮葉子（1：2，95% 酒精）；乾燥葉子（1：5，60% 酒精）。每天服用二至四次，每次一至二毫升（0.2-0.4 茶匙）。

膠囊：每天最多服用四次，每次五百至一千毫克。

育亨賓（Yohimbe）

學名：*Pausinystalia johimbe*

育亨賓[10]可擴張血管，包括生殖器官的血管，因此能幫助男性成功勃起。不過，它也可能造成血壓與心跳上升、焦躁不安，甚至是狂躁。簡言之，育亨賓會引發不良副作用，我們認為它的優點沒有好到值得我們承受副作用，因此不建議大家使用育亨賓。

警語：避免長期使用，可能會造成尿道不適。身體虛弱或發炎時禁用。

能量：排寒。

功效：血管舒張。

---

10. 育亨賓在臺灣被列為禁藥。——編註

絲蘭（Yucca）

學名：*Yucca glauca*

絲蘭葉是清血劑，亦有消炎與潔淨功效，可抗氧化、消炎、抗真菌。能對關節炎、神經痛和其他發炎症狀發揮良好的鎮痛與消炎效果。

警語：服用過度會導致腹瀉、噁心、胃部不適、嘔吐。孕婦必須在專業人士的協助下才能使用。

能量：解熱、潤燥。

功效：改善體質（清血）、消炎、殺菌。

購買：Frontier Herbs、Mountain Rose Herbs、San Francisco Herb Company、Starwest Botanicals、Stony Mountain Botanicals

劑型

標準藥草湯：每天服用三次，每次二至四盎司。

酊劑：新鮮根部（1：2，95% 酒精）；乾燥根部（1：5，60% 酒精）。每天服用三次，每次一至三毫升（0.2-0.6 茶匙）。

甘油劑：乾燥根部（1：5）。每天服用三次，每次二‧五至五毫升（0.5-1 茶匙）。

膠囊：每天服用三次，每次五百至一千毫克。

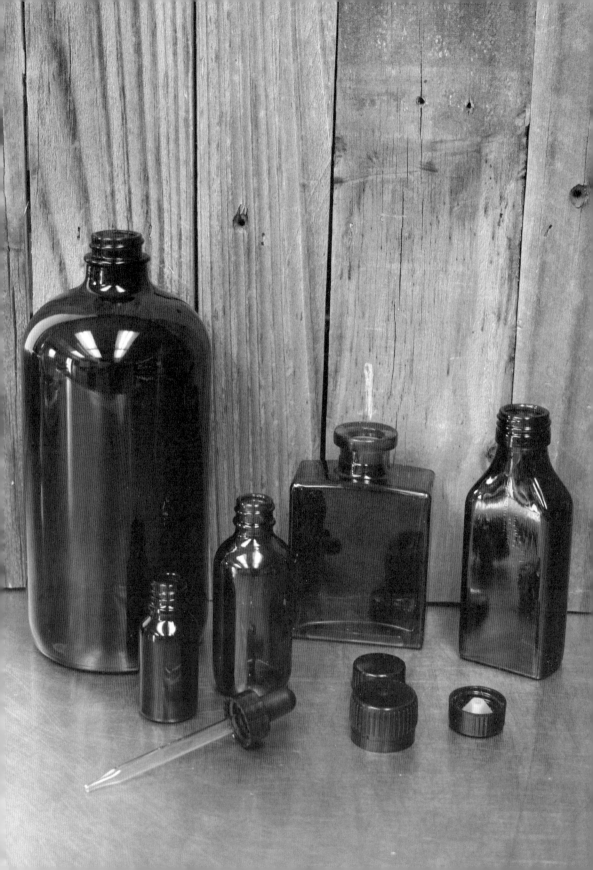

Appendix One

藥草水療

結合藥草和水來治療

水療（hydrotherapy）指的是以水治療，也就是利用水來進行治療。使用冰塊、冷水、熱水與蒸氣都屬於水療，可緩解疼痛、改善血液循環、減輕發炎、排毒、促進療癒。水療的方式，包括灌腸與灌洗、沐浴、泡腳、蒸氣等。

藥草水療結合了藥草與上述的水療方式。

藥草和水的搭配可謂所向披靡，能治療多種病症。附錄一將介紹幾種藥草水療的作法。

灌腸

灌腸是療癒結腸的重要輔助療法，可為腸道補水、淨化身體。在灌腸的水裡添加藥草，可提升灌腸的效果。

藥草灌腸的效果包括：

- 清除卡在大腸裡的宿便，淨化結腸
- 舒緩結腸不適與發炎
- 幫助結腸組織癒合
- 緩解腸道痙攣、嚴重的脹氣與腹脹
- 退燒（孩童發燒的情況大多可藉由灌洗結腸退燒）

- 緩解呼吸道與淋巴阻塞
- 恢復健康的腸道菌群（以益生菌或健康糞便物質灌洗結腸）
- 驅除腸道寄生蟲

藥草灌腸溶液

藥草灌腸是阿育吠陀療法與傳統中醫裡常見的作法，常使用富含營養的藥草，或是有強烈殺菌與消炎功效的藥草。

製作藥草灌腸溶液的方式有兩種：一種是每一夸脫的水裡（約946毫升）加入兩杯濃濃的藥草茶或藥草湯，另一種是每一夸脫的水裡加入〇·五至兩茶匙的酊劑或甘油劑。溫水和冷水都可以，視情況而定。

適合灌腸的藥草包括貓薄荷（發燒）、風鈴木（真菌感染）、北美山梗菜或狹葉薰衣草（痙攣）、蘆薈（發炎與組織療癒）、奧勒岡葡萄（感染）、大茴香（脹氣與腹脹）。第十二章有幾個藥方用來灌腸效果非常好，包括：〈萬用藥方〉、〈兒童萬用藥方〉與〈急用藥方〉。感冒、發燒與充血阻塞，都可用這幾個藥方灌腸。〈急用藥方〉對於清除黏稠糞便特別有效，因為這個藥方可稀釋黏液。

若要治療感染，灌腸溶液裡可加入生大蒜。每一夸脫水加一瓣生大蒜，用果汁機充分攪拌，過濾之後，將少量溶液注入直腸。這個方法用於呼吸道感染和發燒非常有效。

如何灌腸

灌腸之前一定要先確認溶液是溫的，不會太燙或太冷。可先在手腕上滴幾滴（像測試配方奶的溫度一樣），感覺不冷不熱、微溫或有點涼就對了。視需要加入冷水或熱水調整溫度，再把灌腸溶液倒入灌腸袋或灌腸桶裡。鬆開管子上的止水夾，讓溶液流過管子、擠出空氣，然後再次扣上止

水夾。

在灌腸管末端與直腸附近塗抹凡士林（Vaseline®）、草藥膏或其他潤滑劑。左躺側臥，將管子慢慢插入直腸。鬆開止水夾，讓溶液流入結腸。

灌腸過程中只要感到疼痛或不舒服，請立刻截斷溶液。等個一兩分鐘，也可以輕輕按摩疼痛和不舒服的地方。如果不舒服的感覺沒有消失，就坐到馬桶上排出液體和腸道廢物。然後再次灌腸。

維持左躺側臥，等到溶液能夠自動流入結腸後，可以改成仰臥的姿勢繼續灌腸。結束時，請改成右躺側臥。

所謂的「高位灌腸」（high enema）就是由上往下完整清洗結腸，你可能需要將灌腸袋或灌腸桶重新補滿數次。頭幾次嘗試高位灌腸時，很可能以失敗收場。你或許會碰到痙攣或其他無法排除的障礙。別擔心，盡力而為即可，能灌多深就灌多深。

不要氣餒。我當初每週灌腸一次，嘗試了好幾個月才讓溶液流過結腸中段、繼續深入，原因是橫結腸肌肉痙攣。後來我用北美山梗菜和狹葉薰衣草精油（前面介紹過）來放鬆肌肉，才終於完整地清洗結腸。

孩童灌腸

幫孩童或嬰兒灌腸時，請使用針筒。雖然有專門用來灌腸的針筒，但其實用普通的吸球（bulb syringe）也能灌腸。準備好灌腸溶液之後，一樣先確認溫度。

在地上鋪一條毛巾，讓孩子平躺或左躺側臥在毛巾上。如果是嬰兒，請在毛巾上放一片尿布。告訴孩子灌腸雖然會有點不舒服，但是能幫他們恢復健康。態度要溫柔、有耐心。如果你曾帶孩子去看過醫師，打針或抽血都比灌腸更不舒服，而你有辦法讓他們做到乖乖不動，灌腸也一樣。你可以告訴孩子，跟打針比起來，灌腸一點也不痛。

在肛門與針筒末端塗抹潤滑劑。將針筒插入灌腸溶液，把溶液吸進針筒裡。接著針筒上下顛倒，擠出殘餘空氣。再次吸取溶液，把針筒裝滿。輕輕地把針筒末端插進肛門，然後輕輕擠壓。如果感受到強烈的阻力，或是孩子表現出痛苦的模樣，請停止擠壓、抽出針筒。抽出時，要注意別放開針筒產生「吸」力。

如果沒有東西排出來，請重複上述步驟。或許得灌入溶液幾次才會排出，就算沒有也別擔心，要有耐心。每隔五分鐘灌入少量溶液，這樣並不會對腸道造成傷害。其實幼童發燒或生病時，很容易因為飲水不足而脫水，所以你剛才灌入腸道的水分可能會被身體吸收。

年紀稍大的孩子，可以叫他們在「有感覺」的時候去坐馬桶。如果沒有感覺，就重複上述步驟。等個一兩分鐘再灌入少量溶液。

如果是幫嬰兒灌腸，先灌入滿滿一針筒的溶液，然後幫寶寶包一塊尿布，尿布外再用一條毛巾包起來。（灌腸會使糞便「流淌」，包著毛巾以免流到你身上。）抱著寶寶等待幾分鐘，如果十到二十分鐘後沒有排便，請重複上述步驟。

寶寶排出的大便應該很軟。如果只排出少許硬便，你可能得重複灌腸幾次，直到排出軟便為止。重點是刺激腸道蠕動。

直腸灌注

直腸灌注與灌腸類似，但目的並非清洗結腸。將少量藥草溶液注入直腸後，靜待直腸吸收溶液，而不是將溶液排出。

直腸灌注的效果包括：

- 縮小痔瘡或肛門廔管（以收斂系藥草製作溶液）
- 若孩童或老人無法吞嚥需要服用的藥草，可直腸灌注藥草溶液
- 嚴重缺水但無法或不願喝飲料的成年人或孩童（用富含礦物質的藥

草補充電解質，例如紫花苜蓿、燕麥稈）

灌洗

　　灌洗可幫助治療陰道感染、陰道不適與過度出血。若要灌洗陰道，你需要一個有陰道灌洗頭的灌洗袋。灌洗溶液的製作方式與灌腸溶液相同。讓溶液在陰道內停留五至十五分鐘，用幾個枕頭把屁股墊高，最後再讓溶液排出。

　　不同的藥草有不同的用途，以下是我們的建議。治療陰道黴菌感染，可使用金盞花的花朵、風鈴木樹皮或伏牛花根。也可使用茶樹精油，但必須謹慎使用（有些女性為茶樹精油高度敏感），請參考前面用精油製作灌腸溶液的說明。每夸脫僅需一滴。

　　治療細菌性陰道炎，以十％的優碘與九十％的蒸餾水混合成灌洗溶液。治療大量出血，可使用伏牛花根皮、金盞花、西洋蓍草、白橡木樹皮等止血藥草。

　　我們不建議經常灌洗陰道，因為這可能會導致陰道益菌失衡。

沐浴和浸泡

　　沐浴和浸泡可提升與刺激血液循環，或是放鬆和舒緩痠痛的肌肉。可緩解皮膚搔癢、皮疹，亦有助於感冒和發燒的痊癒。

　　沐浴前把藥草裝進三至四個茶包袋裡，將茶包袋懸掛在水龍頭下方。也可以把藥草放在泡茶器裡，把泡茶器放在沐浴的水中。大紗布袋或棉襪可以裝較多藥草。另一種作法是煎煮濃濃的藥草湯，濾掉藥草渣之後，把藥草湯倒進水裡。

滴入精油也行，與幾滴沐浴乳混合之後，讓精油在沐浴的水中散開。注意：沒有充分稀釋的精油可能會灼傷皮膚。

坐浴對痔瘡以及攝護腺、陰道、子宮問題均有幫助。分娩之前，亦可坐浴放鬆骨盆底肌。依照前面介紹的方法，在一口大盆裡裝滿溶液，然後坐進去就可以了。

泡腳可促進腿部血液循環，減少腳踝或腳部腫脹，幫助傷口癒合。在洗臉盆裡裝滿熱水、加入藥草，把腳泡進熱水裡即可。

適合沐浴和浸泡的藥草

以下是幾種適合用於沐浴與浸泡的藥草：

皮膚搔癢（蕁麻疹、水痘等）：皺葉酸模、牛蒡、奧勒岡葡萄、伏牛花、康復力、繁縷、狹葉薰衣草、醋（僅限熱水沐浴）、黏土

腫脹與發炎：康復力、大車前草、白橡木樹皮、金盞花、北美金縷梅、洋甘菊

清潔毛孔：薑、洋甘菊、醋（僅限熱水沐浴）

放鬆神經：卡瓦胡椒（真心推薦，請試試用卡瓦胡椒泡澡）、狹葉薰衣草、洋甘菊、玫瑰、貓薄荷、浴鹽

汗蒸浴

世界各地的溫帶地區居民，都會使用流汗來預防和治療疾病。北歐人打造了三溫暖，北美原住民搭建發汗小屋（sweat lodge）。藥草醫學先驅山繆爾・湯姆森則是把病患用毯子包起來，讓他們坐在椅子上，腳邊放著

一桶滾燙的石頭，然後往桶裡倒水，冒出的蒸氣會從毯子下方送到病患身上，讓病患開始發汗。

汗蒸浴的效果包括：

- 退燒
- 加速感冒、流感或其他急性感染的痊癒
- 血液與淋巴的全面排毒
- 刺激免疫系統

心臟無力、高血壓、身體虛弱、臉色蒼白的人不可使用汗蒸療法。年幼的兒童與年紀很大的老人也不適合。

以溫和的方式讓身體過度發熱會造成輕微的發燒，這是對抗嚴重疾病的天然療癒方式，而且效果非常好。發燒是免疫系統的天然防禦機制和療癒反應，身體藉由持續發燒來殺死有害病原體、恢復健康。體溫升高會加速代謝，並抑制有害的病毒與細菌複製增生。

以下是汗蒸浴的步驟：

步驟一：喝大量的水，汗蒸浴之前兩個小時請勿進食。

步驟二：製作促進排汗的藥草茶，進入浴缸之前喝一點，沐浴時可頻繁飲用。促進排汗的藥草茶包括：

- 〈萬用藥方〉、〈兒童萬用藥方〉與〈急用藥方〉（見第十二章）
- 西洋蓍草與胡椒薄荷茶（1：1）
- 新鮮薑汁茶

步驟三：浴缸放滿熱水，在可輕鬆忍耐的限度內愈熱愈好。加入浴鹽、黏土（Redmond品牌）、薑或精油。若選擇精油，先與一湯匙天然鹽或半杯浴鹽混合之後再加入水中。這能幫助精油溶解。（芳香療法請見第十章。）

步驟四：在浴缸裡至少泡浴二十分鐘。水溫在你可輕鬆忍耐的限度內愈熱愈好。盡量把全身浸泡在水裡。若開始感到頭暈，坐直身體，在臉上蓋一條冷毛巾。若感到不舒服，請把熱水放掉。

步驟五：用沐浴刷輕輕按摩皮膚，幫助血液流到皮膚表面。

步驟六：（可省略）沐浴之後，站起來用冷水快速沖洗身體。這會增強發汗效果。

步驟七：躺在床上，蓋上被子。喝大量的液體。在床上至少躺一小時，睡著也沒關係。起床後再沖個澡，把皮膚洗乾淨、讓毛孔閉起來。

年幼的孩童不能高溫泡浴。讓他們泡溫水，用天然肥皂與沐浴巾輕輕擦洗他們的身體，幫助毛孔張開。可滴入三至四滴狹葉薰衣草精油或茶樹精油（用天然沐浴乳稀釋），或是加入少許布朗博士（Dr. Bronner's）胡椒薄荷、茶樹或藍桉沐浴乳。精油可促進血液循環，幫助血液流向身體末梢。

冷床單療法

冷床單療法的基本步驟與汗蒸浴相同，但是促進排汗的效果更佳。這是強效的排毒方式。

以下是冷床單療法的步驟：

步驟一：汗蒸浴的步驟一至五。

步驟二：在床上鋪一塊塑膠布。

步驟三：用水把一塊床單浸濕（用溫水的效果比較溫和，用冷水的效果比較強烈）。離開汗蒸浴的浴缸後，立刻用濕床單把身體包起來，躺在塑膠布上。將塑膠布包裹在濕床單外面，再蓋上幾張毯子讓身體發熱，促進排汗。

步驟四：大約一小時後，從床上起身，淋浴沖洗皮膚。

排毒浴

汗蒸浴打開汗腺、促進排汗，皮膚排毒浴針對的是皮脂腺。排毒浴對於皮疹類的皮膚病、紅疹、蕁麻疹、膿包、青春痘都很有效。排毒浴有助於排出體內重金屬，尤其是黏土浴。

排毒浴可使用的藥草種類不少，你也可以加入浴鹽和／或黏土。適合排毒浴的藥草包括康復力、大車前草、各種海藻等黏膠系藥草，還有奧勒岡葡萄、北美黃蓮、牛蒡、皺葉酸模、紅花苜蓿等改善體質的藥草。請注意：奧勒岡葡萄、北美黃蓮與皺葉酸模都含有黃色色素，可能會殘留在皮膚上。顏色很快就會消失，別擔心。

藥草排毒浴的作法是先用一個大鍋子煎煮藥草湯，鍋裡要放一至二加侖的水（約3.8-7.5公升）。藥草的比例是每一加侖的水使用四分之一至二分之一杯藥草。小火滾煮至少二十至三十分鐘。將藥草湯倒進泡浴的水裡，然後繼續加水調整到舒適的溫度。

也可以用市售的藥草萃取液，只不過泡浴一次需要二至四盎司的萃取液，價格可能很貴。

另外兩種效果很好的原料，是浴鹽和細黏土。超商和藥局都有賣浴鹽，每次泡浴大約使用兩杯浴鹽即可。用於汗蒸浴效果也很不錯。浴鹽會放鬆毛孔，促進皮膚排泄廢物。

細黏土的排毒效果比浴鹽更好。你可能聽說過或甚至用過黏土面膜，可清出毛孔裡的油脂。同樣地，用黏土泡浴可吸出身體裡的脂溶性與水溶性毒素。我們建議的黏土品牌是雷德蒙（Redmond），他們的黏土產自猶他州，可以成箱購買。但其實任何細黏土都能用來泡浴。

藥草蒸氣浴

富含精油的藥草會把藥性釋放到蒸氣裡，例如羅勒、藍桉、狹葉薰衣草等。在地上放一個電爐，電爐上放鍋子，將藥草與水放入鍋內加熱。在鍋子上方放一把有坐墊的金屬椅，坐在椅子上，用一大塊毯子把自己從脖子到腳全都包起來。要小心別讓毯子靠近電爐，以免著火！你的全身上下只有頭露出來保持涼爽，頭部以下的身體受到充分加熱。

骨盆蒸氣

骨盆蒸氣用來舒緩陰道問題和痔瘡。與陰道灌洗比起來，陰道蒸氣的入侵程度較低。痔瘡蒸氣舒緩疼痛的效果也很好。將一加侖的水煮滾，加入一百公克藥草，浸泡十分鐘。把整鍋水端進廁所。把手臂內側放在鍋子上方，大約與馬桶坐墊一樣高，感受蒸氣溫度。如果太燙，靜置幾分鐘之後再次測試。我們最喜歡的陰道蒸氣藥草是西洋蓍草、牛至、羅勒、金盞花與迷迭香。陰道蒸氣切勿使用精油，以免過度刺激黏膜。痔瘡蒸氣可使用西洋蓍草、金盞花與山金車，都很有效。

冷熱交替療法

熱水有放鬆、張開的效果，冷水則會收縮與減緩血液流動。冷熱交替的水療法可刺激血液循環、淋巴排毒與神經能量。可緩解痙攣疼痛與抽筋、改善血液循環、增加肌肉張力、提振心情。

冷熱交替的其中一種作法，是用熱水與冷水交替淋浴。先用舒服的熱水淋浴三分鐘，接著突然換成冷水淋浴兩分鐘。重複三次，以冷水結束。淋浴後，接受全身按摩或特定部位按摩，也可以用毛巾快速摩擦皮膚。

另一種作法，是用熱水與冷水輪流浸泡某個身體部位，例如腳。這種療法已證實對壞疽和其他身體末梢循環不良的相關疾病有幫助。像冷熱交

替淋浴一樣，輪流浸泡熱水和冷水。若要加強效果，可在熱水裡添加刺激性藥草（如辣椒、大蒜和薑），在冷水裡加入舒緩的藥草（如康復力、大車前草）。

坐浴

冷熱交替坐浴可緩解症狀，幫助各種疾病加速痊癒。這種療法適合無法全身淋浴的病患。對於促進骨盆腔與尿道周邊區域的血液循環尤其有效，通常會建議陰道黴菌感染、痔瘡等疾病患者使用。

步驟一：洗臉盆倒入溫水，水量是足以浸泡臀部的程度。也可以用浴缸坐浴，水面在你坐下時要比肚臍高出半英寸（約1.2公分）。

步驟二：浸泡二十至三十分鐘，上半身用毛巾包起來，額頭上放一塊冷冷的濕毛巾。

步驟三：用冷水快速沖洗一遍，或是用冷水潑身體，然後再擦乾身體。這樣能夠刺激血液循環。

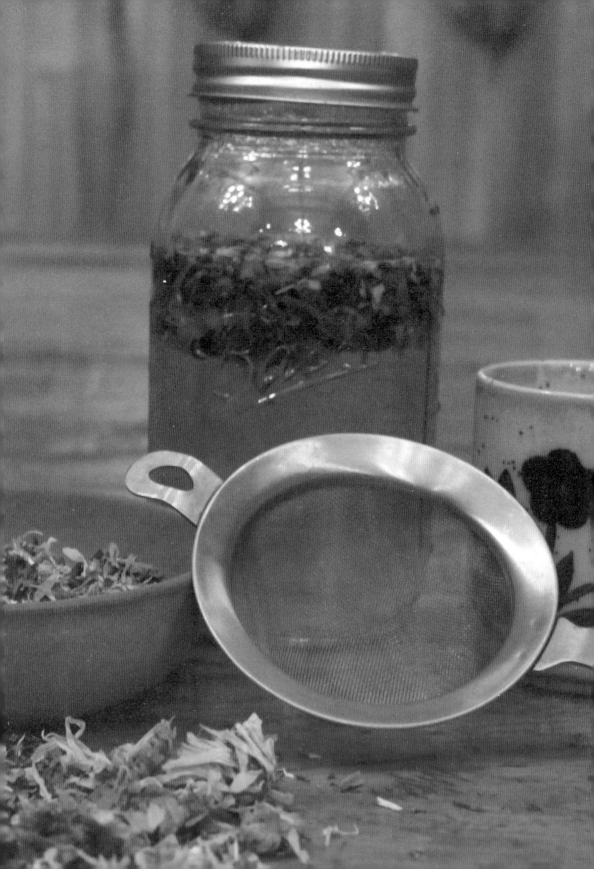

Appendix Two

推薦商家

藥草植物與種子、散裝藥草、瓶罐、甘油與其他材料的來源

　　你用來製作草藥的植物品質非常重要。自己種植或採收藥草,都能帶來很多成就感。若是條件允許,我們鼓勵讀者自己種植藥用植物。藥草植物與種子的商家請見後方列表。

　　你也可以學習如何在你居住的地區以環境永續的方式採收藥用植物。若要認識與辨識在地藥草植物,可報名田野植物課程或是在地藥草師提供的認識植物行程,了解你家附近的植物。你可以造訪http://findanherbalist.com網站,尋找提供認識植物行程的藥草師。

　　如果你自己種植的藥草無法採收,可向符合道德準則的商家購買。了解你購買的藥草是由誰採收的。他們是否以崇敬與尊重大自然的方式採收藥草?他們是否以道德和永續的方式採收藥草?藥草的辨識是否正確,而且不含汙染物質?

　　附錄二也收錄了種植和採收藥草的小公司。小型商家提供的種類不如大型商家,但是向他們購買藥草可支持小型的家庭農場與在地經濟。這些人對藥草的品質充滿熱情,買他們的藥草也是一種支持。

　　規模較大的散裝藥草商家種類比較齊全,價格也比較實惠。如果你買的藥草種類夠多,或許能節省一些運費。我們最喜歡的其中一間大型商家是Mountain Rose Herbs。他們堅持提供優質藥草,花費大量的時間與金錢幫助多家免費藥草診所、教育體驗課、藥草研討會與藥草醫療社群。

第十三章提供了幾家大型的散裝草藥商家，那是我們寫書當時的資訊。在 http://herbiverse.com 的會員區可找到供應各種藥草、藥方與補充劑的藥草公司和商家的更新版清單。

植物與種子

Companion Plants
7247 N. Coolville Ridge Road
Athens, OH 45701
(740) 592-4643
www.companionplants.com

Goodwin Creek Gardens
Grants Pass, OR
(800) 846-7359
www.goodwincreekgardens.com

Mountain Valley Growers
38325 Pepperweed Road
Squaw Valley, CA 93675
(559) 338-2775
www.mountainvalleygrowers.com

Sandy Mush Herb Nursery

316 Surret Cove Road
Leicester, NC 28748
(828) 683-2014
www.sandymushherbs.com

Strictly Medicinal Seeds
PO Box 69
Williams, OR 97544
(541) 846-6704
www.strictlymedicinalseeds.com

The Thyme Garden
20546 Alsea Hwy.

Alsea, OR 97324
(541) 487-8671
www.thymegarden.com

小型藥草商家

AncesTree Herbals
PO Box 641
Twisp, WA 98856
(509) 997-3365
www.ancestreeherbals.com

Flack Family Farm
3971 Pumpkin Village Road
Enosburg Falls, VT 05450
(802) 933-7752
www.flackfamilyfarm.com

Gentle Harmony Farm
3354 Friendship Church Road
Lexington, NC 27295
(336) 787-3223
www.gentleharmonyfarm.com

Healing Spirits Herb Farm
61247 Rt. 415
Avoca, NY 14809
(607) 566-2701
www.healingspiritsherbfarm.com

Heartsong Farm Healing Herbs
859 Lost Nation Road
Groveton, NH 03582
(603) 636-2286
www.herbsandapples.com

Maple Spring Gardens
9812 Allison Road
Cedar Grove, NC 27231
(336) 562-5719
www.maplespringgardens.com

Mountain Gardens
546 Shuford Creek Road
Burnsville, NC 28714
(828) 675-5664
http://mountaingardensherbs.com

Oregon's Wild Harvest
1601 NE Hemlock Avenue
Redmond, OR 97756
(541) 548-9400
www.oregonswildharvest.com

Pacific Botanicals
4840 Fish Hatchery Road
Grants Pass, OR 97527
(541) 479-7777
www.pacificbotanicals.com

Pharmacopia Herbals
PO Box 1791
Eugene, OR 97440
(877) 243-5373
www.pharmacopiaherbals.com

Zack Woods Herbs
278 Mead Road
Hyde Park, VT 05655
(802) 888-7278
www.zackwoodsherbs.com

大型藥草商家

這裡列出的商家有賣散裝藥草、甘油和製作草藥的其他材料。

Bulk Herb Store
26 West 6th Avenue
Lobelville, TN 83097
(877) 278-4257
www.bulkherbstore.com

Frontier Herbs
PO Box 229
Norway, IA 52318
(800) 669-3275
www.frontiercoop.com

Mountain Rose Herbs
PO Box 50220
Eugene, OR 97405
(800) 879-3337
www.mountainroseherbs.com

San Francisco Herb Company
250 14th Street
San Francisco, CA 94103
(800) 227-4530
www.sfherb.com

Starwest Botanicals
11253 Trade Center Drive
Rancho Cordova, CA 95742
(888) 369-4372
www.starwest-botanicals.com

Stony Mountain Botanicals
PO Box 106
Loudonville, OH 44842
www.wildroots.com

瓶罐與其他器材

Bulk Apothecary
125 Lena Drive
Aurora, OH 44202
(888) 728-7612
www.bulkapothecary.com

The Chemistry Store.com
1133 Walter Price Street
Cayce, SC 29033
(800) 224-1430
www.chemistrystore.com

Industrial Container and Supply Company
1845 South 5200 West
Salt Lake City, UT 84104
(801) 972-1561
www.industrialcontainer.com

Specialty Bottle
3434 4th Avenue S.
Seattle, WA 98134
(206) 382-1100
www.specialtybottle.com

Uline
12575 Uline Drive
Pleasant Prairie, WI 53158
(800) 295-5510
www.uline.com

推薦閱讀

- Chevallier, Andrew
  Encyclopedia of Herbal Medicine
  介紹五五○種常見藥草,是不錯的參考書

- Foster, Steven 與 Hobbs, Christopher
  Western Medicinal Plants and Herbs
  認識藥草醫學的田野指南

- Gladstar, Rosemary
  《美國藥草教母的天然藥草全書》
  製作藥草產品的實用參考書,提供有用的配方

- Hall, Dorothy
  Creating Your Herbal Profile
  藥用植物個別功效的實用參考書

- Kaminski, Patricia 與 Katz, Richard
  Flower Essence Repertory
  介紹花精的詳細指南,收錄巴赫花療與北美療法

- Kuhn, Merrily A. 與 Winston, David
  Herbal Therapy and Supplements: A Scientific and Traditional Approach
  既實用又可靠的參考書,收錄許多常見藥草的科學研究、成分與臨床應用

- McGuffin, Michael; Hobbs, Christopher; Upton, Roy; Goldberg, Alicia
  Botanical Safety Handbook
  可靠、有條理的安全手冊,由美國藥草產品協會(American Herbal Products Association)出版

- McIntyre, Anne
  Flower Power: Flower Remedies for Healing Body and Soul
  是認識藥草、花精與精油的情感適應症的實用指南

- Mills, Simon 與 Bone, Kerry
  The Essential Guide to Herbal Safety
  藥草安全性參考書
- Moore, Micheal
  Medicinal Plants of the Desert and Canyon West
  Medicinal Plants of the Mountain West
  Southwest School of Botanical Medicine Website (www.swsbm.com)
  麥克・摩爾是可靠的藥草資訊來源。他的網站充滿各種珍貴的資料
- *PDR for Herbal Medicines*
  藥草科學資訊的參考書，但沒什麼臨床方面的參考價值
- Wardwell, Joyce A
  The Herbal Home Remedy Book
  製作草藥的實用指南
- Willard, Terry
  Edible and Medicinal Plants of the Rocky Mountains and Neighboring Territories

美國西部野生藥用植物的實用田野指南

- Wood, Matthew
  The Book of Herbal Wisdom: Using Plants as Medicine
  The Earthwise Herbal: A Complete Guide to New World Medicinal Plants
  折衷療法藥材的基本指南
  The Earthwise Herbal: A Complete Guide to Old World Medicinal Plants
  馬修・伍德提供了詳盡的藥草臨床適應症，包括情感功效
- Ellingwood, 1919
  The American Materia Medica
  折衷派醫師的經典著作。埃林伍德提供了其他折衷療法書籍並未提及的藥草適應症
- Culpeper, Nicholas
  English Physician and Complete Herbal
  經典作品，對於想要了解四百年前藥草醫學的藥草師來說，時至今日仍具參考價值

- Felter, Harvey Wickes, MD 與 John Uri Lloyd, PhrM, PhD, 1898
  King's American Dispensatory.

- Scudder, John M, MD, 1898
  The American Eclectic Materia Medica
  斯卡德為折衷療法的藥材做出重大貢獻，幾乎以一己之力改革了折衷療法

- Fyfe, William, MD, 1935
  The Essentials of Modern Materia Medica
  關於折衷療法藥草材料的最後一部偉大著作

- Remington, Wood, 1918
  The Dispensatory of the United States of America
  描述對抗療法的藥材，寫於醫師仍使用植物藥的年代

- Shook, Edward
  Advanced Treatise in Herbology
  以新湯姆森主義的風格呈現的半現代經典著作，也是摩門教藥草醫學復興的關鍵書籍

- Grieve, Maude
  A Modern Herbal
  二十世紀初的藥草醫學經典指南

- Alexander, Leslie M. 與 Linda A. Straub- Bruce
  Dental Herbalism: Natural Therapies for the Mouth
  介紹純天然口腔護理的唯一著作！收錄牙粉、牙膏等各種牙齒保健配方

- Hoffmann, David
  Medical Herbalism: The Science and Practice of Herbal Medicine
  由一位了不起的藥草師撰寫的人體系統指南，大衛收錄的配方都很有效！

- *Plant Healer Magazine*
  每年出刊，一共兩冊。這本雜誌是當代藥草師的重要資源，收錄來自知名藥草師的文章，也有草藥界明日之星的文章

- Menzies-Trull, Christopher
  Herbal Medicine: Keys to Physiomedicalism including Pharmacopoeia

這本書來自英格蘭，對現代理療
醫學的復興很有幫助

● Ganora, Lisa
*Herbal Constituents: Foundations
of Phytochemistry*
最棒的植物化學入門書，藥草師
必讀！

● Romm, Aviva Jill
*Botanical Medicine for Women's
Health*
女性健康的整合療法，作者是優
秀的藥草師兼醫師

● Masé, Guido
*The Wild Medicine Solution:
Healing with Aromatic, Bitter, and
Tonic Plants*
每一個藥草師都應該閱讀的指南
書，深具啟發性

● Rogers, Robert Dale
*The Fungal Pharmacy: The
Complete Guide to Medicinal
Mushrooms and Lichens of North
America*
藥用菇類的權威參考書，作者是
優秀的藥草師

● Coffman, Sam
The Herbal Medic
利用植物進行急救的指南書，非
讀不可！

現代藥草調製指南

藥草師必備的居家調配聖經，包括草藥配方原理、製劑原則
及230種藥草檔案
The Modern Herbal Dispensatory: A Medicine-Making Guide

作者 湯瑪斯·伊斯利（Thomas Easley）、史蒂芬·霍恩（Steven Horne）
譯者 駱香潔
封面設計 江孟達
責任編輯 劉素芬、張海靜
行銷業務 王綏晨、邱紹溢
行銷企畫 曾志傑、劉文雅
副總編輯 張海靜
總編輯 王思迅
發行人 蘇拾平
出版 如果出版
發行 大雁出版基地
地址 台北市松山區復興北路333號11樓之4
電話 02-2718-2001
傳真 02-2718-1258
讀者傳真服務 02-2718-1258
讀者服務信箱 E-mail　andbooks@andbooks.com.tw
劃撥帳號 19983379
戶名 大雁文化事業股份有限公司
出版日期 2023年9月 初版
定價 1000元
ISBN 978-626-7334-46-1

歡迎光臨大雁出版基地官網
www.andbooks.com.tw

國家圖書館出版品預行編目資料

現代藥草調製指南：藥草師必備的居家調配聖經，包括草藥配方原理、製劑原則及
230種藥草檔案／湯瑪斯·伊斯利（Thomas Easley），史蒂芬·霍恩（Steven Horne）
著；駱香潔譯. -- 初版. -- 臺北市：如果出版：大雁出版基地發行, 2023.09
　面；　公分
譯自：The modern herbal dispensatory : a medicine-making guide.
ISBN 978-626-7334-46-1（平裝）
1. CST：藥用植物　2. CST：植物性生藥

418.52　　　　　　　　　　　　　　　　　　　　　　　112015105